Dicksein macht nicht krank, sondern schützt sogar vor Krankheit. Der wahre Grund für das Dickwerden ist Stress. Diäten sind sinnlos, gefährlich und nur ein milliardenschweres Geschäft.
Achim Peters zeigt auf, dass es kein Übergewicht gibt, sondern nur ein aus der individuellen Lebenssituation erwachsendes Gewicht, das exakt dem Energiebedarf des Gehirns entspricht. Wenn Menschen sich unterdrückt, unverstanden, bedroht fühlen, reagiert das Gehirn mit einem Überlastungsschutz. Aber dieser ist energetisch kostspielig und verlangt: essen! Nur so kann der Gehirnstoffwechsel und das Stresshormon Cortisol, das uns auf Dauer krank macht, ausgeglichen gehalten werden. Dicken Menschen gelingt das leichter, Dünne sind viel gefährdeter.

ACHIM PETERS, geboren 1957, ist Hirnforscher, Endokrinologe und Diabetologe und hat eine Professur an der Universität zu Lübeck. Sein erstes Buch »Das egoistische Gehirn«, das er wie das vorliegende zusammen mit dem Wissenschaftsjournalisten Sebastian Junge geschrieben hat, wurde ein Bestseller.

Achim Peters
mit Sebastian Junge

Mythos Übergewicht

Warum dicke Menschen länger leben

btb

Für Marie-Sabine

MIX
Papier aus verantwortungsvollen Quellen
FSC® C083411
FSC
www.fsc.org

Verlagsgruppe Random House FSC® N001967
Das für dieses Buch verwendete FSC®-zertifizierte
Papier *Lux Cream* liefert Stora Enso, Finnland.

1. Auflage
Genehmigte Taschenbuchausgabe Mai 2014
btb Verlag in der Verlagsgruppe Random House GmbH, München

Umschlaggestaltung: © semper smile, München
Umschlagmotiv: © Getty Images / iStock Vectors
Bildredaktion: Dietlinde Orendi
Druck und Einband: CPI – Clausen & Bosse, Leck
LW · Herstellung: sc
Printed in Germany
ISBN 978-3-442-74798-6

www.btb-verlag.de
www.facebook.com/btbverlag
Besuchen Sie auch unseren LiteraturBlog www.transatlantik.de

Inhalt

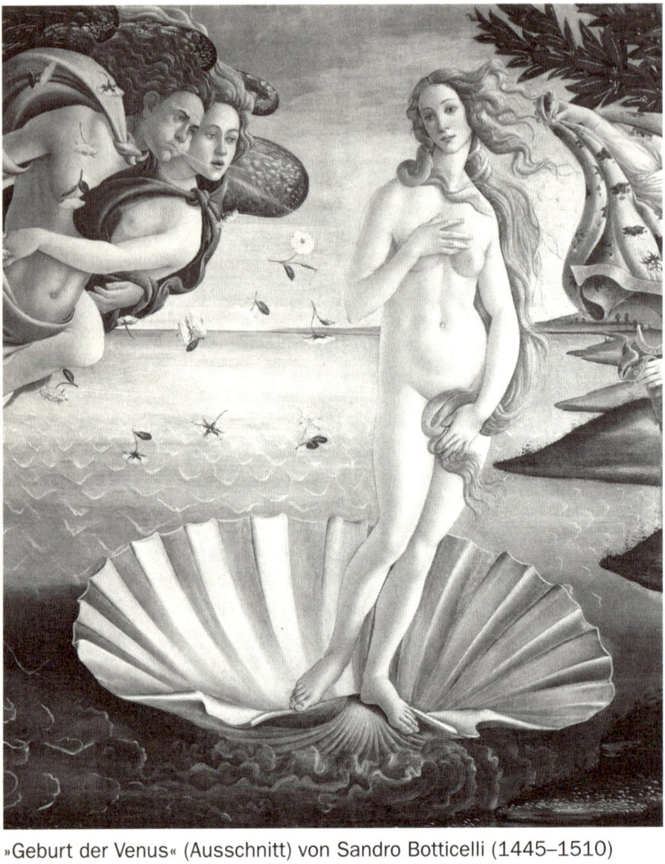

»Geburt der Venus« (Ausschnitt) von Sandro Botticelli (1445–1510)

Das vorliegende Buch beruht auf wissenschaftlichen Arbeiten der Klinischen Forschergruppe »Selfish Brain«. Diese wurde 2004 an der Universität zu Lübeck mit Förderung der *Deutschen Forschungsgemeinschaft* (DFG) eingerichtet. Ihr gehören Wissenschaftler aus Hirnforschung, Psychiatrie, Neuroendokrinologie, Innerer Medizin, Pharmakologie, Biochemie, Chemie und Mathematik an. Forschungsergebnisse aus mehr als 12 000 Studien wurden bisher in einem interdisziplinären Netzwerk ausgetauscht, bewertet und weitergeführt. Stellvertretend für die vielen Wissenschaftler, ohne deren Unterstützung dieses Buch nie möglich gewesen wäre, möchte ich Mary Dallman (San Francisco), Bruce McEwen (New York), Ron de Kloet (Leiden), Luc Pellerin (Lausanne), Dirk Langemann (Braunschweig), Dennis Baskin (Seattle) und Steve Woods (Cincinnati) an dieser Stelle herzlich danken.

»Die Irrtümer der Ärzte sind ohne Zahl. Gewöhnlich sind sie zu optimistisch mit Bezug auf die Diät des Kranken, zu pessimistisch aber, was den Ausgang des Leidens betrifft.«

MARCEL PROUST

Vom gesunden Abnehmen und anderen Mythen

Gibt man bei einem bekannten Onlinehändler das Suchwort »Diät« ein, erscheint auf dem Bildschirm folgende Information: 17171 Ergebnisse – so der Stand vom 7. Januar 2013. Es sind, wenn man nur in der Rubrik »Bücher« sucht, allein in deutscher Sprache fast 10000 Buchtitel erhältlich, in denen es ums Abnehmen geht. Nehmen wir an, jedes dieser Werke hat einen Umfang von 200 Seiten, dann ergibt das rund 200 Regalmeter Abnehmliteratur. So viel Lesestoff für einen simplen Lösungsansatz, der in endlosen Varianten von fast allen Autoren wiederholt wird: Wer mehr isst, wird dick, wer am Essen spart, wird dünn. Auf diesen einfachen Nenner lässt sich der Inhalt der meisten Diätratgeber bringen. Egal, ob Fette, Eiweiße oder Kohlenhydrate reduziert werden sollen oder ob statt eines Kalorienrechners den Lesern ein Punktesystem als Kontrollinstrument an die Hand gegeben wird – letztlich geht es bei jedem Diätprogramm um eine künstliche Beschränkung des Angebotes an Nahrungsenergie. Klingt ja auch logisch: Wer weniger isst, bleibt länger schlank. Aber wenn die Lösung des Problems mit dem Gewicht so einfach ist, warum dann so viele Bücher zum Thema? Ganz offenbar, weil das Problem des Abnehmens trotz der vielen Diätkonzepte in etwa so unlösbar erscheint wie das des Klimawandels (wobei das Lese-Interesse an Schlankheitsthemen offenbar deutlich größer ist; zum Klimawandel hat der Online-Buchhändler nämlich lediglich rund 2700 Titel im Angebot). Anders ausgedrückt: Dass so viele Bücher übers Abnehmen geschrieben, verlegt und gekauft werden, lässt zwei Schlüsse zu: Erstens – die Sehnsucht abzunehmen ist riesig; und zweitens – Diätbücher sind dabei offenbar keine große Hilfe. Diätliteratur bedient lediglich die Sehnsucht vieler Menschen, den eigenen Körper zu verändern, mittels der Illusion, dass dies mit Hilfe des Buchs, das man gerade gekauft hat, gelingen kann. Dass Diäten und Diätbücher eine sinnvolle Strategie darstellen, um das Körpergewicht in eine gewünschte Balance zu bringen, ist einer der Mythen, die sich ums Abnehmen ranken und um die es in diesem Buch geht.

Man kann im Zusammenhang mit Diäten und der dazugehörigen Literatur durchaus auch von einer Art Konditionierung sprechen: Kaum annonciert ein Autor eine neue, interessant und vielversprechend klingende Diät, greifen wir reflexartig zu, in der Hoffnung, dieses Mal die richtige Methode zu bekommen. In diesem Dickicht der Diäten und Ratgeber haben die meisten Menschen – so scheint es – längst den Durchblick verloren. Statt nach Ursachen fürs Dickwerden zu forschen, wollen alle das schnelle Patentrezept. Statt die richtigen Fragen überhaupt erst zu stellen, zählt offenbar nur eines: Antworten – und die möglichst schnell und einfach.

Wahrscheinlich ist spätestens nach diesen einleitenden Sätzen allen Lesern klar, dass dieses Buch kein Diät-Ratgeber ist. Wer darauf hofft, hier die eine schnelle, gesunde und nachhaltige Abnehmstrategie zu finden, den muss ich enttäuschen. Denn die Wahrheit ist – so betrüblich das sein mag –, einen schnellen und einfachen, gesunden und somit ungefährlichen Weg zum Dünnerwerden und Dünnerbleiben gibt es nicht, und wer ihn dennoch verspricht, verschweigt die Wahrheit.

Lohnt es sich jetzt überhaupt weiterzulesen? Ja – jedenfalls für jeden, der seinen Blick weiten und wissen möchte, was dahintersteckt, wenn sich das eigene Körpergewicht verändert, warum manche dick werden und andere schlank bleiben. Wer weiterliest, wird neue und durch aktuelle Ergebnisse der Hirnforschung untermauerte Antworten auf diese Fragen finden.

Die Antworten sind allerdings nicht nur erhellend, sondern auch unbequem: Sie zerstören die Vorstellung, dass Abnehmen nur eine Frage von Disziplin und Willensanstrengung ist. Sie machen deutlich, dass Ärzte jeden Tag Patienten aufgrund ihres Gewichts falsch behandeln – und dass diese Patienten millionenfach unsinnige Medikamente einnehmen, die nicht nur teuer sind, sondern auch der Gesundheit schaden können. Sie verdeutlichen, dass Diäten und Diätprodukte ein Milliardengeschäft sind – fragwürdig, gesundheitsschädlich und gefährlich. Wer diese Abnehmhilfen anwendet, nimmt – unwissentlich – Risiken in Kauf, die so lebensverkürzend sein können wie Rauchen oder exzessiver Alkoholkonsum.

Es gilt allerdings auch endlich die Frage zu klären, wer die weltweit epidemische Gewichtsproblematik zu verantworten hat. Welche Rolle Ernährungsindustrie und Pharmakonzerne spielen, welche das Gesundheitswesen und inwiefern wir alle Verantwortung tragen. Denn, auch das zeigen neue wissenschaftliche Studien, Gewichtszunahme ist vor allem ein gesellschaftliches Problem. Menschen werden dick, weil sie arm sind oder sich vor Armut fürchten, weil sie Angst um ihre Jobs haben oder weil ihnen das Familienleben, die Kindererziehung mit endlosen Kämpfen über den Kopf wächst. Weil sie einsam und isoliert leben oder weil sie sich von ihren Kollegen gemobbt fühlen; weil Partnerschaften zerbrechen, Mütter mit Kindern allein zurückbleiben und weil niemand da ist, der diese Mütter auffängt, die nicht wissen, wie man den täglichen Konflikt zwischen elterlicher Fürsorge und der Verpflichtung, Geld zu verdienen, lösen soll. Weil im Beruf immer mehr verlangt wird und man sich überlastet fühlt, aber Angst hat, nein zu sagen, aus Sorge, den Job zu verlieren, oder weil in der Familie eine schwere Erkrankung auftritt – wie Alzheimer, Depression oder eine Alkoholabhängigkeit. Ein chronisch krankes Familienmitglied belastet die ganze Familie stark – seelisch und körperlich.

All diese Faktoren und Lebensumstände, so verschieden sie auch sein mögen, haben etwas gemeinsam: Sie erzeugen psychosozialen Stress – und das ist neben traumatischen Erlebnissen die schwerste Form von Belastung für unser Stresssystem. Psychosozial stressig wird es immer dann, wenn uns der Umgang mit anderen Menschen in ein emotionales Krisengebiet führt. Das können ungelöste Konflikte in Partnerschaften sein, zwischen Kindern und Eltern; oder die Erfahrung, plötzlich vom Partner verlassen zu werden, Probleme am Arbeitsplatz zu haben, mit Kollegen, mit Vorgesetzten. Diese psychosozialen Stressoren können jedem von uns begegnen, jeden Tag. Und oft wissen wir nicht, wie wir damit umgehen sollen. Was wir tun können, um diesen bedrängenden und belastenden Kräften entgegenzuwirken. Ein wesentlicher, aber bisher kaum beachteter Aspekt in diesem Zusammenhang ist der Einfluss psychosozialer Stressoren auf die Energieversorgung unseres Gehirns, auf unser Essverhalten und unser Gewicht.

Dass Stress Einfluss auf das Körpergewicht ausübt, ist grundsätzlich keine neue Erkenntnis. Neu ist aber das Wissen, dass sich unsere menschliche Erscheinungsform wandeln kann, sobald wir in eine stressvoll-unsichere und gefährliche Umgebung geraten, und dass es sich dabei um ein grundlegendes biologisches Prinzip handelt, welches sich nicht nur beim Menschen, sondern im gesamten Tierreich – vom Wasserfloh bis zum Elefanten – wiederfindet. Und neu ist damit, dass es sich bei Stress nicht um eine, sondern um die Ursache für Gewichtszunahme handelt. Bis auf ganz wenige klinische Ausnahmen gilt: Jeder Mensch, der dick wird, ist stressbelastet – sei es psychosozial oder durch eine Erkrankung, die den Körper belastet. Und frage ich einen dicken Menschen nach seiner Last, die er zu tragen hat, so wissen die meisten diese zu benennen oder ahnen zumindest, was sie drückt. Physiologisch betrachtet bedeutet dies: Das Stresssystem dieses Menschen ist von normal aktiv in den Zustand hochaktiv geraten, entweder kurzandauernd-traumatisch oder langandauernd-zermürbend – für Monate oder sogar Jahre. Die Gewichtszunahme ist nichts anderes als eine Folge dieser Überbeanspruchung des Stresssystems.

Es bedarf aber keines großen Lebensdramas, um das Stresssystem eines Menschen so zu überlasten, dass daraus ein hohes Körpergewicht entsteht. Vermeintlich kleinere (oder verborgene) Konfliktherde können eine ebenso verheerende Wirkung haben wie große, dramatische Stressereignisse. Tatsache ist: Psychosozialer Stress birgt das Risiko, dick zu machen – das konnte in den Studien der Selfish-Brain-Forschung, um die es hier in diesem Buch gehen wird, nachgewiesen werden. Anders gesagt: Dick wird niemand von alleine. Gewichtszunahme hat damit zu tun, dass sich unser soziales Ich verstrickt hat. Wie bei einem Knäuel verknüpfen, verheddern und verwirren sich manchmal unsere Lebensfäden mit denen der Menschen, die uns nahestehen. Eine Reaktionsmöglichkeit besteht darin, diesen Zustand zu verdrängen, eine andere, sich damit abzufinden, dass es ist, wie es ist. Doch weder Verdrängung noch stoisches Aushalten rühren am Kern des Problems, und wir können sicher sein, dass unser Stresssystem uns immer wieder daran erinnern wird. Ungelöste Konflikte lösen sich nicht von allein auf.

Unser Stressmanagement und unser Körpergewicht hängen also zusammen, jede Veränderung im einen Bereich wird sich auch auf den anderen auswirken – im positiven wie im negativen Sinne. Diese Erkenntnis ist von elementarer Wichtigkeit; sie ist nicht veränderbar oder relativierbar. Um es noch einmal deutlich zu sagen: Jeder Versuch, mein Körpergewicht zu verändern, jede Diät, jedes Abnehmprogramm und jede Magenoperation nimmt auch Einfluss auf mein Stresssystem.

Wenn wir einen Menschen fragen, warum er unbedingt abnehmen will, wird er wahrscheinlich ästhetische oder gesundheitliche Gründe anführen oder beides. Mit dem Wunsch nach Schlankheit folgen wir also einerseits den Empfehlungen von Gesundheitsexperten und andererseits einem modischen Schönheitsideal. Interessanterweise gibt es kaum jemanden, der weder das eine noch das andere in Frage stellt. Warum eigentlich?

Leben dicke Menschen länger?

Wer die schönste Frau der Renaissance besuchen möchte, muss nach Florenz reisen, begibt sich am besten direkt in die Via della Ninna 5. Hinter dieser Adresse verbirgt sich die Galeria degli Uffizi – eines der bedeutendsten Kunstmuseen der Welt. Die dritte Etage des Gebäudes ist Werken der italienischen Renaissance-Malerei vorbehalten. Dort befindet sich eines der anmutigsten Frauenbildnisse, das je gemalt wurde: Im Format 172,5 cm mal 278,8 cm wird der Betrachter Augenzeuge der Geburt der Venus. Sandro Botticelli hielt diesen Moment 1485 für die folgenden Jahrhunderte fest und schuf mit seinem Gemälde eine der bedeutendsten Ikonen weiblicher Schönheit in der Kunstgeschichte des Abendlandes: In einer Muschel stehend, lässt sich Venus von göttlichem Atem ans Ufer wehen, um dort in Empfang genommen zu werden. Botticelli stellt die Grazie einer Göttin in Gestalt des nackten Körpers einer jungen Frau dar. Ohne Zweifel, diese Venus spiegelt das Ideal weiblicher Schönheit in der Renaissance wider; aber mehr noch, sie prägte ein Schönheitsideal weit über die Epoche hinaus.

Schauen wir uns dieses Idealbild einmal etwas genauer an: Die Venus des Sandro Botticelli ist nicht dick, verfügt aber auch nicht über das, was wir im 21. Jahrhundert unter einer gertenschlanken Figur verstehen würden. Ihre Hüften sind zu rundlich und ausladend, ihr Bauch wölbt sich, Oberarme und Oberschenkel würde man heute, freundlich formuliert, als etwas »moppelig« bezeichnen. Botticelli und seine Zeitgenossen hätten diese Kritik wahrscheinlich anmaßend und unverständlich gefunden. Für sie verkörperte dieses Traumbild einer Frau überirdische Schönheit – ganz sicher aber auch Sinnlichkeit und Gesundheit. Eine deutlich schlankere Frau wäre den Menschen der Renaissance wohl abgehärmt und ausgehungert, also in ihrer Vorstellung eher ungesund erschienen.

Lassen Sie uns an dieser Stelle gemeinsam ein Gedankenspiel versuchen: Was wäre, wenn sich Botticellis Venus – ins Jahr 2013 katapultiert und durch ein Wunder zum Leben erweckt – als junge Frau bei einer Model-Agentur bewerben würde? Die Agenten würden sich ihre Figur kritisch anschauen und der Venus in etwa sagen: »Du hast eine ganz tolle Ausstrahlung, aber du musst mindestens 10 Kilo abnehmen, dann hast du beim nächsten Casting eine reelle Chance …« Nehmen wir weiterhin an, die Venus ist 19 Jahre alt und 1,75 Meter groß (um den Mindestanforderungen fürs Modeln zu entsprechen) – dann hätte sie bei ihrer Statur ein Körpergewicht von geschätzt 77 Kilo. Wenn wir jetzt also anhand dieser Masse den Body Mass Index (BMI)* von Botticellis Venus berechnen, kämen wir auf einen Wert von 25.

Der BMI ist heute medizinisch die relevante Größe, um Körpergewicht in ein Verhältnis zu Gesundheitsrisiken zu stellen; zu hohe oder zu niedrige BMI-Werte werden als gefährlich eingestuft. Für eine 19-jährige Frau gilt nach der heutigen »Klassifikation« ein BMI von 20 bis 25 als normal gesund. Der

---

* Formel zur Berechnung:
Body Mass Index = Körpermasse in Kilogramm/(Körpergröße in Metern)^2

BMI der Venus liegt nach dieser Einstufung also genau auf der Grenze zwischen »normal« und »krank«. BMI 25, das ist zwar noch keine Adipositas (BMI größer als 30), aber immerhin würden manche Ärzte schon von leichtem »Übergewicht« sprechen. Da die Venus noch sehr jung ist, würden sie Bedenken äußern, dass sie in späteren Jahren an Gewicht zunehmen könnte. Spätestens dann würde auch der Hausarzt ihr empfehlen, etwas abzunehmen. Denn dick zu sein, gilt nicht nur als wenig attraktiv, sondern auch als gesundheitsgefährdend. Doch stimmt das überhaupt? In der Intensivmedizin haben viele Ärzte an dieser Art der Risikobewertung schon lange erhebliche Zweifel.

Das Gewichtsparadoxon – Haben dicke Menschen beim Herzinfarkt bessere Überlebenschancen als dünne?

Jörg P. hat einen Body Mass Index von 23, bei einer Körpergröße von 1,81 Meter wiegt er 75 Kilogramm. Sein Gewicht hat er seit Jahren gehalten, obwohl sein Bauch etwas gewachsen ist. Dafür sind seine Arme und Beine weniger muskulös als früher. Auch fühlt sich die Haut dünner an. Doch insgesamt wirkt seine äußere Erscheinung schlank, und der Hausarzt bescheinigt ihm eine gute körperliche Verfassung. Erst vor Kurzem wurden P.'s Blutwerte im Rahmen einer ärztlichen Routine-Untersuchung bestimmt. Alle sind unauffällig: Leber, Blutzucker, Entzündungsmarker – alles im grünen Bereich. Lediglich das Cholesterin ist leicht erhöht, aber nicht bedenklich. Sein leicht erhöhter Blutdruck ist mit einem medikamentösen Blutdrucksenker sehr gut eingestellt. P. raucht nicht, trinkt nur mäßig Alkohol und absolviert dreimal pro Woche sein Lauftraining. Das ist ihm als Ausgleich wichtig, weil er in seinem Job als Leiter einer Berufsschule sehr eingespannt ist und auch das Familienleben mit zwei Kindern im Jugendlichenalter ihn viel Energie kostet. Müsste Jörg P. ein Protokoll seines täglichen Befindens anfertigen, würden darin Sätze stehen wie: »Ich habe das Gefühl, den ganzen Tag unter Strom zu stehen. Abends fühle ich mich müde und erschöpft. Ich grüble viel und wälze Probleme, deren Lösung mir schwer vorstellbar erscheint.« Vor drei Wochen wurde Jörg P. 51 Jahre alt – jetzt befindet er sich auf einer Trage in einem Notarztwagen. Verdacht auf Herzinfarkt. Es ist sein erster, doch der wird von den behandelnden Ärzten in der Notaufnahme der Uniklinik gleich als besonders schwer erkannt. P. wird auf die Intensivstation verlegt und sofort mit einem Herzkatheter-Eingriff behandelt. Er liegt in einem Zimmer mit Sven Z., der am Morgen desselben Tages eingeliefert worden ist – ebenfalls mit einem Herzinfarkt. Auch Z. ist 51, doch sein Body Mass Index beträgt 32. Er ist 1,76 Meter groß, wiegt 99 Kilo. Sein Arzt hatte ihn bereits mit 35 Jahren vor den Folgerisiken seines Körpergewichts für Herz und Gefäße gewarnt. Z. ist aber dick geblieben. Jetzt fürchtet er um sein Leben. Doch bereits Stunden später können die Ärzte Entwarnung geben, und fünf Tage später kann Sven Z. die Intensivstation verlassen. Er beginnt bald danach eine Reha-Maßnahme. Sein Herz hat sich vom Infarkt einigermaßen erholt und ist stabil. Jörg P., der schlanke Mann, der am gleichen Tag wie Sven Z. ins Krankenhaus kam, hat es hingegen nicht geschafft. Er ist noch in derselben Nacht auf der Intensivstation gestorben.

Fallgeschichten wie diese ereignen sich täglich in deutschen Kliniken. Immerhin erleiden in Deutschland jährlich etwa 280 000 Menschen einen Herzinfarkt – Frauen und Männer, dicke Menschen und dünne. Und doch wirken die Verläufe der Erkrankungen bei Jörg P. und bei Sven Z. irritierend. Dass

Sven Z. wahrscheinlich eines Tages einen Infarkt erleiden würde, hat ihm der Arzt lange vorher angekündigt. Doch Jörg P.? Schlank und sportlich, zählte er eigentlich gar nicht zur Risikogruppe – und doch hat er nicht nur im gleichen Alter wie Sven Z. einen Infarkt erlitten, sondern ist sogar daran gestorben. Und das ist keineswegs ein ungewöhnlicher Einzelfall.

Unangenehme Frage: Ist Gewichtszunahme überhaupt ein Risikofaktor für die Gesundheit?

Um die Jahrtausendwende begannen Nierenspezialisten, weltweit über ein Phänomen zu diskutieren, dem sie die Bezeichnung »Gewichtsparadoxon« gaben. Ihnen war aufgefallen, dass – wider Erwarten – dicke Patienten, die mit Hilfe der »künstlichen Niere« (Dialyse) dauerhaft behandelt wurden, deutlich bessere Überlebenschancen haben als dünne. Schnell stellte sich heraus, dass diese Beobachtung nicht nur für Erkrankungen wie Nierenversagen gilt, sondern auch für Schlaganfälle oder Hirnblutungen, Herzinfarkte, Herzschwäche, Lungenversagen, Leberversagen, Blutvergiftungen und Typ 2 Diabetes mellitus. Bis heute wurde das Phänomen in zahlreichen Studien untersucht, die die Vermutung der Nierenspezialisten bestätigten: Unabhängig von der Erkrankung, sei es Herzinfarkt oder Schlaganfall, haben dicke Patienten im akuten Fall ein deutlich niedrigeres Sterberisiko als dünne. Aber warum?

Eine plausible Antwort wurde zunächst nicht gefunden. Anfängliche Vermutungen, unerkannte Krebserkrankungen, Rauchen oder der Schweregrad der Erkrankung könnten eine Rolle spielen und die Statistik gewissermaßen »verfälschen«, bestätigten sich nicht. Der Verdacht, dass Patienten mit einem unauffälligen Gewicht im Fall einer akuten Herzerkrankung wesentlich gefährdeter sind, erhärtete sich – und grundlegende medizinische Lehrsätze waren plötzlich in Frage gestellt:

Haben dicke Menschen tatsächlich ein erhöhtes Infarktrisiko – oder ist ein hohes Körpergewicht unter bestimmten Umständen sogar ein Schutz vor dieser Erkrankung?

Werden bei Routine-Untersuchungen die richtigen Werte bestimmt, um ein aussagekräftiges Profil der Herzgesundheit zu erstellen, oder wird ein entscheidender Risikofaktor übersehen?

Was ist mit der Empfehlung, abzunehmen, um die Gefahr von Herz- und Gefäßverkalkungen zu senken – oder verschärfen Diäten sogar das Risiko, ernsthaft zu erkranken?

Ich werde im Folgenden detailliert auf diese Kernfragen eingehen. Zunächst möchte ich aber noch einmal verdeutlichen, wie bis heute im Gesundheitswesen dicke Menschen häufig beurteilt und behandelt werden: Die anerkannte medizinische Lehrmeinung stuft so genanntes »Übergewicht« als Risikofaktor für unter anderem folgende Erkrankungen ein:

- Arteriosklerose
- Herzinfarkt
- Schlaganfall
- Diabetes mellitus Typ 2
- Depression
- Unfruchtbarkeit

Als therapeutische Empfehlung der ersten Wahl gilt: Gewichtsreduktion – das heißt in der Praxis für den Patienten, er ist angehalten, sich einer Ernährungsumstellung, Sport oder einer kalorienreduzierenden Diät zu unterziehen. Durchs Abnehmen soll ein starkgewichtiger Körper nicht nur schlanker, sondern auch gesünder werden. Das wird von vielen Ärzten und Ernährungswissenschaftlern als wissenschaftlich gesicherte Tatsache ausgegeben. Doch die Faktenlage ist keineswegs so eindeutig, wie behauptet wird. Im Gegenteil. Es handelt sich lediglich um eine Vermutung, für die es keinen Beweis in der wissenschaftlichen Literatur gibt. Auf dieser Vermutung basieren aber seit Jahrzehnten Diagnosen und Therapien für Menschen mit einem hohen Body Mass Index, denen Ärzte dringend raten, ihr Gewicht zu reduzieren. Doch das Bild vom »kranken« Dicken und seinem Gegenbild, dem »gesunden« Schlanken, passt nicht zu den Beobachtungen des Gewichtsparadoxons. Und mit jeder weiteren Studie, die die Relevanz des Gewichtsparadoxons bekräftigt, verstärkt sich der Verdacht, dass hier etwas grundsätzlich nicht stimmen kann.

Die Suche nach dem versteckten Fehler – welchen Einfluss hat Stress auf das Körpergewicht?

Während es in der Wissenschaft jede neue Theorie schwer hat, sich durchzusetzen, und peinlich genau auf etwaige Fehler in der Beweisführung untersucht wird, verhält es sich bei etablierten Erkenntnissen konträr: Etwas, das sich anscheinend bewährt hat und allgemein anerkannt ist, erscheint zunächst über jeden Zweifel erhaben. Dennoch ist es natürlich nie ausgeschlossen, dass sich innerhalb eines vermeintlich funktionierenden Systems ein Rechenfehler eingeschlichen hat, der das Ergebnis maßgeblich beeinflusst, ohne sofort erkannt zu werden. Und es ist charakteristisch für einen derartigen Fehler, dass er zunächst kaum auffällt und immer schwieriger zu finden ist, je weiter die Sache fortschreitet. Bauingenieure wissen um die Tücke von Rechenfehlern und fürchten sie. Aus diesem Grund werden statische Berechnungen immer wieder überprüft. Erweist sich dabei eine komplexe Berechnung, wie zum Beispiel die Statik einer Brückenkonstruktion, als fehlerhaft, stehen die Ingenieure vor zwei Problemen:

1. Jeder noch so kleine Rechenfehler wird in seinen Auswirkungen immer gravierender, je mehr Berechnungen erfolgen. Denn Fehler schreiben sich fort, wenn sie nicht korrigiert werden.
2. Die Suche mach dem Ursprungsfehler ist oft langwierig und kann dazu führen, dass die gesamte Berechnung in Frage gestellt und komplett neu gemacht werden muss.

Nehmen wir also an, dass die Schwierigkeiten beim Verständnis des Gewichtsparadoxon auf einem bisher unbekannten »Rechenfehler« beziehungsweise einer falschen Annahme beruhen, macht es dann nicht Sinn, alles, was wir über die Veränderungen von Körpergewicht beim Menschen zu wissen glauben, in Frage zu stellen und neu zu untersuchen?

Genau diesen Ansatz verfolgen Stressforscher schon seit einigen Jahren. Seltsamerweise finden Ergebnisse aus der Stressforschung aber nur sehr langsam Berücksichtigung in der Humanmedizin, obwohl immer deutlicher wird, dass der Zustand unseres Stresssystems eine wichtige Rolle für die Gesundheit spielt. Stressforscher wie Bruce McEwen von der Rockefeller University New York beschäftigen sich in diesem Zusammenhang seit vielen Jahren intensiv mit dem Botenstoff Cortisol. Dieses Hormon wird umso mehr aus den Nebennieren ins Blut freigesetzt, je mehr unser Stresssystem aktiviert ist. Cortisol entfaltet zahlreiche Wirkungen im Körper; eine seiner Hauptaufgaben ist es jedoch, auf das Gehirn dämpfend zu wirken, wenn wir unter Stress stehen. Sein Bestreben geht dahin, das hochaktive Stresssystem – etwa nach einem Streit, einer Prüfungssituation oder anderen belastenden Situation – abzubremsen und wieder in seine Ruhelage zu bringen. Normalerweise gelingt das auch. Bei Menschen, deren Stresssystem aber ständig beansprucht wird – das können zum Beispiel ungelöste Konflikte am Arbeitsplatz oder in der Partnerschaft sein (Forscher sprechen von psychosozialem Stress) –, steht das Cortisol permanent auf der Bremse wie der Fahrer eines Autos, das über einen langen Gebirgspass bergab rollt. Er hat keine andere Wahl, als zu bremsen, aber er muss befürchten, dass die Bremse dabei heiß läuft und er das wachsende Tempo der Talfahrt nicht mehr kontrollieren kann. Wenn also über einen längeren Zeitraum die Cortisolwerte eines Menschen erhöht sind (eine Reihe von Blutuntersuchungen würden hierüber Aufschluss geben), lautet die medizinische Diagnose: chronischer Stress; und der hat Folgen. Permanent erhöhte Cortisolwerte wirken wie ein durchgetretenes Bremspedal auf das Stresssystem, und dieser zermürbende, nicht kontrollierbare Stresszustand führt zu Stimmungsschwankungen bis hin zu Depressionen, beschleunigt die Alterung des Körpergewebes – also den Verschleiß. In der Stressforschung ist dieser Zusammenhang schon seit Längerem bekannt und gut untersucht. Ungeklärt war bisher aber die Frage, wie stark sich der Verschleiß durch ein langandauernd überaktives Stresssystem auf unser gesamtes Leben und unsere Gesundheit auswirken kann. Anders gefragt: Wie tödlich kann der Langzeitzustand mit hohem Cortisol sein? Vor Kurzem wurde in einer britischen und einer niederländischen Langzeitstudie erstmals gezeigt, dass erhöhtes Cortisol tatsächlich das Risiko einer verkürzten Lebensdauer anzeigt. Schon länger nahmen Wissenschaftler an, dass Menschen, die ständig unter Stress stehen, früher sterben – jetzt ist diese Vermutung mit entscheidenden Belegen bestätigt geworden.

Typ A oder B? – Warum einige Menschen trotz Stress schlank bleiben und warum das aber kein Vorteil ist…

Wenn also ein Dauerzustand mit hohem Cortisol eine derartige Belastung für den Körper ist, wie geht dieser damit um? Auch dieser Frage sind Stressforscher nachgegangen und auf eine interessante Antwort gestoßen. Es gibt nämlich zwei Wege, auf dauerhafte Stressbelastungen zu reagieren; Stressforscher sprechen von Typen, die sich in ihrer genetischen Veranlagung unterscheiden: Der eine Typ – wir nennen ihn »A« – hat eine *geringe Plastizität* seines Stresssystems – es ist nur sehr eingeschränkt anpassungsfähig. Sein Stresssystem ist in sicherer übersichtlicher Umgebung hochreaktiv und spricht auf psychosoziale Stressoren sehr empfindlich an, und es bleibt immerfort hochreaktiv, auch beim Wechsel in eine stressvoll-gefährliche Umgebung – was dazu führt, dass unter solchen schlecht vorhersehbaren Lebensumständen das Cortisol im Blut anhaltend erhöht ist. Menschen vom Typ A stehen also immer dann »unter Strom«, wenn ihnen viel abverlangt wird. Sie können ihren Stress nicht dämpfen oder kanalisieren. Ihr Stresssystem versetzt sie in Unruhe und Angst. Jörg P., der schlanke Mann, der am Infarkt starb, ist ein klassischer Vertreter des Typs A.

Typ B hat dagegen ein Stresssystem mit ausgeprägter Plastizität – so wie Sven Z. Solange diese Menschen sich in sicherer Umgebung befinden, geht es ihnen wie Typ A – sie sind hochreaktiv. In stressvoller Umgebung zeigen Menschen vom Typ B zunächst auch erhöhtes Cortisol im Blut. Aber nach einiger Zeit – nach Monaten oder wenigen Jahren – tritt bei ihnen ein Anpassungsprozess ein. Sie finden einen Weg, das Stresssystem zu dämpfen; es wird also niedrigreaktiv. Selbst bei einem langandauernden Aufenthalt in stressvoller Umge-

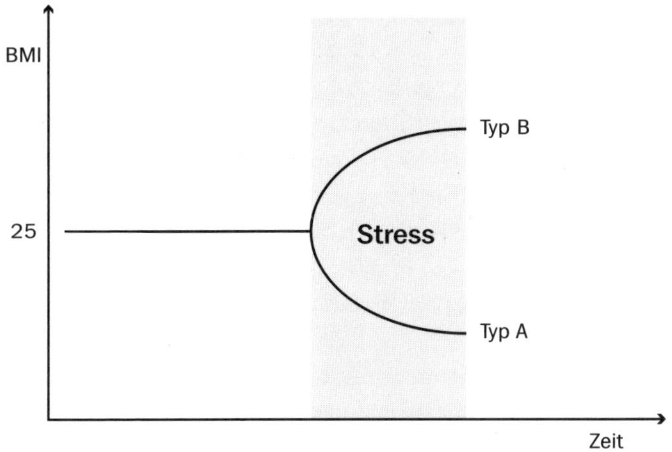

Die Gabelung des Lebens
Unabhängig zu welchem Stresstyp man gehört – der Body Mass Index (BMI) bleibt stabil, so lange der Mensch sich in einer sicheren Umgebung befindet. Gerät er in eine stressvolle Umgebung, hängt sein weiterer BMI-Verlauf von seiner genetischen Veranlagung ab. Typ-A-Menschen nehmen ab, Typ-B-Menschen nehmen an Gewicht zu. Die in diesem Diagramm dargestellte Verzweigung nennt man in der Mathematik »Bifurkation«, was frei übersetzt »Gabel mit zwei Zinken« bedeutet

bung normalisiert sich bei Menschen dieses Typs der Cortisolspiegel. Einen Haken hat die Sache: Menschen vom Typ B können unter chronischem Stress zwar ihren Cortisolwert absenken, nehmen aber an Gewicht zu – während die gestressten A-Typen schlank bleiben. Warum?

Dreh- und Angelpunkt ist der Energiebedarf des Gehirns. Unter Stress steigt der nämlich stark an. Stress ist evolutionsbiologisch ein Zustand, in dem wir entschlossen und schnell eine brenzlige Situation meistern müssen; dafür braucht das Gehirn kurzfristig mehr Energie – jedenfalls normalerweise. Bei chronischem Stress ist das anders: Der Energiebedarf des Gehirns ist zunächst längerfristig erhöht. Die Typ-A-Gestressten ziehen die vom Gehirn benötigte Energie überwiegend aus den Körperdepots – also zum Beispiel aus dem Fett- und Muskelgewebe. Diese Aufgabe erfüllt das hochreaktive Stresssystem! Es hat also eine Doppelfunktion: Die Reaktions- und Handlungsfähigkeit zur Lösung einer Krise zu erhöhen und die Energieanforderung für das Gehirn aus den Körperdepots sicherzustellen. Durch dieses Energiediktat sorgt das hochaktive Stresssystem dafür, dass die Typ-A-Gestressten schlank bleiben oder unter starkem Stress sogar noch dünner werden.

Beim Typ-B-Gestressten hat sich das Stresssystem aber angepasst – es ist niedrigreaktiv geworden. Folglich kann es seine Aufgabe, das Gehirn aus den Körperdepots zu versorgen, nicht mehr hinreichend erfüllen. Deshalb schaltet jetzt das Gehirn auf einen anderen Versorgungsmodus um: Es signalisiert einen erhöhten Nahrungbedarf und fordert seinen Besitzer auf, mehr zu essen. Das mag ein wenig seltsam klingen, aber tatsächlich verfügt das Gehirn über Mittel und Wege, uns zum Mehressen zu animieren, ohne dass uns dies bewusst wird. So verschafft sich das Gehirn seine Energie. Doch diese Strategie hat heutzutage und hierzulande bei einem ausreichenden Nahrungsangebot eine unerwünschte Nebenwirkung: Das Körpergewicht nimmt zu, wir werden dicker.

Kehren wir noch einmal zum Beispiel der Brückenstatik zurück. Die Ingenieure suchen fieberhaft nach dem versteckten Fehler, der die Berechnungen durcheinandergebracht hat, und haben dabei alle Daten, Fakten und Annahmen noch einmal kritisch geprüft. Warum erscheinen uns die Beobachtungen zum Gewichtsparadoxon als Widerspruch zum gesunden Menschenverstand, wo ist der Fehler? Könnte es sein, dass schon die Grundannahme falsch ist, die Zunahme des Körpergewichts sei Ausdruck einer falschen, weil ungesunden Ernährung, einer Zuckersucht, einer Willenschwäche oder Faulheit? Was ist, wenn Gewichtszunahme vielmehr als Abwehrstrategie des Körpers zu betrachten wäre, um die Langzeitschäden von Dauerbelastungen mit erhöhten Cortisolwerten abzuwenden? Nehmen wir einmal an, dass Menschen deshalb dicker werden, weil sie ihr Stresssystem beruhigen können und zwar nicht nur kurzfristig, sondern nachhaltig – dann müsste das logischerweise bedeuten, dass sie in stressauslösenden Situationen weniger empfindlich und intensiv reagieren als schlanke.

An der Universität zu Lübeck hat ein Teilprojekt der Selfish-Brain-Forschung sich jetzt mit dieser Frage befasst. Vor vier Jahren hatten die Wissenschaftler schon einmal junge Erwachsene gebeten, an einem psychosozialen Experiment teilzunehmen. Es ging dabei um die Simulation einer Prüfungssituation. Die Probanden mussten sich einem Gremium vorstellen und danach Rechenaufgaben lösen. Die Mitglieder des Gremiums gaben sich streng und unzufrieden und übten so maximalen Druck auf die Testkandidaten aus. Vor und nach dem Test wurden deren Cortisolwerte untersucht. Und obwohl der Test nur gestellt war, zeigten die Probanden nach zehn Minuten drastisch erhöhte Cortisolwerte. Sogar die Simulation einer belastenden Situation kann also das Stresssystem aktivieren. Das war eine der Erkenntnisse des damaligen Experiments, aber nicht die wichtigste. Es wurde vor allem nachgewiesen, dass bereits eine zehnminütige Stressphase – in welcher die Personen überwacht wurden – einen enormen Energiebedarf im Gehirn erzeugte. Die Probanden, die nach dem Experiment ausgiebig aßen (es gab ein üppiges Buffet zur Erholung), hatten schon bald wieder normalisierte Cortisolwerte und fühlten sich wieder wohl.

Eine Kontrollgruppe bekam hingegen nur schmale Kost. Noch zwei Stunden später fühlten sich die Teilnehmer erschöpft und müde.

In der Wiederholung, die anschließend durchgeführt wurde, wurden ausschließlich dicke Probanden verpflichtet. Und jetzt passierte etwas Erstaunliches – das Ansprechen der Cortisolwerte fiel während der Experimentierphase auffällig gering aus. Tatsächlich reagierte das Stresssystem der dicken Probanden im Vergleich zu der schlanken Kontrollgruppe träger – also in einer niedrigreaktiven Weise.

Die gewichtigen Probanden blieben zwar gleichbleibend während der zehnminütigen Stressphase wach, wurden aber nicht wacher (bzw. nervöser, aufgeregter oder ängstlicher, so wie die dünnen Probanden. Dementsprechend war auch der Energiebedarf des Gehirns durch die Prüfungssituation bei der dicken Gruppe nicht erhöht. Das Lübecker Experiment lieferte somit einen entscheidenden wissenschaftlichen Beleg, dass das Gehirn von Menschen mit höherem Körpergewicht weniger stressempfindlich reagiert.

Wie gesagt – wenn wir davon ausgehen, dass die Zunahme des Körpergewichts unter dauerhaftem Stress eine Strategie des Körpers ist, sich vor den Auswirkungen der Cortisol-Flut zu schützen, dann liegt hier wahrscheinlich auch die Erklärung für das von den Nierenspezialisten beschriebene Gewichtsparadoxon. Zustände mit hohem Cortisol verkürzen die Lebenserwartung – und das maßgeblich durch Herz- und Kreislaufprobleme bis hin zu Schlaganfall. Eines können wir also bereits jetzt als gesichert annehmen – zwischen dem Körpergewicht, dem Cortisolspiegel, dem Ansprechen des Stresssystems und der Wahrscheinlichkeit, einen Herzinfarkt zu erleiden und zu überleben – oder nicht, besteht ein starker und enger Zusammenhang. Und dieser neue Zusammenhang aus der Hirn- und Stressforschung ist nicht mehr wegdenkbar.

Jetzt könnte man sagen: »Wunderbar – esse ich halt mehr, genieße mein Leben und sterbe später …« Doch die Sache hat einen Haken: Wir können nicht frei entscheiden, ob wir Typ A oder B sind. Und welchem Typ wir angehören, das offenbart sich oft erst im Laufe des Lebens – aber nur dann, wenn wir erheblich mit Stress belastet sind. Meist zeigt sich so etwas erst im zweiten oder dritten Lebensjahrzehnt. Doch ist diese Entwicklung schicksalhaft – müssen wir also zeitlebens Typ A oder B bleiben? Anders gefragt: Wenn wir einmal dick und einigermaßen entspannt oder dünn und sehr gestresst sind – werden wir unausweichlich so bleiben? In der Realität passiert tatsächlich vielen – vielleicht sogar den meisten Menschen – genau dies. Sie schreiben zeitlebens an ihrer Stressbiografie und fügen ihr – oft sogar, ohne dass es ihnen bewusst ist – immer weitere Kapitel hinzu, die von Überforderung, Ängsten oder unbewältigten Konflikten handeln. Auf einem derart geprägten Lebensweg bleiben die Stressmuster der Typen A und B unweigerlich erhalten. Ja – manchmal verstärken sie sich sogar noch. Und dennoch gibt es Möglichkeiten, das Cortisol einzudämmen und den Stressmodus zu verlassen. Doch dazu müssen sich einige Dinge im Leben verändern.

Lange Zeit wurden die Beobachtungen zum Gewichtsparadoxon als Sonderfälle abgetan, die nur für schwerkranke Menschen wie zum Beispiel Herzinfarktpatienten zutreffen. Kürzlich bestätigten allerdings drei große Studien aus Dänemark, Großbritannien und Mauritius, dass auch bei jüngeren Menschen aus der Allgemeinbevölkerung gilt: Diejenigen mit einem höheren BMI haben bessere Überlebenschancen. Diese Beobachtungen liefern damit entscheidende Belege, dass es sich beim Gewichtsparadoxon nicht bloß um eine medizinische Kuriosität, sondern ein grundlegendes biologisches Prinzip handelt.

Kehren wir noch einmal zu Botticellis Venus zurück. Wie gesagt: Nach der derzeit gültigen medizinischen Beurteilung befindet sie sich an der Grenze zum riskanten »Übergewicht«. Doch die Einsichten der Hirn- und Stressforschung zum Gewichtsparadoxon – die sich auf den unterschiedlichen Wandlungsfähigkeiten der A- und B-Typen beim Wechsel von einer stressfreien in eine stressvolle Umgebung begründen – zeigen uns, dass Botticelli und seine Zeitgenossen recht hatten: Als Bewohnerin himmlischer Sphären – also frei von irdischen Sorgen – hätte die Venus mit einem BMI von 25 optimale Aussichten auf ein langes und gesundes Lebens – ganz so, wie es einer Göttin gebührt, die uns Sterblichen ein Beispiel an Schönheit, Anmut und Gesundheit sein will.

Diesem Ideal des natürlich geformten Körpers, das noch in der Renaissance als schön galt, stellen wir heute den künstlich verschlankten Körper als Schönheitsmaßstab entgegen. Bei diesen diametral entgegengesetzten Schönheitskonzepten geht es aber nicht nur um einen Wettstreit der Ideale. Sie beinhalten auch eine Umkehrung des Verursacherprinzips: Während das so genannte »Body Shaping« mit Willensanstrengungen, Diäten und anderen Hilfsstrategien den Körper auf schlank trimmt, feiert das Schönheitsideal der Körperrundungen das Aussehen, das den Bedürfnissen von Körper und Geist entspricht. Und das ist nicht nur so dahingesagt. Tatsächlich ist es das Gehirn, das mit seinen Ansprüchen unseren Körper formt und dessen Bedürfnisse wir unterlaufen, wenn wir uns dazu entschließen, dünner werden zu wollen. Um diese Bedürfnisse und was damit zusammenhängt, besser zu verstehen (und es ist für unsere Gesundheit enorm wichtig, dass wir sie besser verstehen), sollten wir uns direkt an den Ort des Geschehens begeben – ins Gehirn.

Das hungrige Gehirn

Der Ort allen Denkens und Fühlens und der Ort, an dem unsere Persönlichkeit wohnt: Das menschliche Gehirn ist – soweit wir das beurteilen können – die komplexeste Struktur im Universum. In der Erforschung Künstlicher Intelligenz ist es bis heute nicht gelungen, ein Computerprogramm zu schreiben, das es mit den Fähigkeiten unseres Gehirns aufnehmen könnte. Es sind menschliche Gehirne, die immer komplexere wissenschaftliche Entdeckungen machen oder technische Entwicklungen vorantreiben. Und obwohl die Neurowissenschaften täglich neue Erkenntnisse über das Gehirn liefern, sind die meisten Fragen noch ungeklärt. Wir alle können uns sicher darauf einigen, dass unsere Gehirne über ein fantastisches Leistungsvermögen verfügen und dass viele der Vorgänge, die jederzeit in unserem Kopf passieren und die unser Leben bestimmen – vom Herzschlag bis hin zu der Entscheidung, ob ich mir ein neues Auto kaufe –, für uns nicht einmal annähernd nachvollziehbar oder erklärbar sind. Die Komplexität des eigenen Gehirns gibt uns immer wieder Rätsel auf. Und obwohl wir das alles wissen und es auch niemand ernsthaft bezweifelt, gibt es einen Bereich, in dem das Gehirn für wenig intelligent erachtet, ja sogar als beigeordnet angesehen wird, bei seiner eigenen Energieversorgung. Fast alle Diätkonzepte gehen von der Annahme aus, dass Fettzellen als intelligente Saboteure unseres Körpers fungieren, denen man nur das Handwerk legen muss, um schlanker zu werden. Erstaunlicherweise hat sich bisher kaum jemand gefragt, ob Gewichtszunahme vielleicht einen tieferen Grund haben könnte. Schließlich passiert in unserem Organismus nichts grundlos. Kaum zu glauben, aber wahr: Obwohl wir wissen, wie ungeheuer intelligent und komplex unser Gehirn ist, kam lange Zeit niemand auf die Idee, dass es auch bei einem so folgenschweren Vorgang wie der Gewichtszunahme des Körpers eine entscheidende Rolle spielen könnte.

Passiv oder aktiv – ist unser Gehirn eine gute Restaurantchefin?

Nehmen wir an, unser Gehirn müsste ein Restaurant leiten. Eine der wichtigsten Aufgaben bestünde im Einkauf. Wie viele Gäste kommen? Wie viele Lebensmittel müssen also eingekauft werden, damit die Küche alles zubereiten kann, was bestellt wird? Eine gute Restaurantmanagerin würde schauen, wie viele Personen vorbestellt haben, und anhand ihrer Erfahrungen abschätzen, mit welcher Anzahl zusätzlicher Gästen an diesem Tage zu rechnen ist. Aus diesen Erkenntnissen würde sie ihre Lebensmittelbestellung beim Großhandel so abstimmen, dass alle satt werden und möglichst wenig übrig bleibt.

Ihre träge Kollegin geht die Sache ganz anders an: Sie bestellt einfach jeden Tag die gleiche Menge. Soll die Küche sehen, wie sie das Problem löst. Sind zu viele Lebensmittel vorrätig, kommt der Rest in die Kühlung, sind es zu wenige, werden einige Gäste eben hungrig weggeschickt. Während also die erste Restaurantmanagerin aktiv versucht, den Bedarf zu berechnen, harrt ihre passive Kollegin der Dinge, die da kommen. Die Frage aber lautet: Welche Strategie wäre aus Sicht des Gehirns am vorteilhaftesten?

Tatsächlich galt bis in die 90er Jahre des 20. Jahrhunderts die Annahme, dass das Gehirn zu 100 Prozent passiv durch das Glukoseangebot aus dem Blut versorgt wird. Man nahm an, dass die Leistungsfähigkeit des Gehirns immer nur so gut war, wie es der Blutzuckerspiegel ermöglichte: War wenig Glukose im Blut, konnte das Gehirn halt weniger leisten, und es hatte sich damit abzufinden. Die meisten Therapien und Diäten zur Gewichtsreduzierung basieren bis heute auf dieser Grundannahme einer passiven Hirnversorgung.

Heute wissen wir, dass diese Vorstellung nicht stimmt. Das System ist – wie sollte es auch bei unserem Gehirn anders sein – viel raffinierter, komplexer und effektiver. Ähnlich wie die aktive Restaurantmanagerin versucht das Gehirn zu analysieren, wie viel wann genau benötigt wird. Die neuere Hirnforschung hat gezeigt, dass das Gehirn zur Deckung seines wechselnden Bedarfs die Energie aus dem Blut aktiv anfordert, und zwar indem der Energiefluss vom Blut ins Gehirn durch Angebot und Nachfrage reguliert wird. In Ruhe verbrauchen die Nervenzellen des Gehirns zu ihrer Grundversorgung vor allem Glukose. Arbeitende Nervenzellen verwenden hingegen für ihre elektrische Aktivität nicht direkt die Glukose, die vom Darm aus der Nahrung gewonnen oder von der Leber freigesetzt wird – genauso wenig, wie die eingekauften Lebensmittel im Restaurant einfach unverarbeitet an die Gäste verteilt werden. Sobald die Nervenzellen arbeiten, decken sie ihren Energiebedarf quasi à la carte, indem sie Laktat »bestellen«. Dieses Laktat (Milchsäure) wird direkt aus Glukose gewonnen, bevor es die Nervenzellen »verzehren«. Die Nervenzellen des Gehirns fordern also Laktat an, und zwar in dem Moment, wenn sie die Energie brauchen, und in der Menge, die nötig ist, um ihren hohen Bedarf zu decken. Anders als im Restaurant gibt es im menschlichen Organismus nach der Bestellung aber so gut wie keine Wartezeit. »Serviert« wird sozusagen sofort, oder wie man in der Wirtschaftslehre sagt, »just in time«. Dieses Versorgungsprinzip ist in seiner Effektivität genial einfach: Das Gehirn kann jederzeit beim Körper Energie bestellen, unabhängig davon, ob wir gerade etwas gegessen haben oder nicht. Die konventionelle Sichtweise von Medizin und Ernährungsforschung hatte die Rolle des Gehirns bei der Hirnversorgung also stark unterschätzt und außer Acht gelassen, dass das Gehirn selbst ein aktiver Regler seiner eigenen Energieversorgung ist.

Zum Glück selbstsüchtig – wie das Gehirn den anderen Organen sagt, was es braucht

Aus diesem Prinzip der Selbstversorgung des Gehirns mit Energie habe ich den metaphorischen Begriff der Selfishness – Selbstsüchtigkeit – abgeleitet. Der Begriff der »Selbstsucht« hat in unserem Sprachverständnis allerdings einen negativen Beigeschmack. Egoismus gilt als eine eher negative Charaktereigenschaft, weil sie impliziert, dass jemand sich auf Kosten anderer oder der Allgemeinheit Vorteile verschafft und so Schaden anrichtet. Auch der Egoismus unseres Gehirns bei der Energiebeschaffung besteht vor allem darin, dass es sich vor allen andern Organen bedient. Es kann zu diesem Zweck sogar die Energiezufuhr aller übrigen Organe des Körpers regelrecht drosseln – in extremen Situationen auch auf die Gefahr hin, dass die Organe Schaden nehmen. So gesehen erfüllt das Gehirn den Tatbestand der Selbstsucht. Doch der Egoismus des Gehirns hat auch eine andere Seite, und die ist von entscheidender Bedeutung: Der Vorteil, den sich das Gehirn durch die Sicherstellung der Energieversorgung verschafft, dient auch den Interessen der anderen Organe, die nämlich nur dann überleben können, wenn das Gehirn handlungs- und lebensfähig bleibt.

Eltern zuerst oder der gesunde Egoismus im Flugzeug

Zur Veranschaulichung möchte ich eine Gefahrensituation beschreiben, auf die die meisten von uns, oft schon mehrfach, ausführlich hingewiesen wurden. Eine Passagiermaschine kurz vor dem Start. Die Fluggäste lassen das Ritual der Sicherheitshinweise durch eine der Flugbegleiterinnen über sich ergehen: *Richtig anschnallen, es gibt sechs Notausgänge, Schwimmwesten befinden sich unter dem Sitz und so weiter.* Dann kommt der Abschnitt, in dem von einem eventuellen plötzlichen Druckabfall in der Maschine die Rede ist. Sauerstoffmasken würden aus der Decke fallen, und die Flugbegleiterin erklärt, wie man sie korrekt aufsetzt. Dann sagt sie einen Satz, der den Eltern unter den Passagieren wahrscheinlich jedes Mal aufs Neue befremdlich erscheint: Erwachsene setzen sich bitte zuerst die Masken auf, bevor sie ihrem mitreisenden Kind beim Anlegen der Maske helfen. Da regt sich unweigerlich innerer Widerstand: Wenn Gefahr droht, ist es doch selbstverständlich, dass Mütter oder Väter zuerst ihrem Kind helfen und es in Sicherheit bringen, bevor sie an sich denken. Sich erst selbst die Maske aufzusetzen, wertet der Beschützerinstinkt in uns als einen Akt des Egoismus. Und doch macht diese Form der Selbstbezogenheit in dieser Situation Sinn. Um für ihr Kind da sein zu können, müssen die Eltern unbedingt handlungsfähig bleiben. Ansonsten droht die Gefahr, dass sie wegen eines Sauerstoffmangels bewusstlos werden, bevor sie ihrem Kind helfen können. Sich die Maske zuerst aufzusetzen, ist also ein Akt des Egoismus, der durchaus dem eigenen Überleben dient, sich aber noch stärker in der Fürsorge für das eigene Kind begründet. Von ähnlicher Beschaffenheit ist auch der Energieversorgungs-Egoismus unseres Gehirns.

Von medizinischer Seite wurde diese Selbstsüchtigkeit des Gehirns bisher bei der Betrachtung des allgemeinen Stoffwechsels nicht berücksichtigt. Der grundlegend neue Blick auf die Energieversorgung des Gehirns ist die essentielle Erkenntnis der Selfish-Brain-Theorie, deren Grundlagen ich vor über zehn Jahren formuliert habe. 2004 wurde mit Unterstützung durch die Deutsche Forschungsgemeinschaft (DFG) an der Universität zu Lübeck die Klinische Forschergruppe »Selfish Brain« eingerichtet. Ihr gehören 38 Wissenschaftler und 100 Doktoranden der Fachbereiche Neuroendokrinologie, Pharmakologie, Psychiatrie, Innere Medizin, Neurologie, Biochemie, Chemie, Mathematik und Hirnforschung an. Zu den Forschungsgebieten gehört zum Beispiel:

- Eine Alzheimerstudie (mit Tau-Protein-Messungen soll festgetellt werden, welche Rolle die Energieversorgung des Gehirns bei der Entstehung von Alzheimer spielt).
- Erforscht wird aber auch mit High-Tech-Methoden der Stoffwechsel von Hirnzellen unter Laborbedingungen, der Hirnstoffwechsel bei dicken oder depressiven Menschen.
- Mit Stress-Experimenten wird der Zusammenhang zwischen Hirnfunktionen, Essverhalten und Stressreaktionen bei dicken und dünnen Menschen untersucht, die inzwischen experimentell belegen konnten, dass das Gehirn von allen Organen des Menschen am meisten Energie in Form von Glukose braucht, die es primär aus dem Körper anfordert.

Diese und viele andere Studien (auf einige werde ich im Verlauf des Buches zu sprechen kommen) machen deutlich, welche immense Bedeutung der Hirnenergiestoffwechsel hat – nicht nur für unser Gehirn, sondern auch für unser Leben, für unsere Gesundheit und auch für die Frage, welche Ursachen für Gewichtszunahme verantwortlich sind.

Energie anfordern – klingt einfach, aber wie setzt das Gehirn sich durch?

Kehren wir noch einmal ins Restaurant zurück. Was braucht der Gast, um ein Essen serviert zu kommen? Er muss es bestellen und bezahlen. Geld ist also die Voraussetzung, um in einem Restaurant mit Nahrungsenergie versorgt zu werden. Ähnlich wie der Gast gibt also auch das Gehirn eine Bestellung auf, wie aber setzt es seine Forderung durch? Ganz sicher nicht mit Geld. Überhaupt geht es hier nicht um Bezahlung. Vielleicht eher darum, die Daumenschrauben anzulegen, um Erpressung? Alles wahrlich keine positiven Begriffe, und wohl auch nicht ganz zutreffend, aber das Vorgehen des Gehirns geht durchaus in diese Richtung. Unser Gehirn ist in der Lage, Energie aus dem Körper-Restaurant mit Nachdruck zu fordern, ja regelrecht Druck auszuüben, um seinen absoluten Anspruch auf Glukose – beziehungsweise auf das daraus erzeugte Laktat – durchzusetzen. Dazu benötigt unser Kontrollorgan einen »ausführenden Arm«. Es bedient sich einer seiner stärksten Kräfte, die im menschlichen Organismus wirken: des Stresssystems (mit den Stresshormonen Adrenalin und Cortisol), das den Auftrag erhält, bei Bedarf Brennstoff für das Gehirn aus den Körperspeichern zu beschaffen. Diese Funktion des Stresssystems – aktiv Energie fürs Gehirn aus dem Körper zu ziehen – bezeichnet man als »Brain-Pull«.

Das Stresssystem spielt also eine entscheidende Rolle bei der Energiebeschaffung des Gehirns. Und unser Gehirn kann uns mit Hilfe von Stresshormonen ganz schön nerven, wenn die Energielieferungen des Körpers nicht zufriedenstellend sind. Deshalb ist Essensknappheit einer der größten Stressoren, die wir kennen – und zwar unabhängig davon, ob wir hungern, weil nichts zu essen da ist oder weil wir uns Nahrungsverzicht in den Kopf gesetzt haben, zum Beispiel im Zuge einer Diät. Das Vertrackte am Gehirn ist, dass hier bei einer Abnehmkur, um beim Beispiel zu bleiben, gleichzeitig zwei oder mehrere unterschiedliche innere Motive miteinander streiten: Unser Verstand rät uns, weniger zu essen, um Gewicht zu verlieren – um beispielsweise bei dem anstehenden Bewerbungsgespräch auf eine begehrte Stelle bessere Chancen zu haben. Unser Gefühl aber – die Mischung aus Unruhe, Anspannung und Hunger – rät uns gleichzeitig, endlich die angespannte Versorgungslage innerhalb des menschlichen Organismus zu entschärfen, also wieder mehr zu essen. Es ist nicht schwer, sich vorzustellen, dass es bei einem derartigen inneren Konflikt auf Dauer keine Einigung geben kann. Entweder ignoriert der Verstand anhaltend die Signale des Alarm schlagenden Stresssystems, oder das Gefühl mit seinen Hungerbegleiterscheinungen setzt sich durch, und der Abnehmplan scheitert. Der Ausgang eines solchen inneren Zwistes könnte – folgt man dem Wortlaut des französischen Dichters Marcel Proust – so sein: »Doch der Wille, jener beharrliche, unentwegte Diener unseres Ich, wirkt unbeachtet und unablässig treu daran, dass diesem nie fehlt, was es braucht. Er ist ebenso unbeugsam, wie Verstand und Gefühl veränderlich sind. Während Verstand und Gefühl noch anfangen, miteinander zu diskutieren, lässt der Wille den entscheidenden Augenblick nicht verstreichen und gibt zielbewusst beim Ober die Essensbestellung auf.« So gesehen lässt sich am Ende ein Entscheidungskonflikt lösen, indem eines unserer inneren Motive die Oberhand gewinnt. Doch die Motive hängen ihrerseits wieder von mannigfaltigen, veränderlichen Faktoren ab – wie bei der Frage, ob eine Diät aus gesundheitlichen Gründen zu befürworten sei. Womöglich lässt sich unser Verstand durch falsche oder verfälschte Informationen irreleiten.

Ein neues Körperbild – ist dick werden wirklich eine Krankheit?

Die wissenschaftlichen Erkenntnisse der Selfish-Brain-Forschung führen zwangsläufig zu einer neuen Sichtweise auf die Energieversorgung unseres Körpers, der sich auch die breite Ärzteschaft auf Dauer nicht wird verschließen können. Allerdings ist die allgemeine Anerkennung einer fundamental neuen Sichtweise in der Medizin erfahrungsgemäß ein langwieriger Prozess, der viel Geduld und Überzeugungsarbeit erfordert. Schließlich geht es um nichts weniger, als zu erkennen und anzuerkennen, dass das Gehirn im Stoffwechsel des menschlichen Organismus und seiner Organe von so zentraler Bedeutung ist wie die Sonne im Sonnensystem. Dieses neue »Bild vom menschlichen Energiestoffwechsel« erfordert nicht nur eine Revision unseres Verständnisses von Gewichtszunahme und Typ-2-Diabetes, sondern auch ein therapeutisches Umdenken.

Adipositas – die so genannte Fettleibigkeit – gilt bis heute als ein behandlungsbedürftiges Krankheitsbild. Doch durch neue Erkenntnisse mehren sich die Zweifel, ob »Dickwerden« wirklich eine Erkrankung ist. Ich bin zwar als Arzt ausgebildet worden, in Begriffskategorien wie »krank« und »gesund«, »suffizient« und »insuffizient«, »physiologisch« und

»pathologisch« zu denken, bin jedoch nach jahrelanger Hirnforschung jetzt eher dazu geneigt, ein hohes Körpergewicht als »phänotypisches Merkmal« (gr./lat. Phänotyp = Erscheinungsform) innerhalb der menschlichen Gewichtsvielfalt anzusehen. Um Missverständnissen vorzubeugen: Hier geht es nicht um eine Umettikettierung der Begrifflichkeiten – nach dem Motto, wir ersetzen »Übergewicht« durch »Gewichtsvielfalt«, weil das vielleicht netter klingt. *Gewichtszunahme ist kein Ausdruck einer Krankheit. Es ist die erfolgreichste Strategie des menschlichen Organismus, mit Stress umzugehen.* Und wer einen dicken Menschen dünner machen will, um seine Gesundheit zu fördern, wird genau das Gegenteil bewirken. Diesen Satz jetzt hier so aufzuschreiben, ist zunächst einmal nichts mehr als eine Behauptung, die natürlich nach Evidenzen verlangt. Doch an dieser Stelle des Buches die Beweise anzuführen, würde zu weit vorgreifen. Nehmen wir es also erst einmal als Arbeitsthese, dass Gewichtszunahme keine Krankheit ist.

Fragen und Widersprüche – warum es uns so schwerfällt, dicke Menschen als das zu akzeptieren, was sie sind

Wenn ich auf Vorträgen die neuen Erkenntnisse der Selfish-Brain-Forschung erläutere – und ich tue dies ja bereits seit zehn Jahren –, sind die Reaktionen des Publikums sehr unterschiedlich. Für viele Zuhörer eröffnet sich eine neue Welt, ein neues Verständnis ihres eigenen Körpers. Phänomene rund ums Körpergewicht, um Stress und Essverhalten, die die meisten von uns auch schon an sich beobachtet haben, werden endlich verständlicher. Einige Menschen berichten mir nach so einer Veranstaltung, was ihnen die neue Erkenntnis bedeutet. Das freut mich natürlich sehr, und oft spüre ich auch an spontanen Reaktionen während eines Vortrags, dass manche Zuhörer eine Art »Aha-Erlebnis« haben oder ihre persönliche Geschichte in dem Gesagten wiederfinden. Es gibt aber natürlich auch die Fraktion der Skeptiker. Deren kritische Grundannahme ist keineswegs ungewöhnlich, sondern uns allen nur zu vertraut, weil wir über Jahrzehnte mit ihr sozialisiert wurden. Es geht dabei um Folgendes: Fragt man Menschen, was sie über die Ursachen von Adipositas denken, erhält man einer jüngsten deutschen Umfrage zufolge meist folgende Antwort – jedenfalls sinngemäß: »Wenn jemand dick wird, passiert das, weil er willensschwach und faul ist.« Wer seine Ansichten nicht in dieser Klarheit und brutalen Offenheit ausdrücken will, kodiert sie, beruft sich dem Anschein nach auf den Energieerhaltungssatz der Physik und sagt stattdessen euphemistisch: »... diese Menschen essen zu viel und bewegen sich zu wenig.« Die Befragten schrieben also die Ursache des Dickseins internen Faktoren zu und wiesen damit den dicken Menschen selbst die Schuld an ihrem Zustand zu. Und außerdem implizierten sie damit, eine Umkehrung des Verhaltens würde das Problem im Handumdrehen lösen. Tatsächlich ist diese Sichtweise aber mit sachlichen Widersprüchen behaftet, denn weder die Vorstellung von »Willenlosigkeit« noch die von »Sucht« passt zu den derzeitigen wissenschaftlichen Beobachtungen: Dicke Kinder und Erwachsene haben nämlich deutlich mehr kognitive Kontrolle (»Beherrschung«) über ihr Essverhalten als alle anderen. Das Denken, aktiv Gewicht zu reduzieren, sei auch gut für den gesamten Gesundheitszustand, ist ebenso einer dieser Mythen, die unser Vorstellung vom Dickwerden und Abnehmen prägen.

Es ist tatsächlich so, dass dicke Menschen *bedarfsgerecht* essen – nicht zu viel und nicht zu wenig –, gerade so viel, um ihr Gehirn ausreichend zu versorgen. Die Körperfülle eines dicken Menschen ist also Ausdruck seines Energiebedarfs im Gehirn, genauer gesagt, seine Körperfülle zeigt uns die Art und Weise, wie das Gehirn seinen Energiebedarf deckt. Warum das Volltanken unseres zentralen Nervensystems bei manchen Menschen dazu führt, dass sie dick werden und andere schlank bleiben? Auch darauf gehe ich später ausführlich ein.

Eingangs erwähnte ich, dass es sich bei dem Buch, das Sie gerade lesen, nicht um einen Diätratgeber handelt, obwohl es durchaus auch um das Thema Abnehmen geht. Die meisten der etwa 10 000 anderen derzeit erhältlichen Bücher zum Thema Diäten beschäftigen sich mit Strategien, kurzfristig Gewicht abzubauen. Und kurzfristig mag das auch funktionieren – nur ist der Abnehmerfolg nicht von Dauer. Und das nicht, weil man vielleicht gerade eine Abnehmkur ausprobiert, die nicht zu einem passt, und stattdessen nur nach dem richtigen Konzept oder Zeitpunkt suchen müsste. Nein – all diese propagierten Ideen und Pläne vom Abnehmen gehen von grundlegend falschen Voraussetzungen aus, die seit Jahrzehnten Teil der gängigen medizinischen Lehrmeinung waren. Anders gesagt: Selbst die scheinbar seriösen und medizinisch beziehungsweise ernährungswissenschaftlich fundierten Diäten scheitern, weil ein noch so ausgewogenes und ausgeklügeltes Konzept nicht funktionieren kann, wenn es auf falschen Annahmen beruht. Die spannende Frage lautet: Wie konnte das passieren? Wie konnte es sein, dass sich die Medizin in diesem Punkt Jahrzehnte in einer derartigen Schieflage befand?

Die Theorie vom egoistischen Gehirn entstand, weil ein wichtiges Detail lange übersehen wurde

In der Wissenschaft verhält es sich manchmal wie auf unbekanntem Terrain, das man ohne Kompass und eindeutiges Kartenmaterial erkundet. Man kommt an eine Gabelung: Welchen Weg soll man nehmen? Man wägt ab, ohne alle Fakten zu kennen, und letztlich muss man sich entscheiden, muss der Annahme vertrauen, dass der eingeschlagene Weg wahrscheinlich zum Ziel führen wird. Nur, wann hat man die Gewissheit, dass man sich richtig entschieden hat? Genau hier liegt das Problem, und es wird immer größer, je weiter man sich von der Gabelung entfernt hat. Zurück zu gehen und noch einmal von vorne zu beginnen, fällt mit jedem Schritt schwerer. Also geht man weiter und vertraut darauf, dass man seinerzeit die richtige Wahl getroffen hat – selbst dann, wenn unterwegs einige berechtigte Zweifel auftauchen. So lässt sich der Ausgangspunkt der Arbeit an der Selfish-Brain-Forschung beschreiben: Die Stoffwechselforschung war bereits vor Jahrzehnten an eine Abzweigung geraten und hatte auf ihrem eingeschlagenen Weg in teilweise bis heute noch verbreiteten Theorien zum Energiestoffwechsel implizite Grundannahmen getroffen, die nie wissenschaftlich hinterfragt worden sind – weder von Adipositas- noch von Diabetes-Forschern. Anders gesagt: Niemand hatte geprüft, ob der Weg, auf dem sich die Medizin befand, in die richtige Richtung führte. Das war mir im Jahre 1998 aufgefallen und bewog mich, diese Grundannahmen endlich einer genauen Prüfung zu unterziehen. Um nicht missverstanden zu werden: Solche Grundannahmen zu treffen, ist in der Wissenschaft durchaus üblich. Und zwar immer dann, wenn wichtige Fakten noch nicht vorliegen und man stattdessen aufgrund einer Hypothese weiterforscht, um zu sehen, ob sich im Laufe der Zeit ein klares, widerspruchsfreies Bild ergibt. So weit, so gängig. Normalerweise wird die Annahme aber zu einem späteren Zeitpunkt erhärtet. Nur so erhalten alle Erkenntnisse, die auf ihr beruhen, eine verbindliche Aussage, also echten Erkenntnisgewinn. So manches schöne Theoriegebäude ist schon in sich zusammengestürzt, als sich herausstellte, dass das Fundament (also die Grundannahme) nicht tragfähig war.

Aber aus schwer nachvollziehbaren Gründen wurde in diesem Fall nie versucht, eine wesentliche Grundannahme des bis heute gängigen Stoffwechselmodells vom menschlichen Körper – dass nämlich *das Gehirn im Energiestoffwechsel den anderen Organen gleichgestellt sei* – zu beweisen. Schlimmer noch: Eine richtungsweisende Untersuchung dazu, die bereits Anfang des 20. Jahrhunderts veröffentlicht wurde, fand keine Beachtung. Schon damals hätten Zweifel an der Idee aufkommen müssen, dass das Gehirn im Energiestoffwechsel anderen Organen gleichgestellt ist. Genügt hätte dazu die einfache Frage, was mit dem Gehirn während einer Diät – oder nehmen wir den extremen Fall – während einer Hungersnot passiert: Nimmt es bei Drosselung der Energiezufuhr an Masse ab? Der Gleichstellungsannahme zufolge müsste dies so sein. Tatsächlich schrumpfen unter Nahrungsentzug nicht nur das Fett- und Muskelgewebe, sondern büßen auch die inneren Organe wie Herz, Leber, Nieren dramatisch an Substanz ein – um bis zu 40 Prozent (damit hängt übrigens zusammen, dass nach starker Abmagerung in der Folge Organschädigungen auftreten können). Das Gehirn aber hält sein Gewicht, egal, wie wenig Nahrung zur Verfügung steht. Dies lässt nur einen einzigen Schluss zu: Das Gehirn ist nicht gleichgestellt. Es verfügt selbst in extremen Krisenzeiten über Möglichkeiten, sich mit Energie zu versorgen – auch während massiven Nahrungsentzugs –, und das, solange der Organismus am Leben ist.

Wie gesagt, diese Erkenntnis ist nicht neu. Marie Krieger, Schülerin eines der Pioniere der Pathologie, Robert Rössle, forschte und publizierte dazu bereits in den frühen 1920er Jahren. Sie hatte bei Menschen, die an Abmagerung gestorben waren, die Organgewichte bestimmt und festgestellt, dass fast alle Organe dramatisch an Gewicht verloren hatten, die Gehirnmasse aber kaum oder gar nicht verändert war. Auch mit modernsten Messmethoden ließ sich der originäre Befund sowohl in human- als auch in tierexperimentellen Studien bestätigen. Kürzlich konnten wir sogar zeigen, dass auch bei Menschen mit so genanntem »Übergewicht« das Gehirn unter einer Kalorienreduktionsdiät nicht abnimmt. Diese Ergebnisse zeigen, dass die Energieverteilung innerhalb des Organismus eben nicht gleichmäßig erfolgt, sondern dass zwischen dem Gehirn und den anderen Organen eine Art Konkurrenzsituation um Energieressourcen besteht. Erstaunlicherweise haben auch diese neueren Studien zunächst keinen Nachhall in der »klassischen« Stoffwechselmedizin gefunden.

Doch warum nimmt das Gehirn nicht ab? Zunächst ersetzten wir die alte Grundannahme durch eine neue, die so genannte »Brain-Pull«-Komponente, die Energie bedarfsgerecht für das Gehirn aus dem Körper anfordert und so selbst in Versorgungskrisen verhindert, dass das Gehirn abnimmt. Dementsprechend formulierte ich Axiom Nummer 1 der Selfish-Brain-Theorie: Das Gehirn verfolgt mit höchster Priorität die Regulation seines eigenen Energiegehaltes. Das Gehirn verhält sich bedingt »selbstsüchtig« – es stellt die eigene Energieversorgung sicher und schafft so aber auch die Voraussetzung, dass Körper und Geist möglichst lange lebens- und handlungsfähig bleiben.

Notfallplan – wie beschafft sich das Gehirn Zucker, wenn keine Nahrung da ist?

Konkret können wir uns das wie folgt vorstellen: Ein Mensch hungert, das heißt, er hat möglicherweise über Tage oder Wochen kaum oder gar keine Nahrung zur Verfügung. Doch das menschliche Gehirn verbraucht jeden Tag große Mengen Glukose – im Durchschnitt rund 130 Gramm pro Tag –, also etwa 60 Prozent der zirkulierenden Blutglukose. Im Stress, wie bei einer Prüfung, sind es sogar bis zu 90 Prozent. Es braucht diesen Zucker nicht nur zum Denken oder um zu funktionieren, sondern zum Überleben. Das Gehirn ist durch die Blut-Hirn-Schranke von der generellen Blutzirkulation getrennt und stellt damit eine in sich geschlossene Einheit dar. Die Menge an Glukose, die über die Blut-Hirn-Schranke aufgenommen wird, variiert mit dem jeweiligen zerebralen Aktivitätsstatus, das heißt, sie nimmt während des Tiefschlafes ab und steigt bei psychosozialer Stressbelastung an. Um diesen sich ständig ändernden Bedürfnissen des Gehirns nachzukommen, sind insbesondere in Zeiten von Nahrungsmittelknappheit Brain-Pull-Mechanismen für das Überleben unverzichtbar. Denn unterschreitet die Glukoseversorgung einen kritischen Wert, stirbt nicht nur das Gehirn, sondern eben auch der Rest des Körpers. Genau hier liegt der biologische Grund für die Sonderstellung des Gehirns: Dessen geringe Belastbarkeit bei Engpässen in der Energieversorgung zwingt den Körper dazu, dem Gehirn Glukose zuzuführen.

Woher aber kommt die Energie, wenn die Nahrung fehlt? Aus dem Körper selbst – und das Opfer, das ihm das Gehirn in einer solchen Krise abverlangt, ist groß (und schmerzhaft). Um dem Energiediktat des Gehirns während einer Hungerperiode nachkommen zu können, ist der Körper dazu gezwungen, sein Gewebe abzubauen – Muskeln, Knochen, Fett, aber auch Leberzellen und anderes Organgewebe, um das Gehirn zu ernähren (selbst das Herz muss Zellen abbauen, um so Glukose fürs Gehirn bereitzustellen). Bildhaft gesprochen, können wir sagen, dass das hungrige Gehirn in der Not den Körper Zelle für Zelle aufisst – immer in der Hoffnung, dass sich die Versorgungslage doch noch verbessert, bevor es zu spät ist. Gehirn und Körper spielen auf Zeit. Im extremsten Fall – also dem Verhungern – läuft diese Versorgung so lange, bis der Körper aus Energiemangel und Substanzverlust zusammenbricht und beide sterben – Körper und Gehirn.

Wenn Abnehmen also zu einem gravierenden oder im Extremfall sogar dramatischen Verteilungskampf um die Energieressourcen zwischen Gehirn und Körper führt und das Gehirn dem Körper die letzten Reserven abverlangt, welche Folgen ergeben sich daraus für unsere Gesundheit – zum Beispiel bei einer Diät? Denn Abnehmprogramme sind letztlich nichts anderes als eine Strategie, den Körper mittels Drosselung der Energiezufuhr zu einer Reduzierung seines Gewichts zu zwingen. Mit welchen Risiken und Nebenwirkungen muss also ein Mensch rechnen, der auf diese Art, sagen wir, fünf Kilo schlanker werden möchte?

Beipackzettel für Diäten?

Ein internationaler Pharmakonzern informiert in einer groß angelegten Medienkampagne darüber, dass jetzt endlich der Durchbruch im Kampf gegen Übergewicht gelungen sei. »Ein neues Medikament hilft Menschen, schlanker zu werden und zu bleiben«, heißt es im Werbetext. Die »Abnehm-Sensation«, so scheint es, ist perfekt. Doch in der Abteilung des Unternehmens, die den gesetzlich vorgeschriebenen Beipackzettel formulieren soll, ist man weniger euphorisch. Denn die Liste der Nebenwirkungen ist beträchtlich:

- Stimmungsschwankungen, Reizbarkeit, Schlaflosigkeit
- erhöhtes Risiko von Depressionen
- beschleunigter Alterungsprozess des Hautgewebes
- Muskelschwund, Muskelschwäche
- Knochenabbau (Frakturrisiko, Rückenschmerzen)
- Störung der Sexualfunktion (Libidoverlust, Ausbleiben der Regelblutung)
- Leistungsabbau des Gehirns (Gedächtnisschwäche, Schwindel, Müdigkeit)
- starke Hungergefühle, Auftreten so genannter Heißhungerattacken (Craving)
- erhöhte Neigung zum Gebrauch von Stimulanzien (zum Beispiel Nikotin, Alkohol, Drogen)

- nach Absetzen des Präparats schnelle Gewichtszunahme (Rückkehr zum vorherigen Gewicht + X)

Und es kommt noch schlimmer: Seit 2001 besteht in den Ländern der EU bei Beipackzetteln die Verpflichtung, zu jeder Nebenwirkung anzugeben, mit welcher Wahrscheinlichkeit sie auftritt. Die Bandbreite reicht von »sehr selten« (weniger als 1 von 10 000 Behandelten) bis hin zu »sehr häufig« (mehr als 1 Behandelter von 10). Die Beipackzettelredakteure sehen sich gezwungen, jeden einzelnen oben aufgeführten Punkt mit »sehr häufig« zu kennzeichnen. Tatsächlich treten die meisten Nebenwirkungen bei nahezu 100 Prozent der längerfristig Behandelten auf.

Versetzen wir uns in die Lage der Patienten, denen diese Abnehmpille verordnet werden soll (oder die ihren Arzt um ein Rezept bitten). Sie sind voller Hoffnung in das Gespräch mit ihrem Arzt gegangen – endlich abnehmen. Doch würden sie nach der Aufklärung über Risiken und Nebenwirkungen ein derartiges Präparat tatsächlich einnehmen, nur um für die Dauer der Anwendung schlanker zu werden? Denn eines ist klar, sobald das Medikament abgesetzt wird, geht das Gewicht sofort wieder nach oben.

Allerdings wird sich das hier geschilderte Problem in der Realität wahrscheinlich nie stellen. Ein Medikament mit derart gravierenden Nebenwirkungen und einem vergleichsweise geringen Nutzen für den Patienten hätte keine Chance, zugelassen zu werden. Tatsächlich ist das beschriebene Abnehm-Medikament frei erfunden. »Schade eigentlich – vielleicht hätte man das mit den Nebenwirkungen ja mit etwas mehr Forschung in den Griff bekommen können …«, mag mancher Leser jetzt denken; und es gab tatsächlich bereits Versuche, Abnehmpillen zu entwickeln. Die Einführung dieser Präparate scheiterte allerdings jedes Mal an den damit verbundenen enormen Gesundheitsrisiken für die Behandelten, die sich eben nicht in den Griff bekommen ließen (darüber habe ich ausführlich im Buch »Das egoistische Gehirn« im Kapitel »Wundermittel aus dem Labor«, S. 153 ff., geschrieben).

Risiken und Nebenwirkungen müssen offen im Beipackzettel dargelegt werden. Dies verlangen gesetzliche Vorschriften, die in internationalen Abkommen festgelegt wurden und praktisch weltweit gelten – allerdings ausschließlich für Medikamente. Für Diäten oder Abnehmprogramme gibt es bisher keine auch nur im Ansatz vergleichbare Regelung. So wenig real (und wahrscheinlich) in unserem Beispiel die Einführung einer Schlankpille ist, so wirklich, real existierend und gravierend sind die eingangs des Kapitels aufgelisteten Nebenwirkungen. Die dem fiktiven Abnehm-Medikament zugeschriebenen Risiken und Nebenwirkungen treten nämlich tatsächlich auf, und zwar immer dann, wenn wir die Kalorien- oder Kohlenhydratzufuhr des menschlichen Organismus drosseln – also bei jeder Diät und jedem Abnehmprogramm. Um es noch einmal unmissverständlich zu sagen: Bei ausnahmslos jeder kalorien- oder kohlenhydratreduzierenden Diät, auch wenn sie von Ärzten als noch so schonend und gesund angepriesen wird, kommt es zu den oben genannten Nebenwirkungen. Die werden allerdings verschwiegen. Kein Anbieter eines Diätprogramms muss klinische Tests bei einer staatlichen Zulassungsstelle vorlegen. Jeder kann Diäten erfinden, propagieren und als erfolgversprechend vermarkten – ob sie wirken oder nicht.

Risiken und Nebenwirkungen – brauchen wir eine Kennzeichnungspflicht für Diäten?

Kommen wir also auf unseren »Beipackzettel« zurück. Schauen Sie ihn sich jetzt bitte noch einmal an – vor allem wenn Sie vorhaben, eine Diät zu machen oder gerade mittendrin sind. Denn dort steht, was im Körper jedes Menschen passiert, der seine Nahrungszufuhr drosselt, um abzunehmen – Punkt für Punkt.

Eine andere Möglichkeit wäre, ihn sich zu kopieren und zum Beispiel an den Kühlschrank zu hängen. Jeder hätte dann die Möglichkeit, ihn durchzulesen, bevor er eine Diät beginnt. Es bestünde die Chance, den Diätwunsch offen, ehrlich und den Tatsachen entsprechend gegen die damit verbundenen Risiken abzuwägen, um sich dann die Frage zu stellen: Ist vorübergehende Gewichtsabnahme es wirklich wert, schneller zu altern (und älter auszusehen), depressiv zu werden und sein Liebesleben einzuschränken? Oder anders gefragt: Bin ich, um jetzt schlanker zu werden, bereit, dafür zu einem späteren Zeitpunkt einen derart hohen Preis zu zahlen?

Das sind die Tatsachen. Und doch fällt es schwer, sie anzuerkennen, weil sie unangenehm sind, uns unserer Illusionen berauben und dem widersprechen, was uns von Diät-Befürwortern seit Jahrzehnten gepredigt wurde. Wenn ich bei Vorträgen an diesen Punkt komme, gibt es immer eine intensive Reaktion im Publikum. Ich nehme sie als eine Mischung aus fragendem Staunen, Verunsicherung bis hin zu Ablehnung wahr und werde häufig nach speziellen, meist sehr bekannten Diäten gefragt – ob das denn auch für diese Programme gelte? Oder ob die vom Arzt verordnete Abnehmkur denn auch derartige Nebenwirkungen habe?

An dieser Stelle ist es hilfreich, die Perspektive zu wechseln: Was ist das Wesen der Diätprogramme, die wir kennen, empfohlen bekommen und anwenden? Derartige Programme sowie kalorienreduzierte Lebensmittel werden seit über vierzig Jahren in den Industrienationen als Abnehmhilfen propagiert. In dieser Zeit ist eine riesige Abnehmindustrie entstanden, bestehend aus Pharma-Unternehmen, die Schlankheitspräparate verkaufen, Lebensmittelkonzernen, die kalorienarme und zuckerfreie Produkte vermarkten, Diätautoren, die an Bestsellern verdienen, multinationalen Unternehmen, die exklusive Abnehmprogramme und Kurse anbieten, Medien, die mit Diätthemen Auflage oder Einschaltquote generieren, und Ernährungsberatern, Ärzten und anderen Experten, die mehr oder weniger beratend in diesem System tätig sind und häufig als Lieferanten für Pro-Abnehm-Argumente dienen. Mit anderen Worten: Diäten sind zunächst einmal ein Geschäft, mit dem Milliarden verdient werden. Und wie bei jedem Geschäft geht es darum, ein Produkt attraktiv zu machen und an möglichst viele Kunden zu verkaufen. Im Diäten-Business spielen drei Illusionen dabei eine wichtige Rolle.

Keine Frage der Willensstärke – warum Diäten wirklich scheitern

Erstens die Illusion, dass jeder abnehmen kann, der den nötigen Willen aufbringt. Und – zweitens – die Illusion, dass man nur die richtige, also passende Diät finden muss. Das ist geschickt und perfide zugleich. Geschickt, weil es gleich zwei Begründungen für das Scheitern von Diäten liefert und die Suche nach neuen Diäten zum Geschäftsmodell macht – nach dem Motto: »Mensch, du warst zu schwach oder hast die richtige Diät noch nicht gefunden. Mach weiter und such weiter, beim nächsten oder einem der nächsten Male wird's schon klappen ...« Perfide, weil Schuldgefühle erzeugt werden. Jeder, der schon einmal eine Diät abgebrochen hat, kennt dieses Gefühl des Versagens. Schlimmer noch: Wer sich einer Diät unterzieht, hat meistens »Mitwisser« oder »Unterstützer« – einen Arzt, die Selbsthilfegruppe, Freunde, Kollegen, den eigenen Partner. Das Versagen wird somit quasi öffentlich. Rechtfertigungsdruck entsteht dann schnell und nicht selten auch Vorhaltungen: »Warum bist du so schwach ...?«

Wer sich in solch einer Situation verteidigen will, dem fehlten bislang die Argumente. Dabei ist alles eigentlich ganz einfach und offensichtlich. Und ich gebe es hiermit gern jedem schriftlich:

Alle Diäten sind zum Scheitern verurteilt. Und schuld daran ist nicht der Mensch, *schuld ist immer die Diät!*

Und damit kommen wir zu Illusion Nummer drei: dem Vorher-nachher-Effekt. Wir kennen diese Bilder aus Zeitschriften, Werbeanzeigen oder entsprechenden TV-Formaten: Das »hässliche«, weil dicke Entlein wird mit Hilfe kompetenter Diät-Experten in einen schlanken Schwan verwandelt. Klar, dass das nicht jedem gelingen kann. Es scheint aber immerhin möglich, dass die richtige Diät, gepaart mit Disziplin, tatsächlich zu einem neuen schlankeren Ich führt. Doch dies ist ein Trugbild, das keiner realistischen Betrachtung standhält. Das zeigt allein schon die aktuelle Statistik. Daraus geht hervor, dass 75,4 % der Männer und 58,9 % der Frauen in Deutschland als »übergewichtig« eingestuft werden (BMI größer als 25) und sich die Zahl der Kinder mit »Adipositas« in den vergangenen zwölf Jahren nahezu verdreifacht hat – obwohl sich die Ausgaben für Diäten und Diätprodukte im gleichen Zeitraum vervielfacht haben. Um das ganze Ausmaß des Scheiterns der Diät-Industrie und ihrer falschen Versprechungen deutlich zu machen, sei an dieser Stelle darauf hingewiesen, dass Diätbemühungen die Gewichtszunahme langfristig sogar eher befördern statt zu reduzieren. Auf diesen Punkt kommen wir später zurück.

Diäten scheitern aus einem ganz einfachen Grund. Sie verstoßen gegen ein elementares Naturgesetz unseres menschlichen Organismus: das Gesetz der Energieversorgung des Gehirns. Wie bereits im Kapitel »Das hungrige Gehirn« dargelegt, isst jeder Mensch immer so viel, wie er braucht, um den Energiebedarf seines Gehirns zu decken – nicht mehr und nicht weniger und unabhängig davon, wie dick oder dünn er ist. Denn der Energiebedarf des Gehirns ist individuell und hängt von vielen Faktoren ab. Der wichtigste Faktor ist, wie wach wir sind: Im überwachen Stresszustand nimmt das Gehirn beispielsweise 12 Prozent mehr Energie auf, im Tiefschlaf 40 Prozent weniger. Ist diese Energieversorgung aber anhaltend gefährdet, ruft das Gehirn den Notstand aus. Solch eine Energiekrise entsteht bei Hungersnöten – oder eben bei Diäten. Denn auf Energiemangel reagiert das Gehirn immer gleich: Es fährt einige Funktionen runter, um Energie zu sparen (so entstehen zum Beispiel Libidoverlust, Konzentrationsschwäche, Müdigkeit etc.), und aktiviert gleichzeitig das Stresssystem. Wir sind also stressbelastet. Genauer gesagt: Wer eine Diät macht, ist dauergestresst – die Werte seines Stresshormons Cortisol sind dauerhaft erhöht. Das ist von der Evolution durchaus gewollt. Dauerstress bei Nahrungsknappheit sorgt dafür, dass Energiereserven des Körpers freigesetzt werden. Das Gehirn soll in die Lage versetzt werden, intensiv an der Lösung des Problems der Nahrungsknappheit zu arbeiten. Dabei tritt zunächst und quasi nebenbei der heutzutage so sehr herbeigewünschte Diät-Effekt ein. Man nimmt ab. Allerdings geht es nicht nur an die Fettreserven, sondern es wird auch – und das ist meist weniger erwünscht – zusätzlich Muskelmasse abgebaut. Aber alles in allem reicht diese Form der Energiegewinnung nicht, weil ja der Kaloriennachschub nicht entsprechend ist und die sich leerenden Depots nicht entsprechend aufgefüllt werden. Die Folge ist Diätstress, der Reizbarkeit, Nervosität, Hyperaktivität, gepaart mit Erschöpfungssymptomen, verursacht. Das Gehirn steckt jetzt in einem physiologischen Widerspruch: Einerseits muss Energie gespart werden (Müdigkeit, Erschöpfung, Konzentrationsabfall sind die Folgen), andererseits kommt es zu gesteigerter Aktivität, die das Ziel verfolgt, die Nahrungssuche zu intensivieren. So jedenfalls ist es von unserer biologischen Grundausstattung für den Fall einer Nahrungsknappheit vorgesehen: suchen, jagen, kämpfen, um wieder essen zu können. Aber das läuft bei einer Diät natürlich ins Leere – solange sie aufrechterhalten wird. Die aktuellen klinischen Daten dazu belegen eindeutig, dass sich unter oder nach einer Reduktionsdiät selbst nach einem Jahr kein neues Gleichgewicht einstellt – im Gegenteil: Der große Hunger bleibt!

Cortisol und Stress – was unseren Körper wirklich altern lässt

Die einzige wahre Lösung des Problems ist so simpel wie unerwünscht: Wieder mehr essen! Das signalisiert uns das Gehirn auch überdeutlich, denn ein hochgefahrenes Stresssystem ist auf Dauer schwerlich zu ertragen. Das so genannte Craving (Heißhungerattacken) und die Gedanken, die immer öfter ums Essen kreisen, sind typische Symptome; sie zeigen an, auf welche Art und Weise die spannungsvolle Konkurrenzsituation zwischen Gehirn und Körper endlich beendet werden soll. Wer das ignoriert und sich zwingt, mit der Diät weiterzumachen, gerät in einen Zustand permanenter Cortisol-Überproduktion. Dazu muss man wissen, dass dieses Stresshormon wohl die wirksamste chemische Substanz ist, die unser Körper selbst herstellen kann. Es ist für uns lebenswichtig – hat aber durchaus seine Schattenseiten. Ähnlich wie das chemisch verwandte hochwirksame Medikament »Korti-

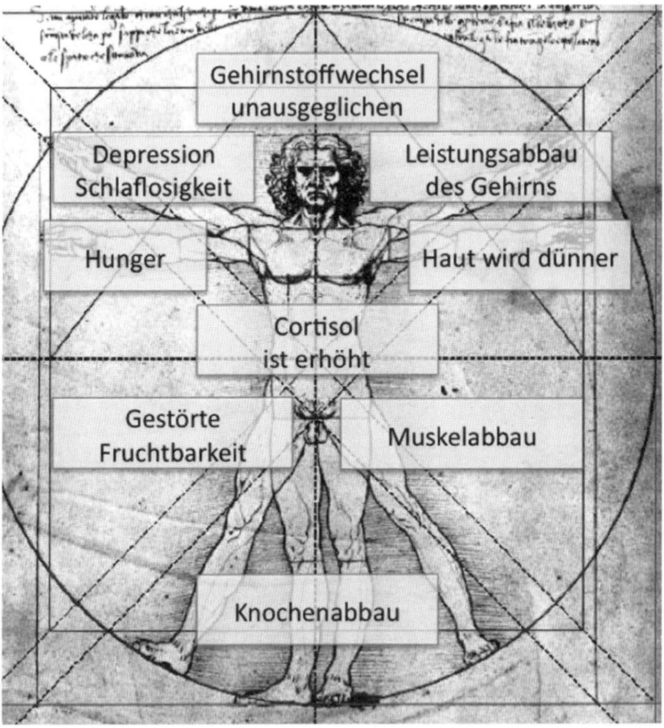

Was passiert im Körper, wenn der Cortisolspiegel dauerhaft erhöht ist? Das Hormon Cortisol dient der Dämpfung eines hochaktiven Stresssystems. Folge: Je stärker und dauerhafter der Stress ist, der auf einen Menschen einwirkt, desto mehr Cortisol wird ausgeschüttet. Diese Daueranwendung des körpereigenen »Medikaments« Cortisol führt zwangsläufig zu erheblichen Nebenwirkungen – von Depressionen bis Knochenabbau

son« weist Cortisol gravierende Nebenwirkungen auf, wenn seine Konzentration im Blut anhaltend über dem Durchschnittswert liegt. Um es noch mal zu betonen: Kalorien- und kohlenhydratreduzierte Diäten erhöhen – und das ist die entscheidende Tatsache, welche sich in mehreren wissenschaftlichen Untersuchungen zeigt – in jedem Fall die Konzentration von Cortisol im Blut; und die im »Diät-Beipackzettel« beschriebenen Nebenwirkungen gehen alle auf den Zustand des »Cortisol-Exzesses« zurück.

In der breiten Medizin und unter allen Ernährungsexperten hat sich diese Erkenntnis allerdings noch nicht durchgesetzt – in der Stressforschung schon: Bruce McEwen von der Rockefeller University in New York gehört zu den weltweit führenden Stressforschern, die kalorien- und kohlenhydratreduzierte Diäten seit Kurzem als einen der sechs großen Stresszustände unseres Körpers einordnen. Die anderen lauten:

- Einsamkeit
- Armut
- Arbeitslosigkeit
- Arbeitsstress (Überforderung, geringe Einflussnahme)
- Partnerschaftskonflikte

Diese Stresszustände – und wie gesagt: Diäten gehören auch dazu – bedeuten für den Körper ein Höchstmaß an *allostatischer Last*. So bezeichnet die Stresswissenschaft den Preis, den jeder Mensch dafür zahlen muss, wenn sein Stresssystem dauerhaft auf Hochtouren läuft und dabei versucht, den Belastungen standzuhalten. Und dieser Preis – *die allostatische Last* – ist körperlicher und mentaler »Verschleiß« und, wie wir seit Kurzem durch die schon erwähnten Studien aus Großbritannien und den Niederlanden wissen, auch eine Verkürzung unseres Lebens.

Dass chronischer Stress irgendwie nicht gut für den Körper ist und zu Beeinträchtigungen führen kann, dürfte jedem klar sein. Aber was derartiger Stress genau bewirkt, darüber besteht bei den meisten Menschen nur eine ungefähre Vorstellung. Während wir seit Jahrzehnten über die Risiken des Rauchens, von Alkoholkonsum oder über die Gefahren krebserregender Substanzen immer wieder aufgeklärt wurden, drang über die gesundheitlichen Folgen chronischer Stresserkrankungen nur wenig an die Öffentlichkeit. Das mag daran gelegen haben, dass die Ergebnisse der Stressforschung bei Weitem keine solche Verbreitung finden wie zum Beispiel neue Erkenntnisse aus der Krebsmedizin. Keine Frage, die medizinische Forschung verfügt über die bessere Lobbyarbeit. Aber das eigentliche Problem liegt meiner Ansicht nach darin begründet, dass Medizin und Stressforschung nur selten an einem Strang ziehen. Wie groß der Abstand und wie gering der Austausch der Erkenntnisse ist, lässt sich allein schon an der Tatsache erkennen, dass es den Stressmediziner als fachärztliche Bezeichnung nicht gibt.

Eine Folge mangelhafter Aufklärung und Information zeigt sich darin, dass die meisten Menschen dazu neigen, Stress als etwas abzutun, das zwar manchmal nervt und belastet, aber nicht wirklich schadet. Ja, mancher ist sogar ein wenig stolz darauf, in einem stressigen Job bestehen zu können. Doch die Wahrheit ist, dass wir beträchtlichen Schaden nehmen, wenn unser Stresssystem längere Zeit überlastet wird und unser Organismus eine steigende allostatische Last tragen muss. Diese entsteht unweigerlich, wenn das Gehirn in eine Energiekrise gerät. Und das ist immer der Fall, wenn das Hirn entweder mehr Energie verbraucht (zum Beispiel wenn wir in stressvoll-gefährliche Situationen geraten und uns aufregen, überwach und ängstlich werden) oder wenn es weniger angeboten bekommt (zum Beispiel bei verknapptem Nahrungsangebot).

Man kann sich den dauergestressten menschlichen Organismus durchaus als ein Notstandsgebiet vorstellen, in dem die Energieressourcen knapp und knapper werden. Das Gehirn – hin- und hergerissen zwischen seinem eigenen Energiebedarf und seiner Aufgabe, die knappen Ressourcen zu verteilen – kann in dieser Situation die Energie, die für die vielen Organfunktionen jeweils benötigt wird, nicht bereitstellen und freigeben. Diese Energieknappheit ist es, die Alterung und Verschleiß des Körpers beschleunigt.

Ein wesentliches Merkmal dieses Zustands sind erhöhte Cortisolwerte, die unter anderem dazu führen, dass unsere Chromosomen kürzer werden. Die damit verbundene Fähigkeit, neue Körperzellen nachzubilden, gilt als Schlüssel zur Frage, wie lange ein Mensch zu leben hat und wann er stirbt. Anders gesagt: Erhöhtes Cortisol lässt unsere Lebensuhr schneller ablaufen.

Ein aussagekräftiger und empfindlicher klinischer Marker für den Grad des Abbaus von Körpergeweben durch Dauerstress ist eine verminderte Knochenmasse. Schwere Fälle von Knochenschwund bezeichnet man in der Medizin als Osteoporose. So nimmt nicht nur bei Menschen mit typischer Depression, die dauerhaft erhöhte Cortisolwerte haben, die Knochenmasse ab, sondern auch bei Menschen, die eine kalorienreduzierte Diät machen – und das ebenfalls durch erhöhtes Cortisol.

Kommen wir noch einmal zurück zu den Diäten als Zustand des Cortisol-Exzesses. Der Begriff »Diät« muss an dieser Stelle präzisiert werden. Denn aus der Sicht der Stressforschung beschreibt eine Diät nicht nur den Zeitabschnitt, in dem ein Mensch seine Ernährung nach den Anweisungen eines Abnehmprogramms ausrichtet. Menschen, die – aufgrund eines Entscheidungsprozesses im Präfrontalen Cortex, einem Teil des Frontallappens des Gehirns, der hinter der Stirn seinen Sitz hat – ihre Kalorienzufuhr permanent kontrollieren, sich quasi willentlich Mahlzeiten versagen, kurz, sich beim Essen disziplinieren, versetzen ihren Körper ebenfalls in einen Diät-Zustand. Und das geschieht oft über Jahre, manchmal sogar über Jahrzehnte hinweg. Alles, was in diesem Kapitel über permanent erhöhte Cortisolwerte, über die Folgen der Überlastung des Stresssystems, über allostatische Last und Verkürzung der Lebenserwartung ausgeführt wurde, trifft auf diese Menschen zu. Die anglo-amerikanische Stressforschung gab diesem Verhaltensmuster die Bezeichnung »restrained eating« – auf Deutsch: »gezügeltes Essen«. Gezügeltes Essen ist in unserer Welt des kategorischen Schlankheitsimperativs ein weit verbreitetes Phänomen. Menschen, die von sich sagen, sie müssten auf ihre schlanke Linie achten, sind womöglich gezügelte Esser. Schlank zu sein und schlank zu bleiben, ist dabei nicht einfach nur Ausdruck persönlicher Eitelkeit, sondern gilt auch als wesentliches äußeres Merkmal erfolgreicher Menschen. In manchen Berufen sind Menschen, die erfolgreich sein wollen, sogar regelrecht dazu gezwungen, ihr Gewicht zu kontrollieren.

Bin ich ein gezügelter Esser?

1,70 Meter, 60 Kilogramm, BMI 21. Mit dieser Formel lässt sich eine der bemerkenswertesten Karrieren Hollywoods beschreiben. Die Zahlen beziehen sich auf Körpergröße, -gewicht und -umfang von Kate Elisabeth Winslet, einer 1975 im englischen Reading geborenen Schauspielerin. Die Britin brachte es bisher auf fünf Oscar-Nominierungen (einmal hat sie ihn erhalten). Sie wurde im Kassenmagneten »Titanic« zum Weltstar, gilt aber auch als anerkannte Charakterdarstellerin von Weltrang.

Ein BMI von 21 im Alter von 36 Jahren verweist auf einen schlanken Körper, das unerlässliche »Werkzeug« eines weiblichen Hollywood-Stars. Und wie bei den meisten ihrer Kolleginnen ist auch für Kate Winslet der Erhalt dieses Zustands harte Arbeit. Eine Arbeit, über die sie mit einer für das Showgeschäft ungewohnten Offenheit erzählt. In mehreren Interviews spricht sie darüber, dass sie als Jugendliche nicht gerade gertenschlank war und wegen ihres Gewichts und ihrer runden Figur gehänselt wurde. Um sich den Berufswunsch der Schauspielerin zu erfüllen, ernährte sie sich figurorientiert und nahm ab. Während ihrer Karriere gab es aber immer wieder auch Phasen, in denen sie sich satt aß und deutlich zunahm, um sich dann wieder auf ihr Arbeitsgewicht zu hungern. Kate Winslet ist seit über zwanzig Jahren im Filmgeschäft, und wenn man weiß, dass ihre Figur ohne kalorienreduzierende Maßnahmen eher vollschlank wäre, ahnt man, dass diese Frau seit zwei Jahrzehnten wahrscheinlich das Verhalten einer »gezügelten Esserin« zeigt, also das Essverhalten ständig zu kontrollieren und die Nahrungszufuhr zu begrenzen. Gezügelte Esser machen nicht unbedingt eine klassische Diät (obwohl sie durchaus einen Hang dazu haben, immer wieder neue Abnehmprogramme auszuprobieren). Sie versuchen vielmehr, sich eine Art Netzwerk aus Regeln, Geboten, Verboten und Ritualen zu schaffen, mit dem Ziel, weniger zu essen und weniger zu wiegen. Typische Verhaltensweisen sind beispielsweise:

- eine Mahlzeit wegzulassen,
- nichts mehr nach 20 Uhr zu essen,
- nur Salat – ohne Dressing – zu essen,
- Süßstoff statt Zucker zu verwenden,
- Kalorien zu zählen
- oder generell auf Kohlenhydrate zu verzichten.

Nehmen wir an, Kate Winslets »Wohlfühlgewicht« läge statt der aktuellen 60 bei 75 Kilogramm (was eine durchaus realistische Einschätzung ist). Dieses Wohlfühlgewicht, das Ausdruck der zerebralen und emotionalen Homöostase ist, bezeichne ich auch als »Neutralgewicht« – das Körpergewicht, bei dem der »Gehirnstoffwechsel ausgeglichen« ist. Das ist der Fall, wenn erstens die Energiekonzentration im Gehirn genau richtig ist, zweitens die Energieanforderung des Gehirns nicht überanstrengt ist, das heißt, das Stresssystem sich in seiner Ruhelage befindet, und drittens am Verbrauch des Gehirns nicht gespart wird, das heißt, das Gehirn mit voller Leistungsfähigkeit arbeiten kann. In Gegensatz dazu gerät der Hirnstoffwechsel genau dann ins Ungleichgewicht, wenn man versucht, vom Neutralgewicht abzuweichen: Sei das Neutralgewicht nun 58 Kilogramm oder 75 Kilogramm oder 150 Kilogramm, das spielt dabei keine Rolle. Um also von ihrem Neutralgewicht zu einer gertenschlanken Figur zu gelangen, müsste Mrs Winslet nach unserer Berechnung 15 Kilogramm abnehmen, das heißt, die tägliche Kalorienmenge um mehr als 13 Prozent reduzieren. Was wäre der Preis für diese Einschränkung? Was würde in ihrem Körper passieren, welche Auswirkungen hätte eine derartige Langzeitdisziplinierung auf ihre psychische Verfassung? Was passiert mit ihrem Hirnstoffwechsel?

Das Minnesota-Hunger-Experiment – was bei Radikaldiäten im Körper passiert

Tatsächlich lassen sich diese Fragen wissenschaftlich fundiert beantworten, und zwar mit Hilfe einer berühmt-berüchtigten Studie, die das US-Militär 1944 an der Universität Minnesota durchführen ließ. Diese Untersuchung ging unter der Bezeichnung »Minnesota-Hunger-Experiment« in die Forschungsgeschichte ein.

Als sich das Ende des Zweiten Weltkriegs und der Sieg der Alliierten abzeichneten, begann man sich in amerikanischen Regierungskreisen Gedanken über die Zeit danach zu machen. Der Friede in Europa und Ostasien würde es mit sich bringen, dass die Siegermächte plötzlich die Verantwortung für die Ernährung von Millionen bereits unterernährter Zivilisten in Ländern übernehmen müssten, deren Infrastruktur zum Teil schwer beschädigt war. Also benötigte man verlässliche Daten, wie viel Kalorien man wirklich braucht, um einem Menschen das physische Überleben zu ermöglichen, und was passiert, wenn die Kalorienzufuhr drastisch reduziert wird.

Das Design der Studie war simpel. Eine Gruppe von jungen Männern sollte über den Zeitraum eines Jahres beobachtet werden. Zunächst drei Monate lang, ohne dass die Ernährung verändert wurde. In dieser Zeit wurden Blutwerte bestimmt, psychologische Tests gemacht, die körperliche und mentale Leistungsfähigkeit jedes einzelnen Probanden festgestellt. Diese Referenzwerte sollten zunächst mit den Werten abgeglichen werden, die die Wissenschaftler in der nächsten Phase erheben wollten – der Hungerphase. Nach Ablauf der ersten drei Monate wurde die Kalorienzufuhr bei jedem Probanden individuell halbiert – im Schnitt eine Reduzierung auf knapp 1600 Kalorien pro Tag –, das allerdings bei körperlicher Arbeit. Die insgesamt 36 freiwilligen Probanden waren aus über 300 amerikanischen Kriegsdienstverweigerern rekrutiert worden, die, statt an der Front zu kämpfen, in Camps in den USA Arbeitsdienst verrichteten.

Die Testergebnisse während der sechsmonatigen Hungerphase übertrafen die Befürchtungen der beteiligten Wissenschaftler: Alle Probanden zeigten deutliche bis schwere mentale Ausfallerscheinungen – von gravierenden Konzentrationseinbußen, Sprachstörungen, Schwindel, Koordinationsschwierigkeiten über Gedächtnisstörungen bis hin zu totalem Libidoverlust. Sie klagten über extreme Müdigkeit und Kälteempfindlichkeit, verlangten Extradecken, selbst im Sommer. Sozialkontakte wurden vermieden. Viele hatten Angst und Depressionen – zum Teil mit Selbsttötungsfantasien. Die hungernden Soldaten berichteten, dass sie praktisch ständig an Essen dachten. Die Unfallhäufigkeit nahm zu. Ein Proband hackte sich drei Finger ab, konnte sich aber hinterher nicht mehr erinnern, ob dies versehentlich passiert war oder als Akt der Selbstverstümmelung.

Heute bezeichnen Mediziner diese Ausfallerscheinungen als Symptome einer Neuroglukopenie. Dabei handelt es sich

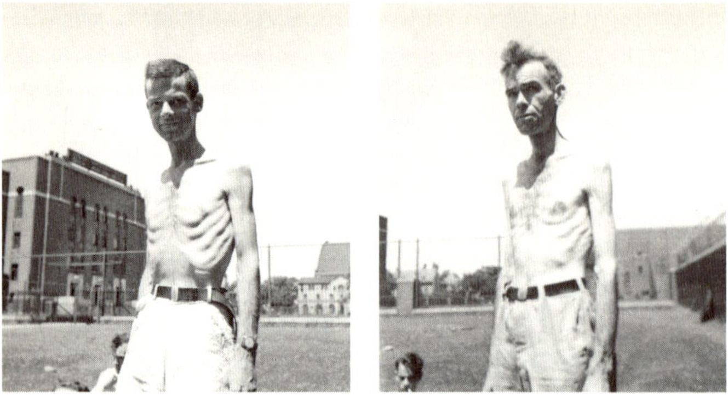

Hungern für die Wissenschaft
1944 führte die Universität von Minnesota im Auftrag der US-Regierung eine umfangreiche wissenschaftliche Studie zu den Auswirkungen von Nahrungsverknappung auf den menschlichen Körper durch. Amerikanische Kriegsdienstverweigerer nahmen als Freiwillige an dem Feldversuch teil. Ihre Essensrationen wurden über einen Zeitraum von sechs Monaten um 50 Prozent gekürzt. Es kam zu gravierenden Auswirkungen auf den Hirnstoffwechsel der Probanden. Aus der Sicht der Hirnforschung sind die Ergebnisse des so genannten »Minnesota-Hunger-Experiments« auch auf die Effekte von kalorienreduzierenden Diäten übertragbar

um eine Art Unterzuckerung des Nervensystems. Ein Versorgungsengpass mit Zucker (Glukose) – dem unverzichtbaren Energiebringer des Gehirns – führt zu gezielten Einschränkungen der Leistungsfähigkeit des Gehirns. Einfach gesagt: Es wird im Gehirn nach und nach abgeschaltet, was Energie (also Zucker) verbraucht, aber nicht unbedingt lebensnotwendig ist. Der Sexualtrieb ist oft das erste Opfer, dann erwischt es Konzentration und Wachheit. Müdigkeit und starker Drang zum Schlafen können typische Merkmale einer Neuroglukopenie sein, weil das Gehirn im Schlaf bis zu 40 Prozent Energie gegenüber dem Wachzustand einsparen kann. Doch nicht nur die Leistungsfähigkeit des Gehirns war bei den Testteilnehmern in Minnesota beeinträchtigt. Es kam darüber hinaus zu folgenden organischen

Störungen: Herzmuskel- und Skelettmuskelschwund, Muskelschwäche und extrem schnelle Erschöpfbarkeit, Haarausfall, Hautverdünnung, Blutarmut. Aber: Die Gehirngröße blieb wieder einmal verschont! Wie wir schon beim Stress gesehen haben, entsteht die allostatische Last dadurch, dass das Gehirn die Energie, die für viele Organfunktionen jeweils benötigt wird, einfach nicht bereitstellen und freigeben kann.

In der Schlussphase wurde die Ernährung schrittweise wieder auf das ursprüngliche Niveau angehoben. Ende Dezember 1945 – kurz vor Weihnachten – war das Experiment beendet, und die Teilnehmer wurden nach Hause entlassen. Die wissenschaftliche Aufarbeitung der Daten dauerte Jahre. Erst 1950 wurde der Abschlussbericht in Buchform veröffentlicht. Auf mehr als 1500 Seiten legten die Wissenschaftler unter der Leitung von Ancel Keys dar, welche Erkenntnisse sie aus dem Hunger-Experiment gewonnen hatten.

Abnehmen durch hungern – wie viele Kalorien Diäten konkret verweigern

Bei den Testkandidaten in Minnesota wurde sechs Monate lang die Kalorienzufuhr um 50 Prozent gesenkt, und es kam – wie oben beschrieben – zu extremen Nebenwirkungen, die vor allem das Gehirn und die Psyche betrafen.

Letztlich war das Minnesota-Hunger-Experiment nichts anderes als eine radikale Abnehmkur. Was sagen die damals gewonnenen Erkenntnisse also über Diäten aus? Inwieweit lassen sich die beobachteten Auswirkungen des Experiments zum Beispiel mit den zu erwartenden Nebenwirkungen bei einem x-beliebigen Abnehmprogramm einer Frauenzeitschrift vergleichen?

Die Kaloriensenkung gängiger Diätprogramme lässt sich leicht mit Hilfe der so genannten Harris-Benedict-Formel und mit den veröffentlichten Diät-Kalorienangaben berechnen und beträgt beispielsweise für eine 30-jährige Frau (90 kg, 1,71 m, mit Bürotätigkeit, ohne Sport, Gesamtenergieverbrauch 2540 kcal/d):

- 37 Prozent bei der Fit-for-Fun-Diät
- 53 Prozent bei der Brigitte-Diät
- 69 Prozent bei der BCM-Formula-Diät

Gezügelte Esser reduzieren die Kalorienmenge, die sie zu sich nehmen, im Schnitt um 15 Prozent – das allerdings meist nicht nur sechs Monate, sondern oft jahrelang. Überträgt man die Effekte des Hunger-Experiments auf den Umfang des Kalorienentzugs bei gängigen Abnehmprogrammen und passt sie an, kommt man auf ähnliche Begleitsymptome wie in Minnesota: Reizbarkeit, Stimmungsschwankungen, Konzentrationseinbrüche, Libidostörungen, Erschöpfungszustände, depressive Verstimmungen. Tatsächlich belegen neue klinische Studien, dass gezügelte Esser im Vergleich zu Kontrollpersonen erhöhte Cortisolwerte im Blut haben, in den unterschiedlichsten kognitiven Tests schlechter abschneiden, häufiger an Depression leiden, eine verminderte Knochenmasse und häufigere Menstruationsunregelmäßigkeiten aufweisen und letztlich sogar Hinweise für vorzeitiges Altern zeigen (Verkürzung der Chromosomen-Länge).

Allerdings kann die Intensität dieser Nebenwirkungen von gezügeltem Essen sehr unterschiedlich ausfallen beziehungsweise wahrgenommen werden. Überhaupt ist die Selbstwahrnehmung ein ganz wichtiger Aspekt. Wer über einen längeren Zeitraum seine Nahrungsaufnahme einschränkt, wird wahrscheinlich die damit einhergehende Gefühlslage zwar als unangenehm empfinden, sich aber irgendwann daran als eine Art Ist-Zustand gewöhnen; das heißt, es wird für den Betroffenen selbst immer schwieriger, einen Zusammenhang zwischen Ursache und Wirkung herzustellen – also beispielsweise, dass Reizbarkeit oder mangelnde sexuelle Lust mit der ungenügenden Verfügbarkeit von Kalorien im Körper zu tun haben könnten.

Gezügelte Esser sind gestresst und hungrig – und das gleichzeitig, jeden Tag

Die Drosselung der Energiezufuhr bringt den Gehirnstoffwechsel ins Ungleichgewicht. Das Gehirn ist in diesem Zustand starken, teilweise entgegenläufigen Kräften ausgesetzt. Zum einen wirkt die Strategie des Energiesparens, die zu Müdigkeit, Lustlosigkeit und sogar den oben beschriebenen neuroglykopenischen (Unterversorgung des Gehirns mit Glukose) Ausfällen führen kann, auf das Befinden des Menschen ein. Andererseits wird das Stresssystem dauerhaft belastet, um so die Bereitstellung von Energie aus den Körperdepots zu gewährleisten. Deshalb haben gezügelte Esser deutlich erhöhte Cortisolwerte im Blut – und hohes Cortisol im Blut zeigt genau die allostatische Last an, die auf Dauer den Organismus zermürbt. Der Mensch, der eine Diät macht oder seine Kalorienzufuhr senkt, befindet sich also in einer zermürbenden Schleife aus Erschöpfung, Stimmungsschwankungen, Reizbarkeit, Heißhungerattacken, denen er seine Willensentscheidung entgegenhält, die auferlegte Diät einzuhalten, um sich dann wieder erschöpft zu fühlen – und so weiter. Diese Person ist also gleichzeitig gestresst und müde und hungrig.

Stellen wir uns weiter vor, wir würden mit so einem Menschen in einer Partnerschaft zusammenleben – also mit jemandem, dessen Gedanken meist ums Essen und die Verhinderung von Nahrungsaufnahme kreisen, dessen Lust auf Liebe genauso niedrig ist wie die Geduld in Konfliktsituationen; jemand, der aufbrausend, vielleicht sogar aggressiv reagiert, um dann wieder in eine Phase von Apathie und Depression zu fallen. Wir ahnen, welche Belastungen da auf eine Ehe oder Familie einwirken können. Hinzu kommt, dass Menschen, die so wenig essen, dass Gehirn und Körper nicht ausreichend versorgt werden können, häufiger zu Substanzen greifen, die das Stresssystem dämpfen oder entlasten – wie Alkohol und Nikotin.

Das Minnesota-Hunger-Experiment gilt in der Wissenschaft heute deshalb als umstritten, weil es große ethische Bedenken gibt, Menschen – selbst wenn es sich um Freiwillige handelt – im Rahmen einer solchen Testreihe über einen so langen Zeitraum Nahrung zu entziehen. Andererseits gibt es zahllose Diäten, die bedenkenlos genau dies propagieren. Vielleicht liegt es ja auch an den Euphemismen des Diät-Sprechs, dass es uns heute so schwer fällt, diesen Zusammenhang kritisch zu sehen. Wenn's um Diäten geht, ist meist schönfärberisch von Gewichtsreduzierung, Abnehmen, Schlanker-(und Gesünder-)werden die Rede. Die Wahrheit klingt anders: Jede Diät ist hungern. Es kommt zu Gewichtsverlust. Und wie bei einer echten Hungersnot kämpfen Gehirn und Körper auch bei einer Diät oder beim gezügelten Essen um die knappen Ressourcen. Dass wir dabei schlanker werden, liegt nur daran, dass das Gehirn immer gewinnt. Das Gehirn fordert, erkämpft und erpresst die Energie, die es braucht, vom Körper – und der zieht den Kürzeren, hungert und nimmt ab.

Kehren wir noch einmal zu Kate Winslet und den Hollywood-Stars zurück, die nicht zuletzt auch mit ihren Eskapaden und Exzessen, ihren Scheidungen, Burnouts und Aufenthalten in Entzugskliniken die Seiten der People-Magazine füllen. Im Vergleich zu anderen Hollywood-Stars ist Kate Winslet eher unauffällig. Aber auch sie hat mit sechsunddreißig schon zwei Ehen hinter sich. Sicherlich spielen da Erfolgsdruck und das exponierte Leben in der Öffentlichkeit eine Rolle. Wenn man sich aber die Ergebnisse des Minnesota-Experiments anschaut, liegt der Verdacht nahe, dass auch das Hungern für die Extremfigur einen starken und nachhaltigen Einfluss auf das Leben und Verhalten von Filmschauspielern haben kann.

Wer sich jetzt fragt, ob man selbst zu den gezügelten Essern gehört, weil das Frühstück nur aus einer Tasse Kaffee besteht oder er Salat als Lieblingsspeise angibt, hat hier die Möglichkeit, es selbst herauszufinden. Die folgenden 21 Fragen sind angelehnt an den »Fragebogen zum Essverhalten« von Volker Pudel und Joachim Westenhöfer und geben über das eigene Essverhalten Auskunft.

Fragebogen zur kognitiven Kontrolle beim Essverhalten

	Trifft zu	Trifft nicht zu
1. Wenn ich die Kalorienmenge erreicht habe, die ich mir als Grenze gesetzt habe, gelingt es mir meistens, mit dem Essen aufzuhören.	☐	☐
2. Ich esse absichtlich kleine Portionen, um nicht zuzunehmen.	☐	☐
3. Das Leben ist zu kurz, um sich auch noch mit Diäten herumzuschlagen.	☐	☐
4. Bei den üblichen Nahrungsmitteln kenne ich ungefähr den Kaloriengehalt.	☐	☐
5. Wenn ich während einer Diät »sündige«, dann halte ich mich anschließend beim Essen zurück, um wieder auszugleichen.	☐	☐
6. Essen macht mir viel Spaß, und ich will es mir nicht durch Kalorienzählen oder Gewichtskontrollen verderben.	☐	☐
7. Häufig höre ich auf zu essen, obwohl ich noch gar nicht richtig satt bin.	☐	☐
8. Ich halte mich beim Essen bewusst zurück, um nicht zuzunehmen.	☐	☐
9. Ich esse alles, was ich möchte und wann ich es will.	☐	☐
10. Ich zähle Kalorien, um mein Gewicht unter Kontrolle zu halten.	☐	☐
11. Bestimmte Nahrungsmittel meide ich, weil sie dick machen.	☐	☐
12. Ich achte sehr auf meine Figur.	☐	☐

	Immer 1	oft 2	selten 3	nie 4
13. Wenn Sie zuviel gegessen haben, bringen Sie Gewissensbisse dazu, sich eher zurückzuhalten?	☐	☐	☐	☐
14. Achten Sie darauf, dass Sie keinen Vorrat an verlockenden Lebensmitteln haben?	☐	☐	☐	☐
15. Kaufen Sie häufig kalorienarme Lebensmittel?	☐	☐	☐	☐
16. Essen Sie bewusst langsam, um Ihre Nahrungsaufnahme einzuschränken?	☐	☐	☐	☐
17. Wie häufig kommt es vor, dass Sie bewusst weniger essen, als Sie gern möchten?	☐	☐	☐	☐

	Sehr	ziemlich	etwas	nein
18. Würden Sie Ihre Lebensweise ändern, wenn Sie eine Gewichtsveränderung von fünf Pfund feststellen?	☐	☐	☐	☐
19. Achten Sie darauf, was Sie essen?	☐	☐	☐	☐

20. Kreuzen Sie an, was auf Ihr Essverhalten zutrifft (nur eine Antwort):

Ich esse, was ich will, wann ich will 1 ☐

Ich esse gewöhnlich, was ich will, wann ich will 2 ☐

Ich esse oft, was ich will, wann ich will 3 ☐

Ich halte mich ebenso oft zurück, wie ich nachgebe 4 ☐

Ich halte mich gewöhnlich zurück, gebe selten nach 5 ☐

Ich halte mich durchweg zurück, gebe nicht nach 6 ☐

21. Wie häufig haben Sie bereits Schlankheitsdiäten gemacht?

1–3-mal 1 ☐ 4–8-mal 2 ☐ 9–15-mal 3 ☐

Mehr als 15-mal 4 ☐ In regelmäßigen Abständen 5 ☐

Ich halte so gut wie immer Diät 6 ☐ Noch nie 7 ☐

Auswertungsschlüssel zum Fragebogen

Besteht aus 21 Items. Für die Summenwertbildung werden bei folgenden Items folgende Antwortalternativen mit 1 bewertet:

Item	Antwortalternative
1	trifft zu
2	trifft zu
3	trifft nicht zu
4	trifft zu
5	trifft zu
6	trifft nicht zu
7	trifft zu
8	trifft zu
9	trifft nicht zu
10	trifft zu
11	trifft zu
12	trifft zu
13	immer + oft
14	immer + oft
15	immer + oft
16	immer + oft
17	immer + oft
18	sehr + ziemlich
19	sehr + ziemlich
20	4 + 5 + 6
21	3 + 4 + 5 + 6

Der Summenwert kann somit zwischen 0 (= keine kognitive Kontrolle) und 21 (= extreme kognitive Kontrolle) liegen.

Auswertung

Summenwert	kognitive Kontrolle
0–3	sehr gering
4–6	gering
7–9	mittel
10–13	hoch
14–21	sehr hoch

Niemand ist eine Insel

Menschen, die sich beim Essen zügeln, versuchen also, trotz der chronischen Überlastung ihres Stresssystems ihr Gewicht zu halten – allein durch ihre einmal getroffene Entscheidung. Stress ist eng mit unserem Essverhalten und unserem Körpergewicht verknüpft, enger und stärker als bisher angenommen. Immer wieder in diesem Buch werden wir an Punkte kommen, an denen die Frage auftaucht, was das eigentlich für ein Stress ist, der unser Stresssystem dauerhaft hochbringt und der die einen dünn, die anderen dick macht, während wieder andere durch willentliche Entscheidung ihre Nahrungsaufnahme künstlich beschränken und so gegen die Zunahme ihres Körpergewichts kämpfen. Die Definition von Stress ist in der Tat vielschichtig. Psychosoziale Stressoren können im persönlichen Umfeld auftauchen, oder sie sind Teil einer großen gesellschaftlichen Entwicklung. Die Welt, in der wir leben, wirkt unweigerlich auf uns ein. Das ist die banale Wahrheit. Komplizierter wird es, wenn wir versuchen, bei der Ursachenforschung konkret zu werden. Warum nehmen Menschen zu? Als gesicherte Risikofaktoren für Gewichtszunahme gelten: hohe Anforderungen im Beruf; eintönige berufliche Arbeit; fehlende Möglichkeiten, persönliche Fähigkeiten im Beruf einzusetzen; geringe Möglichkeit, auf Entscheidungen Einfluss zu nehmen; empfundene Eingeschränktheit im Leben; Schwierigkeiten bei der Bezahlung von Rechnungen; Spannungen in Ehe, Partnerschaft und Familie. Arbeitslosigkeit oder die Angst davor, seinen Job zu verlieren, sind ebenfalls unbestritten starke psychosoziale Stressoren, die erhebliche Auswirkungen auf die psychische Gesundheit haben. Aber inwiefern ist das Risiko des Arbeitsplatzverlustes ein persönliches Problem, das der Betroffene selbst lösen könnte – oder Folge einer gesellschaftlichen beziehungsweise wirtschaftlichen Entwicklung, die er so gut wie gar nicht beeinflussen kann?

Wenn wir uns die Statistiken der Weltgesundheitsorganisation anschauen oder auch die nationalen Erhebungen zur Entwicklung des Körpergewichts der Bevölkerungen in den Industrienationen, wird offensichtlich, dass die Zahl der Menschen mit hohem Körpergewicht in den vergangenen Jahrzehnten deutlich bis drastisch zugenommen hat. Woran liegt das?

Warum sind so viele Amerikaner dick? Oder was Ungerechtigkeit mit dem Körpergewicht zu tun hat

Auf der Suche nach möglichen Ursachen sind die britischen Wissenschaftler Kate Pickett und Richard Wilkinson der Frage nachgegangen, welche Rolle gesellschaftlich verursachter psychosozialer Stress spielen könnte. Picketts und Wilkinsons Ausgangspunkt war die Frage, wie ausgeglichen das wirtschaftliche und soziale Gefüge einer Gesellschaft ist oder eben wie *ungleich* und welche Auswirkungen Gleichheit beziehungsweise Ungleichheit auf die Gesundheit der Bürger des jeweiligen Landes haben. Das Wesen der materiellen *Ungleichheit* im Sinne von Pickett und Wilkinson lässt sich vereinfacht so beschreiben: Ungleichheit entsteht prinzipiell in jeder Gesellschaft, deren wirtschaftliche und soziale Basis auf dem Konkurrenz-Prinzip beruht. Sie nimmt zu mit der Zahl der Menschen, die nach dem Grundsatz handeln: »*Je mehr du besitzt, desto mehr nimm anderen weg!*« Sie nimmt weiter zu, je größer das Ausmaß an Diskriminierung ist, mit dem gezielt bestimmten Menschengruppen der Zugang zu materiellen Ressourcen erschwert oder verwehrt wird. Dahinter steckt die Formel: »*Je weniger du hast, desto weniger bekommst du ab!*« Der Ungleichheit und ihren Folgeerscheinungen entgegen wirken politische Maßnahmen, mit denen eine Regierung für gerechteren sozialen Ausgleich sorgt. Für ihr Buch »Gleichheit ist Glück – Warum gerechte Gesellschaften für alle besser sind« haben die beiden renommierten Epidemiologen über Jahrzehnte hinweg statistische Daten aus 23 Industrienationen ausgewertet und verglichen. In diesen Statistiken werden gesundheitliche und soziale Entwicklungen wie gegenseitiges Vertrauen, Lebenserwartung, Angststörungen, Drogenkonsum, Gewaltverbrechen, gesundheitliche Probleme, Schulabschlüsse und eben Fettleibigkeit untersucht. Im nächsten Schritt haben die beiden Autoren die Ergebnisse in Relation zu den Einkommensunterschieden in den jeweiligen Ländern gesetzt. Dabei ging es ihnen nicht um das statistische Pro-Kopf-Einkommen, sondern um die Frage: Wie weit klafft die Schere zwischen Menschen mit hohen und niedrigen Einkommen? Die Wissenschaftler errechneten einen statistischen Faktor für die Einkommensverteilung. So ermittelten sie Schweden, Finnland und allen voran Japan als Länder mit hoher Einkommensgleichheit in der Bevölkerung. Die mit Abstand größte Einkommensungleichheit fanden die Forscher dagegen in den USA, wo sich auch anhand von neuen wirtschafts- und sozialwissenschaftlichen Forschungsergebnissen nachweisen lässt, dass eine kleine und mächtige Oberschicht besonders vehement den eigenen Reichtum vermehrt und so einen immer geringeren Anteil an Finanz- und Wirtschaftskraft dem großen Rest der Bevölkerung übrig lässt. Was dazu führt, dass die überwältigende Mehrheit der US-Bevölkerung untereinander um immer geringere Ressourcen (Jobs, Löhne, Kredite etc.) Verteilungskämpfe führen muss. Die USA werden interessanterweise bei der Einkommensungleichheit gefolgt von anderen Staaten, in denen angloamerikanisches Wirtschaftsdenken vorherrscht: Australien, Neuseeland, Großbritannien – aber auch Portugal. Deutschland rangiert im Mittelfeld. Wenn man sich die von Pickett und Wilkinson ausgewerteten Daten anschaut, wird auf frappierende Weise deutlich, welchen massiven Einfluss Einkommensunterschiede offenbar auf fast alle Lebensbereiche einer Gesellschaft haben. Der statistische Befund der beiden Forscher lässt sich so zusammenfassen:

Menschen, die in einer Gesellschaft mit hoher Einkommensungleichheit (vor allem USA und Großbritannien) leben:
- vertrauen einander weniger,
- sterben früher,
- sind ängstlicher,
- werden öfter psychisch krank,
- greifen öfter zu Drogen,
- brechen häufiger die Schule ab,
- sind mit mehr Gewaltverbrechen konfrontiert,
- sind häufiger dick.

Selbstverständlich stellen diese acht Punkte statistische Mittelwerte dar und gelten nicht für jeden Einwohner des jeweiligen Landes. Allerdings: Je weiter sich Menschen am unteren Ende der nationalen Einkommensskala befinden, desto größer ist die Wahrscheinlichkeit, dass einer oder gleich mehrere Punkte auf ihre Lebensumstände zutreffen. Der Umkehrschluss lautet: Gesellschaften, in denen die Einkommen gleicher – und man könnte sagen, gerechter – verteilt sind, schützen womöglich allein durch diese Tatsache große Teile ihrer Bevölkerung vor Drogensucht, Gewaltverbrechen, Fettleibigkeit und anderen gesundheitlichen beziehungsweise sozialen Risiken.

Raus aus dem Elend – wie ein ungewöhnliches Experiment in den USA bewies, dass Armut dick macht

Man kann diese Liste also auch als eine prägnante Zusammenfassung der zentralen gesellschaftlichen Probleme unserer Zeit lesen und als Warnung für alle Länder, die auf US-amerikanische Verhältnisse zusteuern. Pickett und Wilkinson sind davon überzeugt, dass all diese Probleme im Kern eine einzige Ursache haben: finanzielle Ungleichheit innerhalb der Gesellschaft. Daraus resultieren ungleiche Chancen, sich sozial zu verbessern (soziale Mobilität), schlechterer Zugang zum Gesundheitswesen, existenzielle Sorgen durch zu geringen Verdienst. All dies – und auch das weisen die beiden Autoren durch zahlreiche Studien nach – sind sehr starke psychosoziale Stressoren. Sie wirken direkt auf das Stresssystem betroffener Menschen ein und können zu langanhaltend erhöhten Cortisolwerten führen. Und – wie wir bereits wissen – spielt chronischer Stress auch bei Gewichtszunahme die entscheidende Rolle.

Picketts und Wilkinsons Forschungen beruhen im Wesentlichen auf Statistiken, und um ihre Thesen zu erhärten, sind noch viele Studien mit hoher Evidenzklasse erforderlich. Einige soziologische Studien, die ihren Befund bestätigen, gibt es aber bereits. Ein besonders bemerkenswertes Forschungsprojekt führte die Universität von Chicago in den USA durch. Den Wissenschaftlern war aufgefallen, dass Frauen, die mit ihren Kindern in Stadtvierteln leben, die als soziale Brennpunkte gelten, und die selbst kein geregeltes Einkommen haben, besonders gefährdet sind, fettleibig zu werden. In dem nun folgenden groß angelegten Versuch wurden in fünf amerikanischen Großstädten, Baltimore, Boston, Chicago, Los Angeles und New York, Frauen für ein ungewöhnliches Experiment gesucht: Es wurde ihnen angeboten, mit ihren Kindern aus dem Armutsgebiet in einen sozial besseren Stadtteil umzuziehen, eine Starthilfe zu bekommen sowie bessere Aussichten auf einen Job. 4498 Frauen nahmen an einem Losverfahren teil. Diejenigen, auf die das Los fiel, bekamen daraufhin den Gutschein für die angekündigten Vergünstigungen. Nach 15 Jahren stellte sich heraus: Die Frauen, die umziehen konnten, fühlten sich psychisch deutlich wohler. Und: Die Häufigkeit von Fettleibigkeit war unter den Teilnehmerinnen, die umgezogen waren, verglichen mit jener unter den gleichaltrigen Frauen der Kontrollgruppe, die sich noch immer in ihren alten prekären Lebensumständen befanden, deutlich geringer.

Mit dieser Studie konnte belegt werden, dass die Überwindung von Armut und von prekären Lebensumständen das Auftreten von Fettleibigkeit deutlich senkt. Armut macht dick, weil arm zu sein hohen psychosozialen Stress bedeutet. In einer armen Umgebung leben zu müssen und selber nur ein geringes Einkommen zu haben, bedeutet Geldknappheit, schlechte Wohnverhältnisse, Angst vor Straßenkriminalität, Resignation und Ausweglosigkeit. Von diesen Umständen innerlich Abstand zu nehmen, ist fast unmöglich. Und einem Menschen mit Gewichtsproblemen in so einer Situation zu einer Diät zu raten, ist bestenfalls eine – eigentlich zynische – Behandlung eines Symptoms, aber auf keinen Fall der Ursache.

Und wir müssen nicht unbedingt auf die Verhältnisse in den USA schauen, um zu erkennen, wie dringlich das Problem ist. In Picketts und Wilkinsons Buch belegt Deutschland auf der »Ungleichheitsskala« noch einen mittleren Platz. Die gesellschaftliche Entwicklung ist aber auch bei uns in dieser Hinsicht negativ: Aus dem aktuellen Armutsbericht der Bundesregierung geht hervor, dass 2008 in Deutschland die untere Hälfte der Haushalte (das heißt, die ärmeren) nur über 1 Prozent vom Nettogesamtvermögen der Deutschen verfügten. Zehn Jahre vorher waren es immerhin noch 4 Prozent gewesen. Die 10 Prozent der reichsten Haushalte in der Bevölkerung hingegen konnten ihr Vermögen in den vergangenen zwei Jahrzehnten verdoppeln. Ob wir es wahrhaben wollen oder nicht: Hier wurde Vermögen von den Armen zu den Reichen umgeschichtet.

Im 17. Jahrhundert schrieb der englische Dichter John Donne seine wohl berühmtesten Worte: »Niemand ist eine Insel, sich selbst genug.« Die Annahme, dass wir als Individuen ungebunden leben, uns frei entscheiden und uns unabhängig von anderen Menschen machen können, ist eine Illusion. Das ist uns in vielen Lebensbereichen – zum Beispiel in der Arbeitswelt, im Familienleben, dem Freundeskreis – durchaus bewusst. Niemand würde zum Beispiel auf die Idee kommen, dass ein schlechtes Betriebsklima absolut keinen Einfluss auf das persönliche Befinden eines Mitarbeiters hat. Oder Konflikte in der Familie: Jeder kennt solche Situationen und weiß, wie schwierig der Umgang damit sein kann und dass nicht selten aus solchen Konflikten familiäre Zerwürfnisse entstehen, unter denen die Betroffenen manchmal jahrelang leiden.

Nur beim Thema Körpergewicht wird so getan, als seien dicke Menschen doch so etwas wie Inseln. Als seien sie allein für ihren Körperumfang verantwortlich: Ihre Ernährungsgewohnheiten, ihre mangelnde Disziplin, Diäten durchzuhalten, wird starkgewichtigen Menschen indirekt oder auch direkt zum Vorwurf gemacht – von Partnern, von der Familie, von Freunden, Ärzten und der schlankheitsorientierten Gesellschaft im Allgemeinen. Doch das ist nicht nur ungerecht, sondern auch falsch. Niemand ist eine Insel. Oder in diesem Falle anders formuliert: »Dick wird keiner von alleine.«

Wilkinsons und Picketts Buch wurde und wird weltweit sehr kontrovers diskutiert. Kein Wunder, denn die Erkenntnisse aus den von ihnen ausgewerteten Statistiken rütteln an den Grundfesten moderner Industriegesellschaften. Die Basis ihrer Forschung sind öffentlich zugängliche Daten, die die statistischen Ämter der jeweiligen Länder selbst erhoben haben. Was die beiden Epidemiologen herausgelesen haben – dass offenbar zwischen der ungleichen Verteilung von Einkommen und der Fettleibigkeit der Menschen ein enger Zusammenhang besteht, weil durch Ungleichheit der psychosoziale Stress in großen Teilen der Bevölkerung stetig zunimmt –, ist ein neuer, um nicht zu sagen revolutionärer Ansatz für die wissenschaftliche Betrachtung der Fettleibigkeit. Denn wenn 50 Prozent der Menschen in einem Land um 1 Prozent der dort vorhandenen Güter konkurrieren, ist das für sie extremer Stress. Je stärker ein Mensch sozialen Stressoren ausgesetzt ist, desto größer ist die Gefahr, dass sein Stresssystem überbeansprucht wird. Und solche Überbeanspruchung führt zu Gewichtszunahme. Wenn sich diese wissenschaftliche Annahme erhärten lässt – und dafür spricht vieles –, müsste man die epidemieartige Ausbreitung von Fettleibigkeit neu betrachten und bekämpfen. Nämlich nicht als ein ursächlich gesundheitliches, sondern als ein gesellschaftliches Problem.

Und Fettleibigkeit ist – wie Wilkinson und Pickett gezeigt haben – nur eines von acht ernsten Problemen (siehe Liste auf Seite 78): Dementsprechend sind Richter, Lehrer, Ärzte und Psychologen dazu gezwungen, täglich gegen die Symptome einer durch soziale Ungleichheit geprägten Gesellschaft zu kämpfen. Die Entschärfung und gegebenenfalls Beseitigung sozialer Stressoren in der Gesellschaft müsste aber eine der vorrangigen Aufgaben jeder Regierung sein, die um das Wohl und die Gesundheit ihrer Bürger ernsthaft bemüht ist.

Doch wir müssen gar nicht so weit ausholen. Da wir also Grund zur Annahme haben, dass sozialer Stress massiven Einfluss auf das Körpergewicht hat und dass die Art und Weise, wie wir miteinander umgehen, sich direkt auf die Gewichtszunahme auswirkt, lassen sich Wilkinsons und Picketts Beobachtungen durchaus auf unser unmittelbares Umfeld übertragen. Wie gesagt: »Dick wird keiner von alleine.« Das gilt nicht zuletzt auch für die psychosozialen Belastungen, denen wir an unserem Arbeitsplatz ausgesetzt sein können …

Macht mich mein Job dick?

Was passiert in unserem Gehirn, wenn wir arbeiten? Das hängt ganz wesentlich davon ab, welche Emotionen wir mit unserem Arbeitsalltag verbinden und wie wir mit ihnen umgehen. Sind wir oft frustriert? Gibt es ungelöste Konflikte, die an uns nagen? Konkurrenzkampf? Erhalten wir das Maß der Anerkennung, das wir brauchen? Fühlen wir uns überlastet?

Wir haben bereits gesehen, welchen Einfluss psychosoziale Stressoren auf den Brain-Pull unseres Gehirns haben können; also auf die Kraft unseres Gehirns, mit der es seinen Energiebedarf aus den Körperdepots deckt. Leider ist der Brain-Pull stressanfällig. Anders gesagt: Überlastungen des Stresssystems schwächen bei vielen Menschen die Brain-Pull-Funktion. Das langfristige Herunterfahren des Stresssystems hat – wie gezeigt – den Nutzen, dass die dramatischen Nebenwirkungen des Hoch-Cortisol-Zustandes verhindert werden. Gleichzeitig führt das Herunterfahren aber auch zu Kosten. Und das genau ist der kritische Punkt. Gerade wenn's im Job stressig wird und das Gehirn viel Energie benötigt, ist seine Fähigkeit, sie aus den Körperdepots (zum Beispiel der Leber, dem Muskel- und Fettgewebe) abzurufen, eingeschränkt. Zwei Effekte, die fast jeder schon erlebt hat, können sich jetzt einstellen: Man möchte wacher sein oder hat das starke Bedürfnis, schnell – am besten sofort – Kalorien zu sich zu nehmen. Dauert eine derartige Überlastung längere Zeit an, kann die Ansprechbarkeit das Brain-Pull nachlassen, und damit begeben wir uns auf einen Weg, der fast zwangsläufig zu höherem Körpergewicht führt.

Wenn wir uns näher mit den Zusammenhängen von Stressbelastungen in unserem Arbeitsumfeld befassen, wird auch an dieser Stelle deutlich, dass Gewichtszunahme kein Ein-Personen-Problem ist. Die psychosozialen Einwirkungen und Wechselwirkungen zwischen Kollegen, Mitarbeitern und Vorgesetzten auf den Brain-Pull – oder anders gesagt: auf meinen Brain-Pull, wenn ich mich betroffen fühle – sind nicht zu unterschätzen. Im Umkehrschluss bedeutet dies: Den eigenen Brain-Pull am Arbeitsplatz zu entlasten, setzt nicht nur eine Veränderung eigener Verhaltensmuster, sondern auch Kommunikation, Austausch und Überzeugungsarbeit voraus. Dieser Punkt ist entscheidend. Wir werden am Ende des Kapitels darauf näher eingehen.

Valerie (38) ist eine Angestellte in leitender Position. Sie arbeitet in einer Werbeagentur (sie könnte für unser Beispiel aber genauso für ein anderes Großunternehmen – eine Versicherung, einen Verlag oder eine Reederei – tätig sein). Valeries Aufgabe besteht darin, ein kleines Team anzuleiten, das Marketingstrategien für verschiedene Kunden ausarbeiten soll.

Valeries Arbeitstag beginnt mit Kaffee. Eine Tasse, gleich wenn sie kommt. Bis zu drei Tassen, wenn eine wichtige Morgenkonferenz auf dem Plan steht, bei der sie die Ergebnisse ihrer Arbeit ihrem Vorgesetzten vorstellen muss. Diese Meetings sind zunehmend zu einem Problem für Valerie geworden. Die Kriterien, nach denen ihr Chef Ideen und Konzepte ablehnt oder akzeptiert, sind ihr nicht klar. Es ist schon vorgekommen, dass eine Idee angenommen wurde, die sechs Monate zuvor in leicht abgewandelter Form komplett durchgefallen war. Das macht Valerie nervös. Zumal sie jede Ablehnung wiederum ihren Mitarbeitern vermitteln muss. Schließlich hatte sie selbst die vom Chef verworfene Idee im Vorfeld für gut befunden. Sie spürt, dass diese Ablehnungen, die sie sich selbst nicht genau erklären kann, in ihrem Team ihre Autorität gefährden.

Valerie fühlt sich überfordert, vor allem seitdem sie nach Personalumstrukturierungen noch die Verantwortung für ein weiteres Projekt übertragen bekommen hat. Der Arbeitsaufwand hat sich dadurch für sie und ihre Mitarbeiter deutlich erhöht. Sie versucht den Druck auf ihr Team abzuschwächen, indem sie sich selbst noch mehr Aufgabenbereiche auflädt.

Abends, wenn sie nach Hause kommt, hat sie das Gefühl, überdreht zu sein, nicht zur Ruhe kommen zu können. Sie hat festgestellt, dass sie jetzt abends häufiger, ja eigentlich regelmäßig, Wein trinkt. Nur ein, zwei Gläser, um runterzukommen. Sie schläft schlechter, hat auch schon mal vor dem Schlafengehen eine halbe Valium genommen, sich aber vorgenommen, das nicht zur Gewohnheit werden zu lassen. Seit drei Wochen macht sie eine Diät, weil ihre Waage zwei Kilo mehr angezeigt hatte als sonst.

Valeries Job-Situation könnte so etwas wie der Feldversuch eines Brain-Pull-Forschers sein. Denn in ihrem Berufsleben wirken gleich mehrere Faktoren massiv auf den Brain-Pull ihres Gehirns ein. Stressforscher haben dafür eine Formel gefunden, die erklärt, wann und wie Arbeit dick macht:

Hohe Anforderungen im Job + geringe Möglichkeit, selbstbestimmt zu arbeiten = erhöhtes Risiko, an Körpergewicht zuzunehmen.

Hohe Anforderungen im Job sind ein Problem, mit dem die meisten Menschen zunehmend konfrontiert werden: Es geht im Wesentlichen darum, ein permanent erhöhtes Arbeitspensum in möglichst kurzer Zeit zu absolvieren. Manche Unternehmen setzen diese gezielte Überforderung sogar als eine Art Psychostrategie ein: Man lädt dem Mitarbeiter mehr auf, als er eigentlich bewältigen kann, in der Hoffnung, dass er sich ständig bemüht, die Produktivität zu steigern. Um den Druck auf eine Belegschaft zu erhöhen, sind Personalkürzungen eine beliebte Möglichkeit, die Arbeit auf weniger Schultern zu verteilen und so Kosten zu sparen. Wie zum Beispiel bei Valerie, die plötzlich noch eine Werbesparte mehr betreuen muss, dafür aber keine weiteren Mitarbeiter zugewiesen bekommt. Durch so genannte Synergien werden Arbeitsabläufe neu strukturiert, was wiederum oft zu Personaleinsparungen und Mehrbelastung für den Rest führt. Zeitverträge schaffen ein Gefühl der Unsicherheit bei Arbeitnehmern. Auch das kann sich belastend auswirken. Bonussysteme, Schichtarbeit, Störbarkeit des Arbeitsablaufs (Smartphones, Pieper) und die damit verbundene ständige Verfügbarkeit sorgen dafür, dass die Unterbrechungsintervalle immer kürzer werden, wir also immer weniger konzentriert arbeiten können. All dies sind ständig wachsende Anforderungen, die unser Stresssystem belasten oder sogar überlasten. Für unser Schlankheitszentrum im Gehirn ist das Gift. Man spricht deshalb auch von brain-pull-toxischen Faktoren. Sie alle haben das Potenzial, den Brain-Pull umzuprogrammieren. Und das bedeutet fast immer: Gewichtszunahme.

Obrigkeitswissen oder Transparenz – wie sich der Kommunikationsstil eines Unternehmens auf den Brain-Pull der Mitarbeiter auswirkt

Geringe Einflussmöglichkeiten auf unsere Arbeit beziehungsweise auf den Arbeitsstil in einem Unternehmen sind das, was Stressforscher unter einem Trigger verstehen. Die negativen Auswirkungen hoher Anforderungen werden durch Kontrollverlust der Mitarbeiter massiv verstärkt. Hier geht es im Wesentlichen um drei Faktoren:

Transparenz der Entscheidungen: Wie deutlich sind Arbeitsaufträge formuliert? Nach welchen Kriterien werden in einem Unternehmen Entscheidungen getroffen? Regiert Herrschaftswissen, oder werden für die Arbeit relevante Informationen mit den Mitarbeitern geteilt? Wie klar sind Verantwortlichkeiten geregelt? Wie offen sind Belohnungssysteme? Wenn eine oder mehrere dieser Fragen in einem Unternehmen negativ beantwortet werden, führt das zu einer latenten Unsicherheit bei den Mitarbeitern. Aus der Arbeitsforschung gibt es hinreichende Erkenntnisse, dass eine derartige Form der Personalführung mit hoher Wahrscheinlichkeit die Produktivität verschlechtert. Aber sie hat eben auch sehr negative Auswirkungen auf das Stresssystem jedes einzelnen Mitarbeiters – und somit auf sein Körpergewicht. Wie im Fall von Valerie, der nicht klar ist, wie ihr Chef ihre Arbeitsleistung eigentlich beurteilt.

Autorität der Entscheidungen: Valerie sitzt in der typischen Zwickmühle einer Führungskraft, die zwischen ihrem Chef (dem eigentlichen Entscheider) und den Mitarbeitern installiert ist. Einerseits muss sie in ihrem Team Ideen und Konzepte beurteilen, andererseits ist sie den Entscheidungen ihres Vorgesetzten ausgeliefert. Sie ist in einer Position, in der sie ständig Gefahr läuft, überstimmt zu werden. Sie ist der Puffer zwischen den Entscheidungen des Chefs und dem Unmut, den diese bei den Mitarbeitern auslösen können. Wenn Valerie keine Strategie findet, diese Situation umzudeuten und effektiv zu wandeln, ist ihr Stresssystem auf Dauer sehr starken Belastungen ausgesetzt (was die Wahrscheinlichkeit einer Gewichtszunahme weiter erhöht).

Unterforderung der eigenen Fähigkeiten: Aus der Stressforschung wissen wir schon seit Langem, dass monotone, stark reglementierte und eng getaktete Tätigkeiten (zum Beispiel Fließbandarbeit) als besonders starke Stressoren wirken. Tatsächlich kommen in dieser Art der Arbeit die beiden wesentlichen Arbeitsstressoren zusammen: hohe Anforderung (Akkord-Arbeit, bei der das maschinelle Fließband das Tempo diktiert) und geringe Einflussmöglichkeiten des Arbeiters, hier speziell die Unterforderung eigener Fähigkeiten. Der Mensch am Fließband wird auf eine sich ständig wiederholende manuelle Tätigkeit reduziert, von der er auf keinen Fall abweichen darf. Fließbandarbeit ist ein krasses Beispiel. Doch Unterforderungen können selbst für Führungskräfte eine schmerzhafte Erfahrung sein. Besonders gefährdet sind Menschen mit Überqualifikationen oder kreativ und frei denkende Geister, die in Unternehmen mit stark reglementierenden Strukturen arbeiten. Ineffiziente Aufgabenverteilungen können ebenso zu Unterforderungen führen wie Vorgesetzte, die sich (aufgrund ihrer eigenen Qualifikation) einem Mitarbeiter unterlegen fühlen und ihn aus Konkurrenzangst beschränken.

So weit die Beschreibung der häufigsten psychosozialen Problemzonen in der Arbeitswelt. Wie manövriert nun unser Gehirn, wenn wir uns in einem solchen emotionalen Krisengebiet befinden? Wir erwähnten eingangs die beiden typischen, nachteiligen Anzeichen einer Brain-Pull-Anpassung: unzureichende Wachheit und das Bedürfnis zu essen. Das Problem bei diesen Symptomen ist ihre Unschärfe. Es kann viele verschiedene Gründe geben, zu wenig wach zu sein. Und es ist für uns schwer zu beurteilen, warum wir uns hungrig fühlen. Ist es, weil unser Körper geleerte Energiedepots auffüllen will (so ist es jedenfalls bei einem Brain-Pull mit hoher Ansprechbarkeit) oder weil unser Stresssystem überlastet ist und das Gehirn nach Essen verlangt?

Schauen wir auf das Bedürfnis zu essen. Beim Gesunden wechseln im Wachzustand zwei klar getrennte Zustände alle paar Stunden ab: arbeiten und essen. Wenn wir arbeiten, sind wir satt und brauchen keine Nahrung aufzunehmen. Das würde den Arbeitsablauf auch stören. Nach ein paar Arbeitsstunden stellen sich Hungergefühle und Gedanken ans Essen ein. Dann machen wir eine Pause und füllen unsere Körperspeicher wieder auf. Zum Ende der Mahlzeit sind wir satt, dann hören wir auf. Die beiden Zustände sind klar voneinander getrennt: entweder Arbeit oder essen.

Schlafen, wach sein und hellwach sein – die drei Stufen der Wachheit

Befassen wir uns nun mit dem Phänomen der Wachheit. Es gibt drei Wachheitsstufen:

- Schlaf,
- normales Wachsein; darunter versteht man eine normale Konzentration, die uns in die Lage versetzt, Aufgaben zu bewältigen, deren Anforderung und Umfang für uns aufgrund unserer Erfahrung gut einschätzbar sind. Und dann gibt es noch
- den Extramodus oder auch Stressmodus genannt – eine Art

»Alarmstufe«. In diesem Zustand fährt das Stresssystem hoch, weil es eine stressige Situation erwartet oder diese bereits eingetreten ist.

Tatsächlich ist ein gut funktionierender Stressmodus auch im Job außerordentlich hilfreich: Man ist plötzlich hellwach oder »überwach«, man wendet sich nicht mehr bloß seiner gerade ausgeführten Aufgabe zu, mehr Hirnteile arbeiten zusammen, wir haben all unsere Sinne geschärft, neue Lösungswege werden gesucht, es wird mehr Rechenleistung im Gehirn freigesetzt, das führt zu kürzeren Wegen, schnelleren und hoffentlich auch besseren Entscheidungen. Logisch, dass im hochtourigen Stressmodus auch mehr Energie gezogen wird. Oder anders gesagt: Es muss genügend Energie für das Gehirn verfügbar sein, um überhaupt in diesen Modus zu gelangen.

Diese Wunderwaffe wirkt allerdings nur für kurze Zeit hervorragend. Was passiert aber, wenn wir gezwungen werden, dauerhaft in den Stressmodus zu gehen und damit den Brain-Pull anhaltend zu strapazieren? Bei längerem Gebrauch, zum Beispiel während eines langen Arbeitstags, an dem ein schwieriges Problem auf das nächste folgt, zeigt sich der Nachteil des Stressmodus: Es fällt uns schwer, die Dinge in Ruhe abzuwägen, bedacht zu überlegen, uns richtig auf eine Sache zu konzentrieren. Unsere zielgerichtete Aufmerksamkeit – die wir auch Konzentration nennen – ist nämlich der Wachheitsstufe 2 vorbehalten. Sie geht in Wachheitsstufe 3 verloren. Zu viele Dinge schießen uns im Stress durch den Kopf. Das erklärt auch, warum wir Lösungen, die wir unter Stress finden, oft als Geistesblitze wahrnehmen.

Das andere Problem, das sich einstellt, nachdem wir zu lange im Stressmodus sind: die Unfähigkeit, wieder runterzufahren, und – damit gepaart – ausgeprägte Müdigkeit. Diese zeigt sich dann zum Beispiel durch Erschöpfung am Feierabend: verlangsamtes Denken, Schwindel, Schwäche. Wer also seine Konzentrationsfähigkeit erhalten will, muss belastende Stressoren am Arbeitsplatz entweder beseitigen (was meist schwierig ist) oder lernen, besser mit ihnen umzugehen. Dazu mehr weiter unten.

Die zentrale Frage ist also: Gehört man selbst zu den Menschen, die bereits unter dem Einfluss von Dauerstress stehen? Es gibt deutliche Signale: Dauergestresste Menschen wechseln nur noch zwischen zwei Stufen – der Alarmstufe und dem Schlaf. Die Wachheitsstufe 2, also eigentlich der Zustand, in dem wir uns tagsüber normalerweise befinden, ist verschwunden. Sie ist vom Tonus des Dauerstressmodus abgelöst worden. Dadurch geht unweigerlich auch die klare Trennung (und der Rhythmus) zwischen Arbeit und Essen verloren. Und das Problem verschärft sich: Der Stressmodus wird über kurz oder lang auch auf den Schlafmodus übergreifen, der dann kürzer und unruhiger wird. Viele Schlafstörungen haben hier ihre Ursache.

Irgendwann im Verlauf dieses Prozesses passt sich bei vielen Menschen (Typ B) der Brain-Pull an die Dauerbeanspruchung und -überlastung an. Wie ein gedrosselter Motor wird er dann in Stresssituationen nicht mehr so leicht auf Touren kommen, wird weniger Extraleistung bringen. Das hat direkte Auswirkungen auf das Gehirn: Die Energiereserven reichen für einen optimalen Betrieb nicht mehr aus. Statt in einen gut funktionierenden Stressmodus zu gelangen, in dem das Gehirn auf Hochtouren arbeitet, bleibt die Leistungskurve flach. Es fehlt jetzt die Alarmstufe. Keine guten Voraussetzungen für die Bewältigung von herausfordernden Aufgaben oder für eine erfolgreiche Konfliktlösung. Natürlich ist diese Erfahrung unangenehm, wird oft als ärgerlich empfunden. Das Gefühl, nicht wach genug zu sein und die eigene Leistung nicht hochfahren zu können, setzt jeden, dem sein Job wichtig ist, unter Druck. Diese Mensch fallen von ihrem ursprünglichen Mehrstufenprogramm (Schlaf, konzentriertes Wachsein und eine Alarmstufe) in ein »primitives« Zweistufen-Programm: Das besteht aus Schlaf und einer unklaren Melange aus Wachheit und Stressstufen. In diesem Mischmodus essen und arbeiten wir ungeordnet, durcheinander, ohne Struktur, starr, ohne Flexibilität. Irgendwann besteht das tägliche Leben aus Schlaf und einer Art fortdauerndem »Arbeitsessen«. Das »Nebenbei-Futtern« begleitet die meisten Tätigkeiten des Tages. Dann kommt die nächste Stufe: Wenn das Stresssystem weiter heruntergefahren wird, wird das Schlafbedürfnis wieder größer. Jetzt kommt der Zeitpunkt, an dem häufiger zu Stimulanzien gegriffen wird.

Noch ein doppelter Espresso – oder wenn die biologische Wachheit nicht mehr ausreicht

Arbeitsmediziner weisen seit Jahren darauf hin, dass die normale biologische Wachheit in der modernen Arbeitswelt oft nicht mehr auszureichen scheint. Kaffee ist der klassische Bürowachmacher. Betriebsärzte stellen aber mit Besorgnis einen starken Trend zu pharmakologischen Aufputschmitteln fest. Noch stärker als Kaffee führen diese einerseits zu einer Überwachheit, beeinflussen den Brain-Pull aber trotzdem keineswegs positiv. Auch Stimulanzien wirken letztlich ungünstig, weil durch sie – wie auch durch Überlastungen des Stresssystems – die Flexibilität des Brain-Pull unterminiert wird. Anders gesagt: Alles, was die Flexibilität des Brain-Pull beeinträchtigt, macht ihn weniger ansprechbar und starr und hat damit Auswirkungen auf die Energieversorgung des Gehirns.

Wie bereits erwähnt: Echte und natürliche Leistungssteigerungen des Gehirns durch das Stresssystem sind nur in begrenzten Zeitfenstern möglich. Der Zyklus von »konzentrationsförderndem Wachmodus« und »für Sondersituationen vorbehaltenem Stressmodus« stellt also eine natürliche Leistungsanpassung unserer geistigen Fähigkeiten dar. Wer dagegen sein Gehirn mit Kaffee oder Stärkerem dopt, betäubt die Flexibilität des Systems, macht es starr und wird, wenn es wirklich darauf ankommt, kaum besser reagieren oder entscheiden können.

Was kann ich tun?

Es empfiehlt sich, das eigene Lebensumfeld auf potenzielle Brain-Pull-Modulatoren zu untersuchen. Dabei kann die folgende Liste helfen:

Was den Brain-Pull verändert:

- Stundenlanges Durcharbeiten (also ein Arbeitstag ohne Pause). Bleibt der Brain-Pull unter Dauerbeanspruchung, so wird er überlastet, und es kommt zur Anpassung mit Abschwächung seiner Ansprechbarkeit.
- Schnelles »Essen – to go«… Abgelenktes, flüchtiges, hastiges Essen. Wer bereits einen niedrigreaktiven Brain-Pull hat, verliert die Fähigkeit, klar zwischen Arbeits- und Essensmodus zu trennen. Wer keine klare Struktur (Essen/Nichtessen) in seinem Arbeitsalltag zulässt, verhindert eine Erholung seines Brain-Pull.
- Ständig Kaffee trinken… Kaffeetrinken kann uns über müde Phasen hinwegbringen. Aber: Eine kurze Pause wirkt besser als der Koffein-Kick, weil Pausen die Gehirnstrukturierung unterstützen, während Stimulanzien sie schwächen. Kaffee kann zwar wach machen, hilft uns aber nicht, schnell in die Alarmstufe rot zu gelangen, wenn dies erforderlich ist. Kof-

fein (und andere Stimulanzien) taugen schon deshalb nicht als Ersatz für den natürlichen Stressmodus, weil sie ihre Wirkung viel zu träge und ungenau entfalten.
Man kann den Unterschied zwischen einer natürlichen Stressantwort und dem Einsatz von Aufputschmitteln vielleicht mit zwei Begriffen verdeutlichen: (echter) Aktivität und Aktivismus. Aktivität speist sich aus Erfahrung, Kompetenz und Flexibilität, Aktivismus dagegen aus Inkompetenz und dem unbestimmten Impuls, irgendwas tun zu müssen.

- Anti-Stimulanzien zur Entspannung zum Beispiel Alkohol, Tranquilizer, Antidepressiva, auch Johanniskraut. Generell gilt: Alle Substanzen, die beruhigend oder stimulierend aufs Gehirn einwirken, sind Störsignale für den Brain-Pull und schwächen seine Flexibilität.
- Alkohol am Abend, weil Alkohol wie ein Narkotikum müde macht. Ähnlich wie Schlaftabletten ist Alkohol in der Lage, die Architektur des Schlafes zu verändern. Die Schlafqualität verschlechtert sich, was sich wiederum auf den Brain-Pull langfristig negativ auswirkt.
- Bei Krankheit zur Arbeit gehen … Stressforscher sprechen von so genanntem »Präsentismus«. Das ist arbeitswissenschaftlich betrachtet unproduktiv, schadet der Volkswirtschaft und schadet physiologisch dem Brain-Pull.
- Ich habe noch so viel Resturlaub … Urlaube werden in der Brain-Pull-Forschung als die großen Pausen des Lebens bezeichnet. Sie stellen wichtige Entspannungs- und Regenerationsphasen für das Stresssystem und dessen Brain-Pull-Funktion dar.

Fragebogen: Welche Risiken birgt Ihre Arbeit, dick zu machen?

(Antworten Sie bitte mit oft, manchmal oder nie)

	oft	manchmal	nie
1. Wie viele Stunden schlafen Sie – weniger als sechs?	☐	☐	☐
2. Haben Sie Süßigkeiten in Ihrem Schreibtisch oder am Arbeitsplatz?	☐	☐	☐
3. Essen Sie, während Sie arbeiten?	☐	☐	☐
4. Verzichten Sie auf Mittagspausen?	☐	☐	☐
5. Essen Sie mittags mit Kollegen?	☐	☐	☐
6. Spüren Sie während der Arbeit Heißhunger auf Süßes – zum Beispiel am Nachmittag?	☐	☐	☐
7. Trinken Sie Kaffee vor oder während Konferenzen, Besprechungen etc.?	☐	☐	☐
8. Empfinden Sie Ihre tägliche Arbeit als abwechslungsreich?	☐	☐	☐
9. Schauen Sie öfter auf die Uhr, in Erwartung des Feierabends?	☐	☐	☐
10. Haben Sie das Gefühl, dass Ihre Vorschläge oder Ideen von Ihren Vorgesetzten geschätzt werden?	☐	☐	☐
11. Gehen Sie zur Arbeit, auch wenn Sie krank sind?	☐	☐	☐
12. Halten Sie sich für unentbehrlich?	☐	☐	☐
13. Fühlen Sie sich von Ihren Kollegen akzeptiert?	☐	☐	☐
14. Würden Sie das Klima an Ihrem Arbeitsplatz als gut bezeichnen?	☐	☐	☐
15. Trinken Sie nach der Arbeit regelmäßig Alkohol?	☐	☐	☐
16. Haben Sie das Gefühl, während der Arbeit nicht wach, aufmerksam und konzentriert genug zu sein?	☐	☐	☐

Auswertung »Macht mich mein Job dick?«

Besteht aus 16 Items. Für die Summenwertbildung werden bei folgenden Items folgende Antwortalternativen mit 1 bewertet:

Item	Antwortalternative
1	oft + manchmal
2	oft + manchmal
3	oft + manchmal
4	oft + manchmal
5	nie
6	oft + manchmal
7	oft + manchmal
8	nie
9	oft + manchmal
10	nie + manchmal
11	oft + manchmal
12	oft
13	nie + manchmal
14	nie + manchmal
15	oft + manchmal
16	oft + manchmal

Der Summenwert kann somit zwischen 0 (= kein Risiko dick zu werden) und 16 (= extremes Risiko dick zu werden) liegen.

Summenwert	Risiko, dass Ihre Arbeit dick macht
0–3	sehr gering
4–8	mittel
9–16	sehr hoch

Was ist passiert, wenn schlanke Menschen einen Bauch bekommen?

Die Anforderungen und Bedingungen unseres Arbeitsumfeldes zählen zweifelsohne zu den größten psychosozialen Stressoren, die wir in unserer Zeit kennen. Wer über die Grundausstattung eines B-Typs verfügt, legt höchstwahrscheinlich innerhalb kurzer Zeit an Gewicht zu, sobald es im Job dauerhaft stressig wird. Wer zum A-Typ gehört, merkt erst mal nichts – zumindest nicht äußerlich. Sein Körper zeigt zunächst keine offensichtlich erkennbaren Symptome und scheint mit dem Stress zurecht zu kommen. Doch der Schein trügt.

»Ich kann essen, was ich will und so viel ich will, und nehme kein Gramm zu …« Wer als Kind, Jugendlicher und junger Erwachsener immer schlank war, kann sich kaum vorstellen, wie es sich anfühlt, wenn die Fettdepots wachsen. Kalorien zählen, sich mit kritischem Blick auf eine Waage stellen, dem eigenen Spiegelbild ausweichen – das sind für Menschen, die immer schlank waren, Ängste und Probleme aus einer anderen Welt. Doch fürs Schlankbleiben gibt es keine Garantien. Meist ändert sich die Lage zwischen 35 und 45, wenn Menschen, die bisher keine Gewichtsprobleme kannten, bei sich einen Bauchansatz mit zunehmender Tendenz feststellen. Nur die Wenigsten sind dann bereit, diese Veränderung kampflos hinzunehmen. Mit Sport, Krafttraining, Ernährungsumstellungen und Diäten wird zunächst versucht gegenzuhalten.

Doch es lohnt sich, dass wir uns an dieser Stelle einmal genauer anschauen, was im Körper vor sich geht, wenn schlanke Menschen einen Bauch bekommen. Denn diese Form der Körperveränderung unterscheidet sich grundsätzlich von jenem Dicksein, bei dem Hüften, Beine und Gesäß betroffen sind. Dünne bekommen nicht deshalb einen großen Bauch, weil sie mehr essen oder weniger Sport treiben, sondern einzig und allein, weil ihr Stoffwechsel sich unter dem stetigen Einfluss des Stresshormons Cortisol verändert. Dieser Prozess der Neu-Ausrichtung verläuft sehr langsam, und es kann viele Jahre dauern, bis er in Form eines wachsenden Taillenumfangs deutlich sichtbar wird. Es ist ein wichtiges Stadium in der Verwandlung eines A-Typen, der in eine stressvolle Umgebung geraten ist und bei dem der Cortisolspiegel im Blut immer wiederkehrend oder auf Dauer erhöht ist. Bei Routine-Untersuchungen durch einen Hausarzt oder Internisten bleiben diese Veränderungen meist unbemerkt oder zumindest unberücksichtigt. Ein Stress-A-Patient kann auch mit einem deutlich gewachsenen Bauchumfang insgesamt einen unauffälligen BMI-Wert unter 25 erreichen. Mit dem Body Mass Index (BMI) wird das Dicksein (Fettleibigkeit) gemessen, das alle Körperpartien gleichermaßen betrifft. Ab einem Wert von über 25 würde der Arzt den Körperumfang wahrscheinlich als problematisch ansprechen. Ein vergrößerter Bauchumfang allein löst bisher hingegen weit seltener einen Alarm aus. Das liegt daran, dass die Einordnung von Menschen in unterschiedliche Stresstypen eine vergleichsweise neue Betrachtungsweise ist, die gerade erst aus der Stressforschung in die Medizin übertragen wird und noch kaum Eingang in hausärztliche Routine-Untersuchungen gefunden hat. Hier wird es aufgrund der jüngsten wissenschaftlichen Erkenntnisse sicherlich zu einem Umdenken kommen. Das kann allerdings noch einige Jahre dauern. Dabei könnte man schon heute bei einem schlanken 30-Jährigen feststellen, ob er schlank bleibt oder Gefahr läuft, in den nächsten Jahren einen großen Bauch zu entwickeln. Man müsste nur die Tagesprofile seiner Cortisolwerte im Blut (oder im Speichel) regelmäßig bestimmen, um herauszufinden, ob sie dauerhaft oder wiederholt erhöht sind. Wenn ja, befindet sich der Mensch »unter Last«. Und wenn er dann außerdem ein Stress-A-Typ ist, wird sein Bauchumfang wachsen. Um diesen Zusammenhang zu verstehen, müssen wir einen kleinen Exkurs in die Physiologie machen. Ich werde versuchen, den Sachverhalt so kurz und verständlich wie möglich darzulegen.

Bauch oder Körper – wozu wir zwei ganz unterschiedliche Arten von Fettgewebe brauchen

Vereinfacht gesagt gibt es zwei Arten von Fett im menschlichen Organismus: Körperfett und inneres Bauchfett. Das Körperfett, auch »peripheres Fett« oder »Unterhautfettgewebe« genannt, das sich überall im Körper unter der Haut bilden kann – im Gesicht, am Hals, an den Armen und Beinen, an den Hüften. Es bildet sich auch »am Bauch«, also als Außenschicht; es gehört zur ersten Schicht unter der Haut, die der Chirurg bei einer Operation durchtrennt. Ausgeprägte Körperfettanteile ergeben das Bild eines klassisch starkgewichtigen Menschen.

Und dann gibt es noch das eigentliche, das innere Bauchfett oder auch das »abdominale Fett«. Es bildet sich nicht unter der Haut, sondern wächst innerhalb des Bauchraums und lagert sich zwischen den Darmschlingen und Bauchgefäßen an. Die Verteilung des Bauchfetts im Körper ist mit einem Eisberg vergleichbar, der im Ozean treibt: Nur der geringere Teil dieses Fetts ist als Bauchansatz von außen an der Körperform sichtbar. Der größere und somit unsichtbare Fettanteil befindet sich »unter Wasser«, also im Bauchraum. Was von außen wie ein Bäuchlein aussehen mag, birgt mitunter einen sehr viel höheren Fettanteil als vermutet.

Diese beiden Fettarten unterscheiden sich zum einen in ihrer Entstehung, aber auch in ihrer Funktion. Körperfett dient bis zu 98 Prozent als Energiereserve für Muskeln und Herz. Bauchfett hingegen ist das exklusive Energiefettreservoir des Gehirns. Dieser Unterschied liegt in einer einfachen anatomischen Gegebenheit der Gefäßversorgung begründet: Die energiereichen Fettsäuren aus dem »peripheren Fettgewebe« – also dem Körperfett – gelangen in den so genannten »großen Kreislauf«, das heißt in das Venensystem, das den Körper drainiert und direkt zum Herzen führt; der Herzmuskel kann diese Energie über die Herzkranzgefäße gleich für sich verwerten, oder das Herz kann diese Energieträger über das Arteriensystem zu den Skelettmuskeln weiterpumpen.

Anders ist es beim Bauchfett: Im Hungerzustand und im psychosozialen Stress gelangen – durch den Einfluss der Stresshormone Cortisol und Adrenalin – energiereiche Fettsäuren in großen Mengen aus dem Bauchfett über das Pfortadervenensystem zunächst zur Leber. Hier werden sie in Ketonkörper umgewandelt, das sind Stoffwechselprodukte, die das Gehirn zusätzlich oder alternativ zur Glukose gebrauchen kann.

Bauchfett ist also quasi vom Körperfett abgekoppelt. Wie das funktioniert und wie es überhaupt zur Auffüllung der Bauchfett-Depots kommt, wurde kürzlich in einer eleganten Experimentenserie aufgezeigt. Chronischer Stress (und wie wir uns erinnern, sind erhöhte Cortisolwerte dafür ein deutlicher Hinweis) setzt über den Symphatikus-Nerv einen Botenstoff-Fluss vom Gehirn zum Bauchfettgewebe in Gang. Das erhöhte Cortisol sorgt gleichzeitig dafür, dass an diesen Nervenendigungen zu den Bauchfettzellen ein bestimmter Eiweißbotenstoff (das Neuropeptid Y, abgekürzt NPY) vermehrt freigesetzt wird. Der Rest ist ganz simpel: Je mehr dieser NPY-Botenstoff auf die Fettzellen einwirkt, desto mehr Fettzellen entstehen im Bauchgewebe – und das ist durchaus vom Gehirn gewollt: Bauchfettgewebe wachsen zu lassen, ist eine wesentliche Strategie des gestressten Gehirns, seine eigene Energieversorgung abzusichern. Ein stoffwechselphysiologischer Trick, der sicherstellt, dass die gespeicherte Energie nicht von den Muskeln »geräubert« werden kann: Die Energiereserven des Bauchfetts bestehen wie gesagt im Wesentlichen aus freien Fettsäuren, die bei Bedarf in der Leber zu Ketonkörpern umgewandelt werden. Das ist dann eine Alternative zur körpereigenen Glukose, die somit dem Gehirn zur Verfügung steht.

Kommen wir noch einmal darauf zurück, dass hohe Belastungen des Stresssystems mit Energieversorungsengpässen des Gehirns eng verknüpft sind. Denn ein gestresstes Gehirn hat einen höheren Energiebedarf als ein nicht gestresstes. Dabei geht es nicht darum, wie stressig die Lebensumstände eines Menschen von außen betrachtet sein mögen. Es zählt einzig und allein, wie das Stresssystem eines Menschen reagiert – fährt es dauerhaft hoch, oder bleibt es in seiner Ruhelage? Das Stressbild, das in unserer Gesellschaft gemeinhin vorherrscht, also die Annahme, dass Mehrfachbelastungen oder beispielsweise ein hohes Maß an Verantwortung zwangsläufig zu Stress führen, ist medizinisch so nicht haltbar. Es gibt durchaus Menschen, die unter hohen beruflichen Anforderungen völlig unauffällige Cortisolwerte aufweisen. Andererseits weiß man in der Stressforschung schon seit Langem, dass Unterforderung oder eintönige Tätigkeiten hohe Risiken bergen und das Stresssystem mit Überlastung reagiert. Letztlich kommt es nur darauf an, wie gut oder schlecht sich das Stresssystem in unserem Inneren auf die Anforderungen unseres Lebens einstellt.

Mythos Übergewicht – warum die Waage als Indikator eines erhöhten Herz-Kreislauf-Risikos ausgedient hat

Es gibt also verschiedene Arten, Fettdepots anzulegen. Aber was ist dann »Übergewicht«? Gibt es so etwas überhaupt? Und: Wann ist ein Mensch schon dick oder noch schlank? Gerade diese einfach anmutende Frage hat es in sich. Bis vor wenigen Jahren berechnete man in der Medizin noch Idealgewicht, Normalgewicht und Übergewicht. Diese Formel war aus verschiedenen Gründen wissenschaftlich nicht haltbar und wurde durch den Body Mass Index ersetzt. Aber auch hier hält man bis heute an Einteilungen wie Normalgewicht, Untergewicht und die verschiedenen Stufen des Übergewichts fest. Ein BMI von 25 gilt dabei als Demarkationslinie zwischen normalem – also gesundem – und überdurchschnittlichem – also ungesundem – Gewicht. Genau an dieser Stelle kommt es allerdings zu gravierenden Denkfehlern: Erstens, dass es ein einziges Normgewicht gibt, das auf jeden Menschen gleichermaßen anwendbar ist. Zweitens die daraus resultierende Annahme, dass ein BMI von über 25 den Menschen krank macht. Legen wir bei der Beurteilung des Körpergewichts die Erscheinungsformen der Stresstypen A und B zugrunde, ergibt sich ein ganz anderes, überraschendes Bild.

Die Körpermasse eines Menschen, der als Typ B in eine stressvolle Umgebung gerät, nimmt im Laufe des Lebens zu. Wie wir bereits wissen, ist die dicke Erscheinungsform dieses

Menschen Ausdruck einer Strategie, die Energieversorgung des Gehirns sicherzustellen und zugleich das Stresssystem runterzufahren und die Cortisolwerte zu senken. So wird den allostatischen Belastungen des Hoch-Cortisol-Zustandes, also der Beschleunigung von Alterungsprozessen, entgegengewirkt. Die Gewichtszunahme oder Fettleibigkeit ist quasi eine Nebenwirkung – der Preis für eine erfolgreiche Stressdämpfung.

Menschen des Stresstyps A bleiben in stressvoller Umgebung meist hingegen lange schlank, entwickeln nach einigen Jahren aber einen so genannten Cortisolbauch. Ihr Taillenumfang wächst. Diese Form der Fettansammlung stellt ebenfalls eine Anpassungsstrategie an Dauerstress dar. Genauer gesagt, ist der wachsende Bauch eine Folge dauerhaft erhöhter Stresshormone im Körper und wird zum »Outsource«-Energiedepot des Gehirns. Tatsächlich ist der Cortisolbauch ein Zeichen für ein dauerhaft aktiviertes Stresssystem. Die Psychiatrieprofessorin Elissa Epel von der University of California in San Francisco hat darauf hingewiesen, dass der »Stressbauch« gut als medizinischer Marker taugt, der anzeigt, wie groß die allostatische Last in den letzten Jahren und Jahrzehnten war. Da ein Bauch klinisch einfach zu erfassen ist (Maßband), hat man also einen greifbaren Risikomarker, welcher anzeigt, wie stark ein dauerhaft aktiviertes Stresssystem die Gefäße schädigt (Arteriosklerose), das Herz-Kreislauf-System belastet und so das Risiko für Herzinfarkte oder Schlaganfälle erhöht.

Als kritisch gilt ein Taillenumfang dann, wenn bei Frauen der so genannte Taillen-Größen-Index* größer ist als 0,48 (bei Männern > 0,53). Diese Betrachtung macht deutlich, warum die ganze Diskussion um das so genannte »Übergewicht«, das

---

* Formel zur Berechnung:
Taillen-Größen-Index = Taillenumfang in Metern/Körpergröße in Metern

ja den gesamten Körperumfang (BMI) berücksichtigt und nicht speziell das Verhältnis vom Bauchumfang zum Körper, ins Leere läuft. Denn in Wirklichkeit gibt es so etwas wie »Übergewicht« gar nicht. Es gibt lediglich verschiedene Formen der Anpassung des Körperfettgewebes an den tatsächlichen Energiebedarf des Gehirns in unterschiedlich gefährlichen Umgebungen. Damit können gesundheitliche Risiken einhergehen, die aber nicht zwangsläufig mit höherem Körpergewicht verbunden sind. Die Personenwaage als Instrument zur Feststellung eines erhöhten Herz-Kreislauf-Risikos hat also ausgedient.

An dieser Stelle wird sich mancher Leser fragen, wie man erkennen kann, zu welchem Typ man gehört und ob der eigene Bauch cortisolbedingt ist – oder nicht. Absolute Gewissheit über den Anteil des abdominalen Fetts im Bauchraum kann nur eine Computertomographie geben. Mit diesem bildgebenden Verfahren lässt sich exakt darstellen, wie viel Fett sich zwischen den Darmschlingen befindet. Wer die typische Silhouette eines Stress-A-Typs aufweist (kugelrunder Bauch, dünne Arme und Beine, schmale Hüfte) kann mit hoher Wahrscheinlichkeit davon ausgehen, dass sein Bauchfettanteil hoch ist.

Wenn wir nun die gesamte Bevölkerung unter dem Aspekt von Cortisolbelastungen betrachten, kommen wir zu zwei Möglichkeiten, wie sich die menschliche Erscheinungsform verändern kann (siehe Grafik S. 106):

Typ A. In einer ruhig-sicheren Umgebung ist Typ A schlank und weist keine erhöhten Cortisolwerte auf. Wer als A-Typ unter diesen Bedingungen lebt, verfügt über einen ausgeglichenen Hirnstoffwechsel, ein ausbalanciertes Stresssystem in Ruhelage; weder im Gehirn noch im Körper läuft ein Energie-

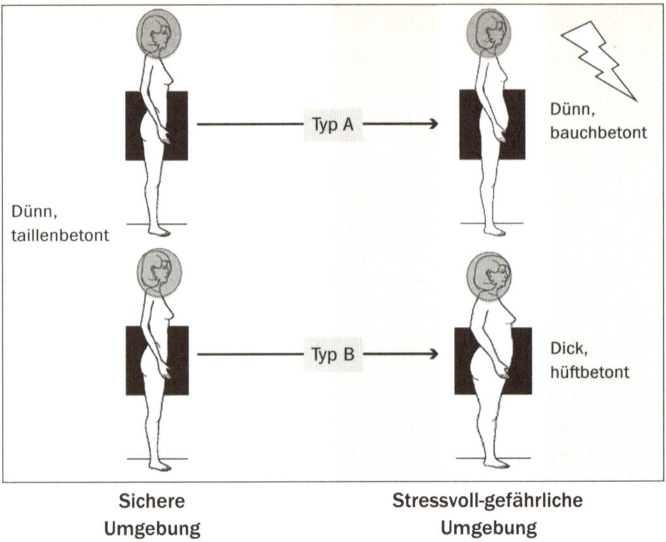

Weshalb Stress schlank oder dick machen kann
Sich dauerhaft in stressvoller Umgebung aufzuhalten – etwa familiär oder beruflich – führt zu einem hochaktiven Stresssystem. Auf chronischen Stress reagieren Menschen genetisch bedingt unterschiedlich. A-Typen bleiben unter Dauerstress schlank oder nehmen zunächst sogar weiter ab, entwickeln später aber einen größeren Taillen- bzw. Bauchumfang. Ihr Stresssystem bleibt hochaktiv. Menschen des Typs B hingegen passen sich an den Stress an – ihr Stresssystem wird gedämpft, wird niedrigreaktiv, aber als Nebenwirkung nehmen sie an Gewicht zu. Ihre Figur lässt sich als dick und hüftbetont beschreiben. Hellgraue Kreisfläche = ausgeglichener Hirnstoffwechsel; dunkelgraue Kreisfläche = destabilisierter Hirnstoffwechsel.

Sparprogramm, Alterungsprozesse vollziehen sich langsamer als bei den Dauergestressten. Das Risiko von Herz-Kreislauf-Erkrankungen ist unauffällig. Mit einer Zunahme des Körpergewichts ist nicht zu rechnen.

In einer stressvoll-gefährlichen Umgebung hingegen verändern Typ-A-Menschen ihre Erscheinungsform. Ihre Cortisolwerte sind dauerhaft erhöht. Die Ausbildung eines Cortisolbauchs ist eine typische Folgeerscheinung. Ihr restliches Körperfett bleibt gleich oder nimmt sogar ab. Auch Muskelmasse und Knochenmasse nehmen ab. Ihr Gedächtnis wird schlecht, ihre Stimmung auch. Die Fortpflanzungfähigkeit nimmt bei Mann und Frau ab. Die allostatische Last dieser Menschen ist hoch, das Risiko von Herz- und Kreislauf-Erkrankungen ist erhöht, die Lebenserwartung deutlich verkürzt.

Typ B. In der ruhigen Umgebung sieht Typ B genauso aus wie Typ A, schlank und entspannt. Er lässt sich unter stressfreien Bedingungen nicht von Typ A unterscheiden.

In einer stressvoll-gefährlichen Umgebung verändern Typ-B-Menschen sich ebenfalls, aber sie nehmen eine andere Erscheinungsform an als Typ A: Ihr Stresssystem wird durch die Dauerstress-Belastung träger und reagiert kaum noch. Das nennt man »Habituation«, »Gewöhnung«. Ihr Cortisolspiegel ist deshalb normal oder nur leicht erhöht (obwohl die Welt um sie herum feindlich bleibt). Sie reiben sich weder auf, noch verzehren sie sich. Und bei ihnen wächst das Bauchfett nicht oder zumindest nicht so stark. Da aber ihr Stresssystem funktionseingeschränkt ist und das Gehirn nicht mehr ausreichend aus den Körperdepots versorgen kann, müssen Typ-B-Menschen mehr essen, um ihr Gehirn zu bedienen, und sie nehmen überall am Körper an Gewicht zu. Das Risiko von Herz-Kreislauf-Erkrankungen ist für Typ-B-Menschen aufgrund ihres niedrigeren Cortisolspiegels insgesamt deutlich niedriger als beim Stress-Typ A in der stressvollen Umgebung.

Was ist nun also von der bis heute verbreiteten medizinischen Einschätzung zu halten, dass dicke Menschen ein höheres Gesundheitsrisiko haben als schlanke? In Wahrheit war das Bild von Anfang an schief. Der Fehler besteht darin, dass seit Jahrzehnten die Gesundheitsrisiken »gestresster Dicker« mit denen von »entspannten Schlanken« verglichen wurden. Dabei haben die gestressten Dicken in der Tat gesundheitliche Nachteile. Aber warum? Weil sie dick sind? Oder weil sie gestresst sind? Vergleicht man aber *gestresste* Dicke mit *gestressten* Schlanken, offenbart sich die eigentliche Problematik: Die durch das Dauer-Cortisol bedingten Gesundheitsrisiken der gestressten Dünnen überwiegen bei Weitem die gesundheitlichen Nachteile der Fettleibigkeit (zum Beispiel verstärkter Gelenkverschleiß durch Arthrose). Über welche Dimensionen wir hier

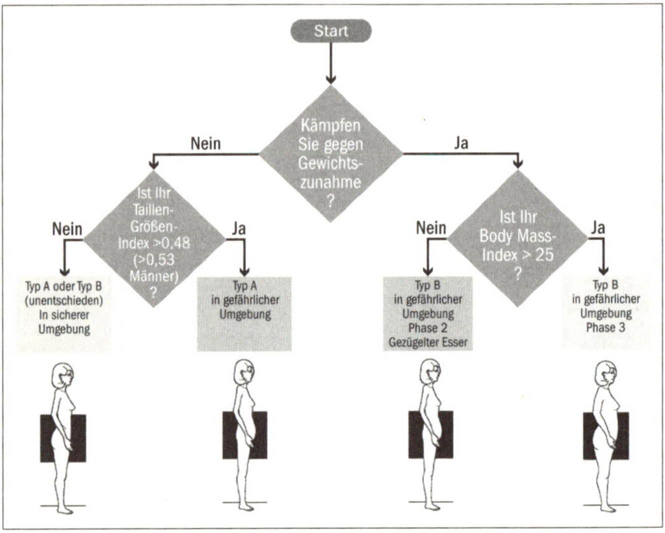

Welcher Stresstyp bin ich?
Anhand dieser Grafik kann jeder selbst einen Anhaltspunkt ermitteln, zu welchem Stresstyp er gehört. Bei diesem Modell wird berücksichtigt, wie sich Diäten oder kalorienreduzierendes Ernährungsverhalten – so genanntes »gezügeltes Essen« – auswirken. So haben Menschen vom Typ B, die ihr Essverhalten disziplinieren, unter Stress zwar eine schlanke Figur – ihr Stresssystem wird aber nicht entlastet; es bleibt in Folge dessen überaktiv. Folge: Menschen vom Typ B, die Kalorien reduzieren, tragen in stressvoller Umgebung vergleichbare Gesundheitsrisiken wie Menschen vom Typ A

sprechen, macht die Verteilung der Erscheinungsformen deutlich:

Nur ein geringer Anteil der Gesamtbevölkerung ist schlank und nicht gestresst (wahrscheinlich weniger als 20 Prozent).

Den weitaus größeren Anteil der Bevölkerung bilden die anderen beiden Erscheinungsformen, die in stressvoller Umgebung anzutreffen sind: der bauchbetonte Typ A und der hüftbetonte Typ B. Wer wissen will, welchem Stresstyp er angehört, kann dies mit Hilfe des folgenden Schemas herausfinden.

Es gibt für die Industrienationen zuverlässige Statistiken, in welchem Umfang der Anteil der Menschen, die starkgewichtig geworden sind, in der Bevölkerung des jeweiligen Landes zugenommen hat. Allerdings wird mittlerweile aus einigen Ländern, in denen der Anteil dicker Menschen in der Bevölkerung besonders hoch ist, wie etwa in Australien, China, England, Frankreich, den Niederlanden, Neuseeland, Schweden, Schweiz und den USA gemeldet, dass ein gewisser »Sättigungsgrad« sowohl bei Kindern als auch bei Erwachsenen erreicht ist und der Prozentsatz an dicken Menschen 50 Prozent nicht mehr übersteigt. Das würde dafür sprechen, dass in diesen Ländern nahezu alle B-Typen schon ihre dicke Erscheinungsform angenommen haben – also dauerhaft gestresst sind oder waren.

Der Anteil der gestressten Dünnen ist nicht ganz so einfach auszumachen. Doch es darf angenommen werden, dass diese Gruppe etwa so groß ist wie die der gestressten Dicken. Unschärfen können beispielsweise entstehen, weil gestresste A-Typen, die eine Depression entwickeln und deswegen Antidepressiva einnehmen, infolge der Nebenwirkung dieser Pharmaka zunehmen. Es gibt andererseits gestresste B-Typen, die ihre Kalorienaufnahme künstlich beschränken und dadurch ihre Gewichtszunahme zunächst verhindern. Wer durch Diäten oder andere Abnehmbemühungen sein Gewicht runtergehungert hat, ist auf jeden Fall ein Mensch, der sich seine schlankere Figur mit einem permanent destabilisierten Hirnstoffwechsel (erhöhtes Cortisol, verminderte Hirnleistung) und den damit verbundenen mittel- bis langfristigen Gesundheitsrisiken erkauft. Und wer als Typ B mehrfach versucht, sich schlank zu hungern, es aber nicht schafft, der hat am Ende beides – ein hohes Körpergewicht *und* einen Bauch.

Doch es gibt auch eine unmittelbare Auswirkung: Der innere Kampf gegen das eigene Körpergewicht hält den Stresspegel hoch und sorgt für schlechte Stimmung, Reizbarkeit, zuweilen auch erhöhte Aggressionsbereitschaft. Wenn ich bei Vorträgen erläutere, dass Gewichtszunahme kein Hinweis auf Disziplinlosigkeit oder einen schwachen Willen ist, sondern vielmehr Ausdruck des natürlichen Energiebedarfs des Gehirns, erlebe ich neben großer Erleichterung (meist von starkgewichtigen Menschen) aber auch teilweise ablehnende Reaktionen im Publikum. Fast immer sind es schlanke Menschen, die sehr emotional und heftig reagieren. Die Dicken – so der Tenor der Kritik – könnten abnehmen, wenn sie nur wollten; dass sie sich immer fetter fressen, würde einen aufregen; man könne das nicht nachvollziehen; man selbst würde es ja auch schaffen, schlank zu bleiben – usw.

Ich möchte an dieser Stelle nicht darüber spekulieren, welche tieferen psychologischen oder biologischen Gründe diese Vehemenz haben könnte. Sie ist aber offenkundig Ausdruck einer mehr oder weniger unverhohlenen Ablehnung dicken Menschen gegenüber, die in unserer Gesellschaft nicht unbedingt auf Respekt, Toleranz und Verständnis zählen dürfen.

Nimm doch endlich ab!

Natürlich sieht man die Blicke von fremden Menschen, die einen beim Einkaufen anstarren und die dann ihren Begleitern zuflüstern: »Mensch, hast du diese schwarze Frau gesehen?« Oder wenn Kinder (die man gar nicht kennt) zu einem sagen: »Bist du aber schwarz!« Ein weiteres krasses Beispiel meiner Leidenszeit (ja, man kann es durchaus Leidenszeit nennen) war folgendes: Ich war zum Shopping in einem Kaufhaus und wollte unter anderem eine Freundin besuchen, die dort arbeitet. Die Abteilung der Freundin befindet sich im dritten Stock, also benutze ich den Fahrstuhl. Im ersten Stock steigt ein älteres Ehepaar zu. Als sich die Türen schließen, sagt die Frau zu ihrem Mann – so laut, dass ich es hören kann: »Rudi, meinst du, es war eine gute Idee zu dieser schwarzen Kuh in den Fahrstuhl zu steigen?« Sonst bin ich eigentlich nicht auf den Mund gefallen, aber das hat mich sprachlos und empört gemacht …

Wer könnte diese Sprachlosigkeit und Empörung nicht nachvollziehen. Niemand würde bestreiten, dass es sich bei den Erlebnissen der erzählenden Person um Fälle von Rassendiskriminierung handelt – auch wenn es den »Tätern« vielleicht nicht einmal bewusst wird, dass ihr Verhalten diskriminierend ist. Diskriminierung entsteht bekanntermaßen nicht selten aus Vorurteilen, die gedankenlos weitergegeben werden. Die eingangs des Kapitels geschilderten Erfahrungen sind Auszüge aus einem Brief, den eine 46-jährige Frau verfasst und an eine Organisation geschickt hat, die sich den Kampf gegen Diskriminierung zur Aufgabe gemacht hat.

Allerdings haben wir für den Abdruck hier im Text eine winzige, aber gravierende Veränderung vorgenommen. Machen wir also ein kleines Experiment: Wir versetzen beim nochmaligen Lesen den Text in seinen originalen Zustand zurück. Das ist ganz einfach – wir müssen nur das Wort »schwarz« durch »fett« ersetzen ...

Natürlich sieht man die Blicke von fremden Menschen, die einen beim Einkaufen anstarren und die dann ihren Begleitern zuflüstern: »Mensch, hast du diese fette Frau gesehen?« Oder wenn Kinder (die man gar nicht kennt) zu einem sagen: »Bist Du aber fett!« Ein weiteres krasses Beispiel meiner Leidenszeit (ja, man kann es durchaus Leidenszeit nennen) war folgendes: Ich war zum Shopping in einem Kaufhaus und wollte unter anderem eine Freundin besuchen, die dort arbeitet. Die Abteilung der Freundin befindet sich im dritten Stock, also benutze ich den Fahrstuhl. Im ersten Stock steigt ein älteres Ehepaar zu. Als sich die Türen schließen, sagt die Frau zu ihrem Mann – so laut, dass ich es hören kann: »Rudi, meinst du, es war eine gute Idee zu dieser fetten Kuh in den Fahrstuhl zu steigen?« Sonst bin ich eigentlich nicht auf den Mund gefallen, aber das hat mich sprachlos und empört gemacht ...

Ein krasser Einzelfall? Oder sind wir alle Teil einer Gesellschaft, in der Menschen wegen ihrer Figur und ihrer Körperfülle ständiger Kritik ausgesetzt sind – die manchmal unverhohlen, meist jedoch unterschwellig ausgedrückt wird? Und wenn das so ist, wo beginnt die Diskriminierung? Einen Menschen als »fette Kuh« zu bezeichnen ist eindeutig beleidigend. Was aber, wenn wir jemandem eine Diät anraten, den wir für übergewichtig halten? Wenn wir ihn kritisieren, weil er unserer Meinung nach zu viel isst und zu wenig Selbstdisziplin aufbringt, um abzunehmen? Wenn wir ihn unmöglich finden, weil er überhaupt nicht abnehmen, sondern »so bleiben will, wie er ist«? Wie fühlen sich Menschen, die befürchten müssen, angestarrt zu werden, sobald sie ihre Wohnung verlassen? Die solche Reaktionen schon so oft erlebt haben und denen es nicht immer gelingt, zu überhören, was im Vorbeigehen über sie gesagt wird? Wie wohl und wie frei und ungezwungen kann man sich als dicker Mensch in Deutschland in der Öffentlichkeit fühlen? Wie schauen mich Passanten an, wenn ich als dicker Mensch in der Öffentlichkeit esse? Wie gut sind meine Chancen, einen Job zu bekommen, wenn ich dicker bin als meine Mitbewerber? Gibt es in Deutschland heimliche Berufsverbote für dicke Menschen, oder werden Menschen aufgrund ihrer Körperfülle sogar offiziell von bestimmten Berufen – und wir reden hier nicht von Supermodels oder Kampfjet-Piloten – ausgeschlossen?

Normal oder diskriminierend? Wie dicke Menschen zu einer unterdrückten Gruppe wurden

Ein häufig übersehener Aspekt an Diskriminierungen besteht darin, dass wir sie meist erst dann als solche erkennen, wenn unser Bewusstsein dafür geschärft wurde; wenn etwas bewirkt hat, dass wir die Muster alten Denkens verlassen. Es gab Zeiten – und das ist noch gar nicht so lange her –, als es ganz normal war, einen Menschen mit dunkler Hautfarbe als Neger zu bezeichnen oder anzunehmen, dass Frauen weniger intelligent sind als Männer. Wir würden solche Gedanken heute natürlich von uns weisen. Aber wie war das vor – sagen wir – vierzig Jahren?

Im Jahr 1972 veröffentlichte John Lennon einen Song unter dem provokanten Titel »Woman is the Nigger of the World«. Der Inhalt prangert einen gesellschaftlichen Zustand an, der damals, zu Beginn der 1970er Jahre, kaum ein öffentliches Thema war – Begriffe wie »Emanzipation« und »Frauenbewegung« waren noch weitgehend unbekannt. Im Wesentlichen weist der Liedtext darauf hin, dass Männer Frauen unterdrücken und ausbeuten – egal, welcher sozialen Schicht sie angehören, welche Kultur sie geprägt hat oder welcher ethnischen Herkunft sie sind. »If you don't believe me, look at the one you're with«, heißt es im Refrain. Jeder Mann wird in Lennons Song zum potenziellen Unterdrücker der Frau an seiner Seite. Mit dem bösen N-Wort im Titel machte er außerdem unmissverständlich klar, dass es nicht ausreicht, Frauen ein paar mehr Rechte zuzugestehen. Es ging ihm – und seiner Frau Yoko Ono, von der das Zitat der Titelzeile stammt – um den unerträglichen Zustand der Unterdrückung von Frauen. Diskriminierung, so die schlichte und zornige Botschaft, kann ebenso eine Frage der Geschlechter wie der Hautfarbe sein, und sie existiert uneingeschränkt, solange Menschen wegsehen und schweigen oder einfach die gelernten Vorurteile nachplappern. Der Song hat kurz nach seiner Veröffentlichung übrigens nur für mäßiges Aufsehen gesorgt. Einige amerikanische Radiostationen haben ihn wegen seines Titels boykottiert, aber nur, weil sie Proteste aus der afroamerikanischen Bevölkerung fürchteten. Rassendiskriminierung war in den USA durch die Bürgerrechtsbewegung der Black Panthers, durch Martin Luther King und andere Aktivisten bereits zu einem großen gesellschaftlichen Thema geworden, die Unterdrückung der Frauen aber noch nicht. Hier waren die alten Denkmuster weitgehend intakt. Lennons Intention bestand darin, diese Denkmuster in Frage zu stellen. Er nannte die Dinge beim Namen: Frauen sind nicht gleichberechtigt, Frauen werden diskriminiert – »Woman is the Nigger of the World«.

Im Grunde ist das Muster immer gleich: Was heute noch als allgemein anerkannter Standpunkt gilt, kann morgen bereits als diskriminierend geächtet sein. Es ist alles nur eine Frage des öffentlichen Bewusstseins. Sind wir bereit, Menschen mit anderer Hautfarbe, Religion oder sexueller Orientierung als gleichberechtigt anzuerkennen? Solche Prozesse des Umdenkens sind nicht einfach, es kann lange dauern, aber sie sind – zumindest in weiten Teilen – möglich. Die Frage ist: Brauchen wir so eine Diskussion, so einen Prozess des Umdenkens auch in Bezug auf dicke Menschen in unserer Gesellschaft? Sind wir an einem Punkt, an dem Menschen mit hohem Körpergewicht Gefahr laufen, Opfer einer Diskriminierung von weitreichendem gesellschaftlichen Ausmaß zu werden?

Die perfekte Diskriminierung? Wenn sich Opfer selbst anklagen

In der Bundesrepublik Deutschland gelten 75,4 Prozent der Männer und 58,9 Prozent der Frauen als »übergewichtig«. Man kann sagen, dass Menschen mit großer Körpermasse in Deutschland allein zahlenmäßig eine Gruppe von gesellschaftlicher Relevanz darstellen. In allen anderen Industrienationen sieht die Situation ähnlich aus. Obwohl sie also die Mehrheit stellen, sind sie weit davon entfernt, als gesellschaftliche Kraft aufzutreten. Dicke entscheiden keine Wahlen. Zumindest entscheiden sie diese nicht in ihrem eigenen Interesse; vielleicht begünstigen sie im Gegenteil sogar die Interessen anderer, indem sie sich selbst zurückhalten und sich weniger an Wahlen beteiligen. Dicke üben keine Geschmacksdiktate aus.

Und Dicke haben keine starke Lobby. Das liegt daran, dass sich dicke Menschen weder als Gemeinschaft noch als gesellschaftliche Gruppe fühlen – bestenfalls als Leidensgenossen. Im Gegenteil: Die meisten Betroffenen wollen das Stigma des Dickseins unbedingt loswerden. Aus keinem anderen Grund boomt der Markt der Diätkonzepte, Ernährungsberatungen und Abnehmkuren. Das Dumme ist nur, es funktioniert nicht. Alle noch so schönen Vorher-nachher-Geschichten, die von erfolgreichen Metamorphosen und Schlankwundern berichten, können nicht darüber hinwegtäuschen, dass die Zahl der starkgewichtigen Menschen groß bleibt. Das Perfide am Geschäft mit der Illusion vom Alles-ist-möglich-wenn-man-nur-diszipliniert-genug-abnimmt besteht darin, dass sie das Denken vergiftet – auch bei denen, die nicht oder noch nicht direkt betroffen sind, also dem schlanken Rest der Bevölkerung. Und so fragt man sich offen oder im Stillen, was eigentlich mit diesen Millionen von Männern und Frauen los ist, die mit ihrem Körperumfang gegen die als wünschenswert erachtete Schlankheitsnorm verstoßen, auf besseres Aussehen verzichten, ihre Erfolgsaussichten trüben und sogar ihre Gesundheit gefährden. Längst steht der Verdacht im Raum, dass ihre Disziplinlosigkeit größer ist als ihr Wunsch abzunehmen. Sie fangen zwar Diäten an, halten sie aber nicht durch. Sie verweigern sich dem Normalgewicht, und trotz ärztlicher Bemühungen, zahlloser Aufklärungskampagnen und diverser Abnehmkuren sind sie noch immer nicht schlanker als zuvor.

Hinter dieser Haltung stehen zwei völlig haltlose Annahmen:

Erstens, dass das Dickseins ein kontrollierbarer Zustand sei. Und zweitens, dass vor diesem Hintergrund dicke Menschen ihr Schicksal ändern könnten, wenn sie es doch endlich in die Hand nehmen würden. Alle wissen es offenbar besser als die betroffenen Dicken, die sich dem Schlankerwerden »verweigern«.

Derartige Positionen zu vertreten, ist aber in Wahrheit nichts anderes als eine besonders perfide Art der Diskriminierung, die in der Forderung gipfelt, sich anzupassen, obwohl eine Anpassung unmöglich ist und bereits der Versuch einen extrem hohen Preis verlangt. Und es kommt noch schlimmer: Wer diesem Anpassungsdruck innerlich und äußerlich nachgibt, wird zum Komplizen der Unterdrücker, weil er ihre Argumente akzeptiert und versucht, ihnen zu folgen. Übersetzt heißt das in etwa: *Ich bin dick, ich kann den süßen Versuchungen nicht widerstehen, ich gestehe meine Gaumensünden, und ich weiß, dass ich abnehmen sollte, damit ich schlanker werde, weil ich dann gesünder und erfolgreicher lebe. Solange mir das nicht gelingt, fühle ich mich schwach und schuldig, und jedem, der mich kritisiert, muss ich leider recht geben …*

Parallelen und Vergleiche zu ziehen, ist oft heikel – auch in diesem Fall. Inwieweit lässt sich Rassendiskriminierung überhaupt zur Diskriminierung von dicken Menschen in Relation setzen? Natürlich ist die historische Leidensgeschichte von Menschen mit dunkler Hautfarbe keinesfalls mit der Diskriminierung dicker Menschen vergleichbar. Und um etwaigen Missverständnissen vorzubeugen: Es geht in diesem Kapitel keinesfalls um irgendeine Form von geschichtlicher Relativierung. Es geht um Verhaltensmuster. Es geht darum, zu verstehen, wie Diskriminierung entsteht, wie sie funktioniert, was sie am Leben hält und wie sie sich bekämpfen lässt; und vor allem darum, wie man sie überhaupt als solche erkennt und wie man sich eingesteht, möglicherweise selbst ein Teil dieses Diskriminierungsprozesses zu sein.

Was ist also von dem Argument zu halten, dicke Menschen müssten doch nur abnehmen, um ein erfolgreicheres und besseres Leben zu führen? Was wäre, wenn wir dieses Argument transferieren, so wie wir das am Anfang des Kapitels versucht haben? Das würde sich dann so lesen: »Farbige Menschen müssten doch einfach nur weißer werden, um ein erfolgreicheres und besseres Leben zu führen ...«

Solch einen Satz kann man nicht stehen lassen. Er klingt absurd, abstoßend, ignorant und zutiefst diskriminierend. Und dennoch hat sich vor sechzig Jahren in den USA an diesem Gedanken offenbar niemand gestört. Im Gegenteil – weißer zu werden, erschien damals vielen farbigen Amerikanern als der einzige mögliche Weg zu Erfolg und gesellschaftlicher Anerkennung – als der einzige Weg raus aus der Diskriminierung. Es war die große Zeit der Hautbleichmittelindustrie. Millionen von Amerikanern kauften und nutzten chemische Mittel, um den Teint ihrer Haut aufzuhellen. Was ihnen verschwiegen wurde: Die Aufhellungscremes enthielten hochtoxische Stoffe wie Quecksilber, Hydrochinon, ein Bleichmittel, das aggressiv auf die Pigmentierung der Haut einwirkt und als stark krebserregend eingestuft wird. Die Verwendung dieser Cremes erhöht aber nicht nur das Krebsrisiko drastisch, sie zerstört die Haut, schädigt innere Organe und kann direkt zu tödlichem Organversagen führen. In Europa und in den USA sind Kosmetika mit diesen Inhaltsstoffen mittlerweile verboten – in einigen Ländern Afrikas gibt es sie noch immer. Bis in die frühen 60er Jahre des 20. Jahrhunderts boomten die Hautbleichmittel in den USA. Vor allem in Zeitschriften wurden die Produkte massiv beworben. In einem als Artikel getarnten PR-Text (einem so genannten Advertorial) schreibt Walter White über die Vorzüge eines Hautbleichmittels. Im Vorspann heißt es: »Eine neu entdeckte, revolutionäre chemische Substanz verwan-

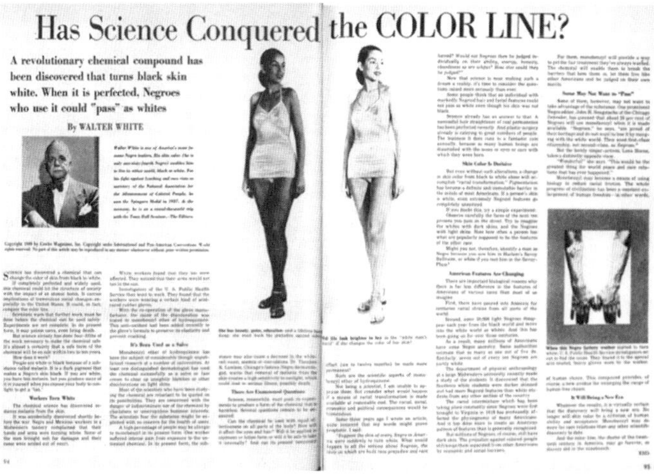

Has Science Conquered the COLOR LINE?

A revolutionary chemical compound has been discovered that turns black skin white. When it is perfected, Negroes who use it could "pass" as whites

By WALTER WHITE

Vorher – nachher
Die Anzeige (oben) aus dem Jahr 1949 erschien in einer amerikanischen Zeitschrift und wirbt für ein Hautbleichmittel. Die Botschaft: Mit Hilfe des beworbenen Produktes können farbige Amerikaner ihre Haut so stark aufhellen, dass sie als »Weiße« durchgehen. Illustriert wird der Effekt mit »Vorher-Nachher-Bildern« wie sie auch jetzt noch bei der Bewerbung von Diäten oder Diät-Produkten verwendet werden, um die Abnehmwirkung des Produktes zu demonstrieren. Heute sind Hautbleichmittel in den USA wegen ihrer Gesundheitsgefährdung verboten und werden als diskriminierend geächtet

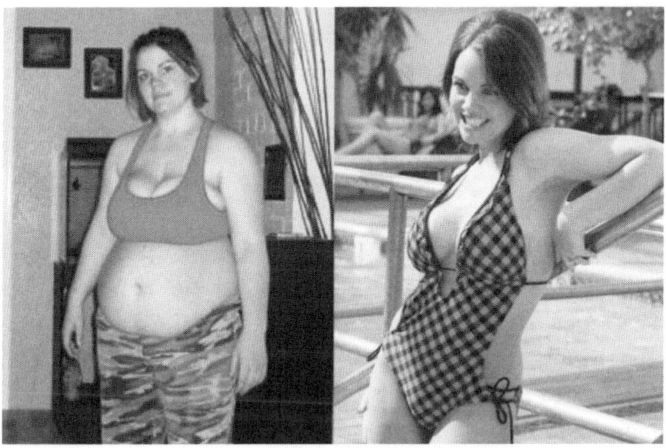

delt schwarze Haut in weiße – so perfekt, dass ein Neger als Weißer durchgeht.«

Die Aufmachung der Doppelseite aus dem Jahr 1949 erinnert gespenstisch an die Gestaltung von aktuellen Anzeigen für Schlankheitsprodukte – inklusive des wissenschaftlichen Anstrichs und der obligatorischen Vorher-nachher-Fotos.

Wie gesagt, Werbung für Hautbleichmittel war damals in den USA keine Seltenheit. Doch dieser PR-Text ist von besonderer Brisanz. Walter White, der Mann, der hier als Autor genannt und gezeigt wird, war zu dieser Zeit eine der gewichtigsten Stimmen des farbigen Amerika. Er war ein Aktivist, der sich gegen die Diskriminierung farbiger Amerikaner wandte. Allerdings gab es in Walter Whites Weltbild nur einen Weg, dieses Ziel zu erreichen: Anerkennung durch Anpassung. Um diese Anpassung zu erreichen, erschien es ihm sogar als legitimes Mittel, die Hautfarbe chemisch zu manipulieren. White starb 1955. Den gesellschaftlichen Aufbruch der Amerikaner mit dunkler Hautfarbe hat er nicht mehr erlebt. Diesen Aufbruch hatte ein anderer maßgeblich mitgestaltet – Martin Luther King. Er wollte nicht mehr, dass farbige Amerikaner weißer werden und sich bis zur Selbstaufgabe anpassen. Er forderte, dass Amerika seine farbigen Bürger so akzeptiert, wie sie sind. 1963 formulierte King seine Sicht der Welt so: »Ich habe einen Traum – dass meine vier Kinder eines Tages in einem Land leben werden, das sie nicht aufgrund ihrer Hautfarbe, sondern aufgrund ihres Charakters beurteilt.«

Von Martin Luther King zurück zur Diskriminierung dicker Menschen ist es zugegebenermaßen ein großer Sprung. Aber Ausgangspunkt war die Frage, ob Diäten ein Mittel beziehungsweise Ausdruck einer Form von Unterdrückung sind, wie wir sie von der Rassendiskriminierung kennen. Auch auf die Gefahr hin, dass wir uns wiederholen, fassen wir Argumente und Gegenargumente zusammen.

»Normalgewicht«? Gibt es genauso wenig wie »Übergewicht«

Was ist eigentlich das Normalgewicht? Medizinisch versteht man darunter ein Körpergewicht, das in einer gesunden Relation zum Alter und zur Größe steht. Wer »übergewichtig« ist, befindet sich in einem Zustand, der nicht gesundheitsfördernd ist und unbedingt geändert werden sollte. So jedenfalls lautet die wohl am weitesten verbreitete Sichtweise in der Medizin. Was also wird ein Arzt, der dieser Sichtweise anhängt, empfehlen, wenn er einen »übergewichtigen« Patienten vor sich hat? Genau. Sein Gewicht zu reduzieren, zum Beispiel mit Hilfe einer Ernährungsumstellung, vulgo Diät.

Doch das Konzept vom Normalgewicht hat einen Haken. Es setzt nämlich voraus, dass der Stoffwechsel eines jeden Menschen in der Lage ist, »normal« zu arbeiten, unabhängig davon, ob seine Lebensbedingungen sicher oder unsicher sind. Mit dieser Prämisse verordnet ein Arzt seinem dicken Patienten eine Abnehmkur, um ihn wieder in den »Normalzustand« zu versetzen. Was aber, wenn es sich beim so genannten »Übergewicht« in Wahrheit um einen Hinweis auf eine geniale Anpassungsleistung im Hirnstoffwechsel handelt, die es dem Menschen erlaubt, in unsicheren, gefährlichen Lebenslagen besser zu überleben – es damit also gar keine allgemeingültige Norm für das Körpergewicht gibt? Bislang ging die Mehrzahl der Ärzte davon aus, dass Mehressen eine Frage von Disziplinlosigkeit ist. Man musste also nur seine Kalorien reduzieren, hart gegen sich selbst sein, und schon war das Problem mit dem Gewicht und seinen Folgerisiken dauerhaft lösbar. Doch ist das wirklich so? Sind also Millionen dicke Menschen Saboteure an der eigenen Gesundheit?

Dieser Frage sind die 38 Wissenschaftler in meiner Lübecker Forschergruppe »Selfish Brain« nachgegangen. Sie entdeckten, dass bei dicken Menschen tatsächlich eine von der Medizin bisher übersehene Veränderung im Hirnstoffwechsel vorliegt. Die Fähigkeit des Gehirns, Energie aus den Körperdepots zu ziehen, hat sich verändert oder, anders gesagt, angepasst. In sicherer Umgebung ist diese Fähigkeit aber die Grundlage eines ausgewogenen Stoffwechsels im menschlichen Organismus, bei dem das Gehirn genau die momentan benötigte Energiemenge aus dem Fett- oder Muskelgewebe anfordert – nicht mehr und nicht weniger. Erst später werden geleerte Depots durch Essen wieder aufgefüllt. Doch in einer unsicheren, gefährlichen Umgebung ist dieses Prinzip bei einigen Menschen abgeschaltet – zum Schutz vor Überlastung. Das ist als große Anpassungsleistung des menschlichen Organismus zu interpretieren. Diese Anpassungsleistung erfordert allerdings eine zweite grundlegende Umstellung, um den Hirnstoffwechsel im Gleichgewicht zu halten. Um also in dieser prekären, unsicheren Lage jederzeit die Energieversorgung des Gehirns zu gewährleisten, muss mehr gegessen werden als früher. Diese Überfluss-Schutz-Strategie funktioniert natürlich nur, wenn auch ausreichend Nahrung verfügbar ist. Eine solche Strategie ermöglicht es dem Gehirn, direkt auf die Glukose zuzugreifen, die aus der Nahrung ins Blut überführt wurde, und der überschüssige Blutzucker wandert in die Fettdepots. Dicke Menschen haben also bei Stress einen robusten Hirnstoffwechsel – das ist ihr Überlebensvorteil! Und das ist die Erklärung, warum Menschen in stressvoller Umgebung dicker werden – und diese Erklärung gilt für jede Form von

Gewichtszunahme, unabhängig davon, welche weiteren Faktoren eine Rolle spielen.

Doch was passiert, wenn diese Form der Zuckerzufuhr eingeschränkt oder gar unterbunden wird – etwa durch eine Diät? Dann bricht eine Energiekrise im Gehirn aus, mit weitreichenden gesundheitlichen Folgen, die wesentlich gravierender sein und vor allem schneller gefährlich werden können als die Risiken einer großen Körpermasse (siehe Liste auf Seite 188).

Wenn »Übergewicht« eine Krankheit ist, warum scheitern dann alle Therapien zur Behandlung?

Seit Jahrzehnten fragen sich Ernährungsforscher, Physiologen und Endokrinologen, was da eigentlich schiefläuft. Warum wird die Menschheit immer dicker, obwohl im selben Zeitraum weltweit Milliarden in Forschung, Aufklärung und Behandlung von Folgen oder möglichen Risiken der Gewichtszunahme geflossen sind? In Wahrheit ist die Situation medizinisch und gesundheitspolitisch längst ein Desaster, das sich kaum jemand eingestehen mag. Man macht weiter, mit altem Wissen und alten Methoden, obwohl auf der Hand liegt, dass der »war on obesity – der Krieg gegen die Fettleibigkeit« sinnlos ist. Angesichts dieser uneingestandenen Niederlage braucht man dringend einen Schuldigen. Irgendjemand muss doch für das Dilemma verantwortlich zu machen sein.

Stellen wir uns also folgende alltägliche Szene vor: Ein Mann mit hoher Körpermasse mittleren Alters betritt das Behandlungszimmer eines Arztes. Der kennt den Patienten seit Jahren. Zigfach hat er ihn ermahnt abzunehmen, hat ihm Sport und Diäten verordnet. Anfangs gab es kurzzeitige Erfolge.

Doch der Patient wurde rückfällig. Jetzt wiegt er mehr denn je. Medizinisch betrachtet hat er das volle Krankheitsbild der »Adipositas«, der gesundheitsbedrohlichsten Form der Fettleibigkeit. Erneut wird der Arzt eine Diät empfehlen, vor den Risiken einer drohenden Diabetes-Erkrankung warnen, aber ohne innere Überzeugung. Zu oft hat ihn sein Patient enttäuscht. »Warum kann der Kerl eigentlich nichts durchhalten? Ich verschwende hier doch nur meine Zeit...« Solche Kommentare wird der Arzt nicht laut äußern, aber womöglich denken. Vielleicht fühlt er sich durch den wenig kooperativen Patienten auch gekränkt. Das Scheitern der Behandlung ist eine unübersehbare berufliche Niederlage. Und: Dieser scheinbar uneinsichtige Patient ist nicht der einzige. Bei allen anderen starkgewichtigen Patienten sieht die Situation ähnlich aus. Über kurz oder lang bleiben sie trotz aller ärztlichen Bemühungen dick oder werden sogar dicker. Mittlerweile ertappt sich unser Arzt dabei, wie er gedanklich auch füllige Patienten, die er noch nicht näher kennt, spontan als wenig zuverlässige, charakterschwache Menschen einstuft.

Gewichtsdiskriminierung – in den USA hat sie das Ausmaß der Rassendiskriminierung erreicht

2009 hat die amerikanische Psychologin Rebecca M. Puhl von der Universität Yale in der medizinischen Fachzeitschrift »Obesity« zum Problem der Vorverurteilung starkgewichtiger Menschen einen bemerkenswerten Review-Artikel veröffentlicht. Bei einer Review-Arbeit handelt es sich nicht um die Veröffentlichung originaler Forschungsergebnisse, sondern um eine Übersichtsarbeit, die verschiedene wissenschaftliche Studien zu einem Thema zusammenfasst. Puhls Artikel fasste 200 Arbeiten – teils von ihr selbst, teils von anderen

Autoren – zur Diskriminierung von Starkgewichtigen in den USA zusammen. Bereits in der Einleitung macht die Autorin deutlich, wie brisant die Sache ist. Sie stellt fest: »Dicke Menschen werden stark stigmatisiert und sehen sich aufgrund ihres Gewichts verschiedenen Formen der Diskriminierung ausgesetzt. Das Ausmaß von Gewichtsdiskriminierung in den USA hat allein in den vergangenen zehn Jahren um 66 Prozent zugenommen ...« Sie findet in den Familien statt, in Partnerschaften, in Kindergärten, in Schulen, an Universitäten, am Arbeitsplatz, in Krankenhäusern, Arztpraxen, Bussen, beim Supermarkt, im Kino (im Zuschauerraum und auf der Leinwand). Die Vorverurteilung dicker Menschen erfolgt nach stereotypen Mustern: faul, unmotiviert, mangelhafte Selbstdisziplin, weniger kompetent, unkooperativ und träge. Die Gesellschaft, so Puhl weiter, lässt diese Diskriminierung zu und setzt damit starkgewichtige Menschen sozialer Ungerechtigkeit und unfairer Behandlung aus. Das hat auch gravierende Konsequenzen für die Betroffenen: Detailliert zeigt Puhl auf, dass dicke Menschen schon bei der Einstellungspraxis in der Arbeitswelt systematisch benachteiligt werden, ebenso bei der Bezahlung (Dicke haben im Schnitt ein geringeres Einkommen als Schlanke), bei anstehenden Beförderungen und wenn es darum geht, Personal abzubauen – ein dicker Arbeitnehmer verliert eher seinen Job als ein dünner. Man erkennt leicht, dass hier eine Art Teufelskreis entsteht – dicke Menschen werden eher gekündigt und finden schwerer wieder einen Job –, der nicht selten in Langzeitarbeitslosigkeit mündet. Tatsächlich wächst die Rate der Arbeitslosigkeit unter dicken Menschen überdurchschnittlich. Puhls Daten gelten nur für die Vereinigten Staaten von Amerika, ihre Erkenntnisse hingegen sind übertragbar: Generell ist zu beobachten, dass in Gesellschaften mit ausgeprägter Gewichtsdiskriminierung dicken Menschen der Zugang zu wirtschaftlichen und finanziellen Ressourcen gezielt erschwert oder verwehrt wird. Die Forderungen mancher Politiker nach einer »Dickensteuer«, nach höheren Krankenkassenbeiträgen für Dicke oder der Besteuerung energiereicher Nahrungsmittel sind bei dem Thema »Diskriminierung und wirtschaftliche Benachteiligung« nur weitere besorgniserregende Beispiele. Somit führt Gewichtsdiskriminierung letztlich dazu, dass die Einkommensdisparität in der Gesellschaft zunimmt (siehe Kapitel »Niemand ist eine Insel«). Dieses Problem ist nicht zu vernachlässigen. Denn Puhl sieht das Ausmaß von Diskriminierung dicker Menschen in den USA mittlerweile als mit Rassendiskriminierung vergleichbar an.

Doch es kommt noch schlimmer: Ausgerechnet dort, wo sich Menschen mit Gewichtsproblemen Verständnis und Hilfe erhoffen, sind die Vorurteile besonders groß – im Gesundheitswesen. Mit der Diskriminierung durch Ärzte, Krankenschwestern und Pfleger, Psychologen und Medizinstudenten befasste sich die Autorin besonders intensiv und stellte fest, dass dicke Menschen die am häufigsten stigmatisierte Patientengruppe sind. Von 2449 Frauen berichteten mehr als die Hälfte, Ärzte hätten ihnen gegenüber unangemessene Kommentare über ihr Gewicht fallen lassen. Der Hauptvorwurf von Medizinern lautet: Dicke sind nicht compliant. Unter Compliance verstehen Ärzte die Bereitschaft des Patienten, eine Therapie zu unterstützen – also zum Beispiel Medikamente zuverlässig einzunehmen oder einen Diätplan zu befolgen. Und genau hier befindet sich die Schnittstelle zwischen Rebecca Puhls Diskriminierungsbericht und der Selfish-Brain-Forschung. Solange Ärzte von dem widerspruchsbehafteten Konzept ausgehen, nach dem Starkgewichtige mit Diätprogrammen behandelt werden sollten, so lange werden ihre Patienten bei der Compliance zwangsläufig versagen. Nicht, weil sie willensschwach, faul oder inkompe-

rechen eindeutig die klinischen Daten.
rn ein größeres Nahrungsangebot be-
ım zugestehen will. Anders gesagt: Der
ırf dieser Menschen ist eine biologische
ıit stabilisiert sich ihr Hirnstoffwechsel
ebensumständen. Das müssen wir Ärzte
en, um diese Patienten als das zu sehen,
chen, die in einem Umfeld mit starken psy-
oren leben. Derartige Umgebungen lassen
nen Sinne mit einem Haifischbecken ver-
werde ich später noch ausführlich eingehen
varum es so wichtig ist, das Haifischbecken
Nur auf der Basis dieser Einsicht werden wir
essen behandeln, anstatt sie vorzuverurteilen.
Das sind wir ihnen schuldig.

Gleichberechtigung für dicke Menschen: Das sind die Forderungen an die Gesellschaft

Der Artikel von Rebecca Puhl ist aber noch in anderer Hinsicht bemerkenswert. Und zwar in seiner Wirkung auf die Medizin, das Gesundheitswesen und die Öffentlichkeit. Dicke werden so stark stigmatisiert wie Menschen anderer Hautfarbe. Mediziner gehören, laut Puhl, zu den ärgsten Diskriminierern. Das sind sehr harte und konkrete Vorwürfe. Man sollte meinen, es hätte einen Aufschrei gegeben. Hat es aber nicht. Genau genommen ist Puhls Review von 2009 sogar nur die Aktualisierung einer Veröffentlichung aus dem Jahr 2001. Auch damals war die Resonanz – gelinde gesagt – verhalten, in den USA und im Rest der Welt. Man könnte also zu der Auffassung kommen, das Thema werde seit Jahren totgeschwiegen. Zum Wesen von Diskriminierungen gehört Ignoranz. Ungerechtigkeiten aufzudecken, ist heikel und unbequem. Doch Diskriminierungen sondern ein stetiges Gift ab. Die Dosis ist meist nicht tödlich, aber sie wirkt im Verborgenen. Diskriminierungen sind Unrecht, sie unterminieren das Selbstvertrauen der Diskriminierten, können bei den Betroffenen zu Depressionen führen, sogar ganze Gesellschaften langsam zerrütten.

Die Unterdrückung von dicken Menschen hat also in den USA bereits das Ausmaß von Rassendiskriminierung erreicht. Und in Deutschland? Ein Marburger Forscherteam fand heraus, dass von 1000 Befragten nur 23 Prozent weder eine offene noch eine maskierte Form von Gewichtsstigmatisierung zeigten. Anders gesagt: 77 Prozent der Befragten hatten Vorbehalte oder Resentiments gegenüber starkgewichtigen Menschen – bewusst oder unbewusst. Ein Leipziger Forschungsteam führte eine deutschlandweite Befragung mit 3000 Teilnehmern durch und fand heraus, dass dicke Kinder das höchste Risiko haben, Opfer von Diskriminierung zu werden. Und das sind nur stichprobenartige Befragungen. Seit 2005 hat sich die *Gesellschaft gegen Gewichtsdiskriminierung* der Thematik angenommen. Ein wesentliches Ziel der Organisation besteht darin, erst einmal Begriffe rund ums Dicksein zu diskutieren und inhaltlich neu zu bewerten. So wendet sich die Gesellschaft gegen die Definition des Dickseins als Ausdruck einer Essstörung oder Erkrankung und lehnt daher auch den Begriff des »Übergewichts« als falsch und diskriminierend ab. Denn dieser Begriff impliziert, dass es so etwas wie ein »Normalgewicht« gibt; also ein Gewicht, das für jeden Menschen gleichermaßen gilt – egal, wie, wo und mit wem er zusammenlebt. Diejenigen Mitglieder der Gesellschaft, die selbst einen hohen BMI haben, bezeichnen sich deshalb auch nicht als »übergewichtig«, sondern selbstbewusst als »dicke

Menschen«. Besonders spannend sind die sieben Kernforderungen der Organisation an Politik und Gesellschaft und die damit verbundenen Überzeugungen:

- Alle Menschen, unangesehen ihres Gewichts, verdienen kompetente und respektvolle Behandlung von Ärzten und medizinischem Personal.
- Vorurteile basierend auf Gewicht sind nicht anders zu behandeln als Vorurteile basierend auf Hautfarbe, Geschlecht, Religion, Körperbehinderung oder sexueller Orientierung.
- Die Darstellung von dicken Menschen in den Medien ist oft unangemessen negativ. Die Medien schüren Ängste vor Fett und fördern die Fixierung auf Schlankheit. Das muss sich ändern.
- Gewichtsvielfalt ist ein positives Ziel. Unser Traum ist eine Welt, in der das Leben eines Menschen, seine Gesundheit, sein Wohlbefinden und sein Glück nicht von seinem Gewicht abhängen.
- Es gibt glückliche, attraktive, leistungsfähige Menschen in jeder Kleidergröße.
- Jeder und jede von uns trägt die Verantwortung, für sich selbst einzustehen und für die Menschen, die unter Gewichtsdiskriminierung leiden.
- Gewichtsfanatismus und Kleidergrößenwahn werden enden, wenn Menschen jedes Körperumfangs sich weigern, sie weiter zu tolerieren.

Es ist unmöglich, hier alle Beispiele offener und versteckter Alltagsdiskriminierung dicker Menschen in unserer Gesellschaft aufzulisten. Aber um eine Vorstellung vom Ausmaß und von der Tiefe des Problems zu geben, sollten folgende Beispiele genügen:

- Sitzplätze in öffentlichen Verkehrsmitteln, Wartezimmern usw. sind nur für Menschen mit einer Kleidergröße bis XXL geeignet. Manche Airlines verlangen von Menschen in Übergrößen bereits den Preis für zwei Sitzplätze.
- In der Bundesrepublik dürfen nur Menschen mit einem BMI von unter 35 kg/m^2 verbeamtet werden. Wer darüber liegt, birgt ein angeblich zu hohes Krankheitsrisiko. Raucher hingegen werden verbeamtet.
- Kleidergrößen über 46 bei Frauen werden von den meisten Markenherstellern und Geschäften nicht berücksichtigt. Entsprechende Kleidung gibt es nur in Spezialläden, obwohl zahlreiche Frauen diese Größe benötigten. Damit gibt es in den mondänen Shopping-Zonen der Großstädte praktisch keine dicken Menschen mehr.
- Dicke Menschen werden von Arbeitgebern sehr häufig benachteiligt: seltener eingestellt, niedriger entlohnt und eher gekündigt.
- Allgegenwärtige Medienmeldungen, in denen Dicke als Problemfall abgetan werden: »Übergewichtige kosten das deutsche Gesundheitssystem nach Schätzung von Experten jährlich mindestens 17 Milliarden Euro.«
- Selbst die medizinische Forschung ist nicht frei von Vorurteilen im Zusammenhang mit Gewicht. Es besteht hier dringender Bedarf, dass sich Ethikkommissionen mit Fragen auseinandersetzen, wie Studien angelegt sein müssen, wer sie finanzieren darf, wie Studien gedeutet werden sollten etc.

Wie lässt sich das komplexe Thema der Gewichtsdiskriminierung abschließend zusammenfassen?

Dicke Menschen haben ein Recht darauf, anerkannt zu werden – so wie sie sind. Diäten und Abnehmprogramme sind nicht nur medizinisch grundverkehrt, sondern können sehr schnell zu einem Instrument der Unterdrückung werden. Dick zu sein, ist eine Reaktion des menschlichen Organismus auf eine Überlastung des Stresssystems und schützt die Menschen vor Folgeerkrankungen einer daueraktivierten Stressabwehr (des Hoch-Cortisol-Zustandes). Die gesundheitlichen Risiken von hohem Körpergewicht werden deutlich überschätzt und übertrieben. Auch das ist für die meisten Menschen ein grundlegend neuer Gedanke. Genau wie diese zentrale Erkenntnis: Zwar ist das Leben unter Belastung in stressvoller Umgebung grundsätzlich gefährlich für Leib und Seele, aber es ist – wenn man schon unter solcher Belastung leben muss – ein klarer Gesundheits- und Überlebensvorteil, dick zu sein. Dick zu werden und dick zu sein, ist ein individueller Ausdruck unseres Lebens in einem stressgeladenen Umfeld und für viele Menschen ein Zustand, an den sie, etwa durch isolierte Gewichtsabnahme, am besten nicht rühren sollten. Um es noch einmal ganz deutlich zu sagen: Unter dauerhaftem Stress dick zu werden, ist unter den gegebenen Umständen eine sinnvolle und gesunde Anpassungsstrategie des menschlichen Organismus. Es ist also höchste Zeit, sich dafür stark zu machen, dicken Menschen den Respekt und die Toleranz entgegenzubringen, die sie verdienen, und das Dicksein medizinisch neu zu bewerten. Aber die sprichwörtliche Medaille hat auch hier eine zweite Seite: Denn die Zunahme von Körpergewicht ist als gesellschaftliches Phänomen auch ein Warnsignal. Es zeigt an, dass die Zahl der Menschen, die dauerhaftem psychosozialen Stress ausgesetzt sind, bereits sehr hoch ist und in einigen Ländern noch immer dramatisch steigt. Besonders besorgniserregend ist dabei die Tatsache, dass immer jüngere Menschen immer dicker werden – ein Ausdruck dafür, dass auch im Leben unserer Jüngsten psychosozialer Stress deutlich auf dem Vormarsch ist. Der Grad an Ängstlichkeit bei Kindern hat in vielen Ländern in den letzten vierzig Jahren stetig zugenommen. Es ist richtig und wichtig, zu erkennen, dass dicker zu werden, als eine gelungene Anpassung des menschlichen Organismus an psychosozialen Stress zu begreifen ist. Es bedeutet aber eben auch, dass dicke Menschen einem stressstarken Umfeld ausgesetzt sind. Wenn sich der menschliche Organismus vor Stressauslösern zu schützen weiß, ist das zunächst hilfreich. Aber die Stress-Abwehr selbst ist auf Dauer folgenschwer.

Wer also das globale Phänomen, dass immer mehr Menschen immer dicker werden, als »Übergewichtsepidemie« bezeichnet, geht am Kern des Problems vorbei und wird, was immer er empfiehlt, dieses Problem garantiert nicht lösen. Was wir erleben, ist ursächlich keine »Übergewichtsepidemie«, sondern eine weltweite »Stressepidemie«. Der Ausbreitung von Stress liegen im Wesentlichen die bereits genannten psychosozialen Faktoren zugrunde. Die Zunahme des Körpergewichts ist lediglich Ausdruck einer Anpassung an diese Entwicklung. Darüber lohnt es sich zu diskutieren und sich endlich Gedanken zu machen, wie wir die Ursachen bekämpfen, statt weiter nur eine natürliche Lösungsstrategie des Gehirns rückgängig zu machen, die es den Menschen erlaubt, in einer unsicheren Umwelt zu bestehen. Denn wenn es gelingt, diese Entwicklung immer stärkerer Stressbelastungen in unseren Lebensumfeldern einzudämmen, braucht die Welt weder Diätprogramme oder Light-Produkte noch Verbote süßer Limonaden. Dann wird die Zahl der Menschen, deren Stresswerte im Blut so unauffällig wie ihr Körpergewicht sind, deutlich ansteigen – ganz von allein. Dazu kann auch ein psychologisch fundiertes Stressmanagement beitragen, das in der Praxis tatsächlich einen stabilisierenden Einfluss auf unser Körpergewicht haben kann. Ich komme im letzten Kapitel auf diesen wichtigen Aspekt zurück.

Doch noch sieht die Realität leider anders aus: Wissenschaftlich, medizinisch und gesellschaftlich wird der Standpunkt, dass Schlanksein gesundheitlich und persönlich unbedingt erstrebenswert ist, häufig noch vehement verteidigt. Und weil konventionelle Strategien zur Gewichtsabnahme offenkundig nicht funktionieren, schlägt jetzt die Stunde der Chirurgen. Sie versprechen den Betroffenen sofortige Abhilfe durch radikale Lösungen. Mit der Aussicht auf nachhaltigen Abnehmerfolg, wo alle Diätversuche gescheitert sind.

Bariatrische Operationen: Wie ein Eingriff einen dicken Menschen in einen dünnen verwandelt

Für viele Menschen bedeutet dick zu sein, eine Reihe von Niederlagen ertragen zu müssen. Gescheiterte Diäten und andere vergebliche Abnehmbemühungen wie Ernährungsumstellungen und Fitnessprogramme stehen auf der Liste der demütigenden Erfahrungen. Die Ermahnungen der Ärzte wegen der Risiken des Übergewichts, die damit verbundenen Ängste um die eigene Gesundheit, das Gefühl, willensschwach zu sein und immer wieder zu versagen, die Blicke der anderen, ihre unausgesprochenen Gedanken und die Bemerkungen zu Kleidergrößen, überflüssigen Pfunden und neuen Diätkonzepten, die man unbedingt ausprobieren sollte, tragen dazu bei, sich schlecht und schuldig zu fühlen. Der Gedanke, dass alle anderen recht haben und man selbst nur zu schwach ist, etwas zu ändern, gewissermaßen das einzig Richtige zu tun – nämlich endlich abzunehmen –, wird immer bestimmender und nistet sich ein. Diese perfide Korruption des eigenen Denkens erfolgt bei Menschen, die unter Diskriminierung zu leiden haben, nahezu zwangsläufig. Wer sich in einer scheinbar ausweglosen Situation schwach und hilflos fühlt, resigniert oder sehnt sich nach einem Wunder; nach Hilfe von außen, nach einem Retter, der das Problem löst. Es ist nur zu verständlich, dass Menschen in einer derartigen Verfassung nach jedem Strohhalm greifen, besonders wenn er von jemandem gereicht wird, dessen Expertenstatus ebenso unstrittig ist wie das Umfeld, in dem das Angebot unterbreitet wird.

Ein Akt der Verführung? Wenn Patienten Patienten unterstützen sollen

»Ihre Unterstützung wäre für unsere Arbeit hier von großer Bedeutung – und wahrscheinlich auch für die anderen Patienten, für die sich hier eine einmalige Chance bieten würde. Denken Sie darüber nach.« Der Chirurg verleiht seinen Worten mit einem Handschlag Nachdruck und verlässt das Krankenzimmer. Für Julia W. ist diese Erfahrung völlig neu. So hat noch nie ein Arzt mit ihr geredet. Die 42-jährige Sachbearbeiterin beim Einwohnermeldeamt einer mittelgroßen Gemeinde war wegen einer Blinddarmoperation in der Universitätsklinik der nahegelegenen Großstadt aufgenommen worden. Dr. C., der freundliche Chirurg, hatte sie nach der Operation auf ihren Körperumfang angesprochen und sie sehr freundlich und einfühlsam zu ihren Bemühungen abzunehmen befragt. Und sie hatte ihm ausführlich ihre Leidensgeschichte erzählt und zum ersten Mal das Gefühl gehabt, dass ihr ein Arzt unvoreingenommen zuhörte, ohne sie zu ermahnen, endlich mit dem Abnehmen ernst zu machen. Dr. C. sprach stattdessen von alternativen Wegen und dem Wunsch der Klinik, mit Betroffenen wie Frau W. ins Gespräch zu kommen, um gemeinsam neue Behandlungswege gegen Adipositas zu beschreiten. C. fragte Frau W. rundheraus, ob sie mit ihren kommunikativen Fähigkeiten nicht eine Selbsthilfegruppe für Adipositas-Betroffene ins Leben rufen wolle. Die Klinik würde für entsprechende Räumlichkeiten sorgen, und – wenn gewünscht – medizinisches Personal würde an den Sitzungen teilnehmen, gegebenenfalls Fragen zu den therapeutischen Möglichkeiten beantworten. Für die Teilnehmer böte sich so die Chance, über neue Methoden ausführlich informiert zu werden, von Ärzten, die viel Zeit mitbringen, ohne dass für die Patienten Kosten entstünden. Julia W. und anderen Betroffenen schien dieses Angebot weit mehr als ein Strohhalm zu sein, das hörte sich eher nach einem ausgewachsenen Seenotrettungskreuzer an.

Die Selbsthilfegruppe nahm also ihre Arbeit auf. Vom ersten Treffen an waren alle Teilnehmer begeistert. Wie versprochen nahmen sich die Ärzte Zeit, an den Treffen teilzunehmen, hörten sich geduldig an, was die Teilnehmer über ihre fruchtlosen Bemühungen, mit Hilfe von ärztlich verordneten Diätplänen abzunehmen, berichteten und beantworteten Fragen. In der fünften Sitzung kam Dr. C. kurz auf die Infobroschüren zu sprechen, die von Anfang an auslagen, aber von den Teilnehmern wenig beachtet wurden. Viele von ihnen kannten diese Broschüren bereits von ihrem Hausarzt oder Internisten. Zusammen mit Dr. C. ging man noch einmal kurz die Möglichkeiten der konventionellen Gewichtsreduktion durch. Dann – etwa drei bis vier Sitzungen später – hieß es, die Klinik verlange eine Art Ergebnisprotokoll der Sitzungen der Selbsthilfegruppe. Eine Krankenschwester verteilte ein Formblatt, auf dem noch einmal zusammenfassend dargelegt wurde, dass alle therapeutischen Versuche der Teilnehmer ergebnislos geblieben seien und dass in der Selbsthilfegruppe noch einmal abschließend über die Methoden der Inneren Medizin zur Gewichtsreduktion informiert worden sei (gemeint war das Treffen, an dem über die Infobroschüren gesprochen worden war). Am Ende der Sitzung wurden alle Teilnehmer gebeten, das Formblatt unterschrieben zurückzugeben. Fast alle folgten der Aufforderung. Die Gruppe war im Lauf der Zeit noch gewachsen. Es waren auch Patienten hinzugekommen, die eine Magenverkleinerung hinter sich hatten, und solche, die sich bereits für eine Operation entschieden hatten. Die Operierten sprachen stolz von ihren überraschend großen Gewichtserfolgen. Es tauchte immer öfter eine Frage auf: »Und wann willst du dich eigentlich operieren lassen?« Auf Bitten einiger Teilnehmer, die jetzt gern von fachlicher Seite mehr über eine Operation zur Gewichtsabnahme erfahren wollten, übernahm Dr. C. die Moderation der Gruppe, um ausführlich über die anfangs angedeuteten alternativen Heilmethoden zur Adipositas zu informieren. Dr. C. begann, über Chancen und Risiken von bariatrischen Operationen zu sprechen.

»Unter Adipositaschirurgie (oder bariatrischer Chirurgie) versteht man chirurgische Maßnahmen zur Bekämpfung des *krankhaften* Übergewichtes. Sie beschäftigt sich mit der chirurgischen Veränderung des Magen-Darm-Traktes. Ziel ist es, Menschen mit krankhaftem Übergewicht, bei denen herkömmliche Maßnahmen zur Gewichtsreduktion nicht erfolgreich waren, bei der Gewichtsabnahme zu unterstützen. Sie stellt medizinisch das invasivste Mittel dar, um gegen krankhaftes Übergewicht und dessen Folgeerkrankungen vorzugehen. Nach einer adipositaschirurgischen Operation muss der Betroffene sich auf eine spezielle, ausgewogene Ernährung umstellen. Durch die Gewichtsreduktion kann eine deutliche Verbesserung des allgemeinen Gesundheitszustandes eintreten, da viele Folgeerkrankungen ebenfalls günstig beeinflusst werden.»

So liest sich die Definition dieser chirurgischen Eingriffe im Wikipedia-Artikel (Stand Januar 2013) unter dem Suchbegriff »Adipositaschirurgie«, die die derzeitige offizielle Bewertung der Verfahren recht gut wiedergibt. Das Ziel dieser Operationen: Durch den Eingriff wird die Kapazität des Magens oder die Fähigkeit des Verdauungstraktes, aus der Nahrung Nährstoffe zu resorbieren, künstlich beschränkt. Einfach gesagt: Ein operierter Patient mag essen, so viel er kann, sein Magen beziehungsweise Darm ist nur noch begrenzt in der Lage, Energie aus der Nahrung in den Körper zu überführen. Viele der zu sich genommenen Kalorien werden also unverdaut wieder ausgeschieden. Es gibt unterschiedliche Methoden, um diese Ziele zur Beschränkung der Nahrungsverfügbarkeit zu erreichen: Eine chirurgische Verkleinerung des Magens beziehungsweise eine Verkürzung des Darms sind die am häufigsten angewandten Eingriffe. Tatsächlich wird fast immer das gewünschte Ergebnis erreicht: Die Operierten verlieren innerhalb kürzester Zeit 30 Prozent und mehr ihres Körpergewichts.

30 Prozent weniger wiegen und Blutzucker senken – kann eine Magenverkleinerung sogar Diabetes heilen?

Jahrelang spielte die bariatrische Chirurgie bei den Bemühungen zur Gewichtsbekämpfung eine untergeordnete Rolle. Sie wurde meist nur in Fällen von extremem »Übergewicht«, der sogenannten Super-Adipositas (BMI über 50), angewendet. Das lag – zumindest in Deutschland – nicht zuletzt an den Krankenkassen, die bis heute jede Operation einzeln prüfen und bewilligen. Doch dieses Nischendasein wollen die Verfechter der Behandlungsform nicht länger hinnehmen. Ihr Bestreben geht dahin, dass die bariatrische Chirurgie als eine standardisierte Behandlung bei Adipositas anerkannt wird. Und dazu haben sie zu einer scheinbar schlagenden Argumentation ausgeholt – der Diabetes-Bekämpfung. Befürworter propagieren neuerdings Adipositaschirurgie als einzige wirklich zuverlässige Methode, Typ-2-Diabetes zu »heilen«. Tatsächlich sieht das auf den ersten Blick auch so aus: Viele starkgewichtige Patienten, die sich operieren lassen, haben auch Typ-2-Diabetes und stellen nach der Operation fest, dass sie nicht nur an Gewicht verlieren, sondern dass sich auch ihre Blutzuckerwerte wieder normalisieren. Der Diabetes verschwindet nach der Operation einfach. Und dafür lassen sich die Chirurgen zurzeit ausgiebig feiern.

Aber bei genauer Betrachtung ist das weder neu noch überraschend. Seit Jahrzehnten ist dieser Effekt in der medizinischen Literatur bekannt: Wird bei einem Menschen, der Typ-2-Diabetes hat, die Kalorienzufuhr stark eingeschränkt – zum Beispiel durch eine Diät oder eben durch eine bariatrische Operation –, normalisieren sich die Blutzuckerwerte. Drastisch formuliert: Auch wer mit Typ-2-Diabetes in ein Notstandsgebiet gerät, wird wegen der Nahrungsknappheit zumindest für die Dauer des Aufenthalts seinen Diabetes loswerden – allerdings wird er auch hungern. An diesem Punkt zeigt sich, dass die Befürworter der bariatrischen Chirurgie unsauber argumentieren. Doch wie beurteilt die Hirnforschung den operativ herbeigeführten Abfall der Blutglukose? Zweifelsohne verschwindet nach solchen Operationen der Diabetes vollständig. Das geschieht aber nur deshalb, weil der operierte Patient keine Chance mehr hat, durch Mehressen auch mehr Kalorien zu sich zu nehmen. Er hat zwar keinen Diabetes mehr, aber sein Gehirn ist dafür zu lebenslangem Hungern verurteilt. Was also auf den ersten Blick wie eine fantastische Heilung aussieht, ist in Wahrheit eine fatale Nebenwirkung: Indem sie die Blutzuckerwerte senkt, destabilisiert die bariatrische Operation den an sich robusten Hirnstoffwechsel eines dicken Menschen.

Und damit wären wir bei der Frage, welche Nachteile und Risiken diese Eingriffe bei genauem Hinsehen bergen. In der Medizin gilt grundsätzlich bei jeder Therapie die Abwägung zwischen Nutzen und Risiken für den Patienten – eine Behandlung gilt dann als sinnvoll, wenn der Nutzen die Risiken übersteigt. Die Chirurgen führen also ins Feld, dass bei den operierten Patienten das Körpergewicht reduziert und gehalten wird. Außerdem normalisieren sich die Blutzuckerwerte, Typ-2-Diabetes verschwindet nachhaltig. Solche Ergebnisse lösen natürlich zunächst bei Laien wie auch bei manchen Experten starke Assoziationen aus: Schließlich gelten sowohl Übergewicht als auch Typ-2-Diabetes als zwei der größten Gesundheitsrisiken unserer Zeit. Diese auszuschalten, kann sich doch eigentlich nur positiv auswirken – oder nicht?

Letztlich gibt es in der Medizin bei der Beurteilung, wie nützlich eine Therapie ist, nur eine echte, harte Währung – nämlich die Sterblichkeitsrate: Leben Menschen in einer vergleichbaren Lebenssituation mit einer vergleichbaren Erkrankung mit oder ohne die fragliche Therapie länger? Das ist die Frage, der sich die bariatrische Chirurgie stellen müsste, was sie aber nicht tut. Bis heute fehlen nämlich hinreichend aussagekräftige klinische Studien, um die Erfolge und Risiken der Operationsverfahren tatsächlich beurteilen zu können. Es gibt zwar durchaus Studien, die die Erfolge betonen und die von Chirurgen auch immer wieder angeführt werden, aber nicht eine von ihnen genügt den wissenschaftlich erforderlichen Standards – weil sie nicht randomisiert sind; das heißt, die Studienteilnehmer wurden nicht durch ein Losverfahren zufällig (randomisiert) der Therapie- beziehungsweise Kontrollgruppe zugeteilt. Daraus ergeben sich eine Reihe von Unschärfen: In den vorliegenden Studien zur bariatrischen Chirurgie kann nicht ausgeschlossen werden, dass operierte Patienten von vorneherein ein niedrigeres Sterblichkeitsrisiko hatten, verglichen mit den nichtoperierten Patienten der Kontrollgruppe. So wird nicht jeder OP-Anwärter tatsächlich operiert, es gibt diverse gesundheitliche Ausschlussgründe (etwa Herzinfarkt oder Schlaganfall), auch Patienten mit psychischen Erkrankungen und Suizid-Risiko werden nach psychiatrischem Gutachten nicht mehr auf die OP-Liste gesetzt. Außerdem sind in diesen Studien die Ergebnisse womöglich auch dadurch verzerrt worden, dass man eher besonders gesunde Personen für die zu operierende Studiengruppe ausgewählt hat, während es bei der Kontrollgruppe genau umgekehrt gewesen sein könnte. Es ist auch nicht ausgeschlossen, dass in den Studien dicke Patienten, die wegen einer anderen (möglicherweise schwerwiegenden) Erkrankung in Behandlung waren, der Kontrollgruppe zugeteilt wurden. Man muss kein Experte sein, um erkennen zu können, dass diese Verfahren erhebliches Potenzial verzerrter Ergebnisse bergen. Im Gegensatz dazu treten beim Zufallsprinzip (Randomisierung), bei welchem Patienten mit einem vergleichbaren Gesundheitszustand – und die gleichermaßen für eine Operation geeignet scheinen – in die OP- beziehungsweise in die Kontrollgruppe gelost werden, derartige statistische Verzerrungen, die man in der Fachsprache Selektions- oder Berkson-Bias nennt, nicht auf. Aus den hier angeführten Gründen werden nicht-randomisierte Studienergebnisse beziehungsweise Verfahrensweisen in der Wissenschaft nur eingeschränkt anerkannt.

Aufklärung durch den Arzt? Wie Behandlungsergebnisse aufpoliert werden

So weit dieser kleine Exkurs in das Thema »Studiendesign«, der mir an dieser Stelle unumgänglich erscheint, weil es für den Laien unmöglich ist, den Unterschied zwischen dem Ergebnis einer randomisierten Studie und einer wenig aussagekräftigen nicht-randomisierten Studie zu erkennen. Der

Patient muss sich hier auf die Auskünfte der Ärzte oder Fachverbände verlassen können; sie müssen überwachen, inwieweit Studienergebnisse tatsächlich Behandlungserfolge und mögliche Risiken abbilden. Bedauerlicherweise ist diese Offenheit und Ehrlichkeit im Umgang mit Patienten nicht selbstverständlich.

Das belegt leider auch die Stellungnahme der *Deutschen Gesellschaft für Allgemein- und Viszeralchirurgie*, des zuständigen nationalen Fachverbands, zur derzeitigen Studienlage. Die Fachgesellschaft hat einen Leitlinien-Ausschuss gebildet, der auch die *Deutsche Adipositasgesellschaft*, die *Deutsche Gesellschaft für Psychosomatische Medizin und Psychotherapie* sowie die *Deutsche Gesellschaft für Ernährungsmedizin* zurate gezogen hat. In einer 60-seitigen Leitlinie »Chirurgie der Adipositas«, die als offizielle Handlungsanweisung für Ärzte gedacht ist, werden zahlreiche Studien zu diesem Thema aufgeführt. Den einzelnen Studien werden so genannte »Evidenzklassen« zugeordnet, die angeben, wie groß die wissenschaftliche Verlässlichkeit ist, dass die darin getroffenen Aussagen als gesichert angesehen werden können. An der entscheidenden Stelle der Leitlinie, wo es um die großen Arbeiten zur Sterblichkeit nach bariatrischer Chirurgie geht, wird interessanterweise die Evidenzklasse, die sonst an jeder kleineren unbedeutenden Studie aufgeführt wird, weggelassen. Das könnte den Eindruck erwecken, dass es sich hierbei um die den höchsten Ansprüchen genügenden randomisierten Forschungsarbeiten der Evidenzklasse 1 handelt – was aber bei genauerer Überprüfung nicht der Fall ist. An anderer Stelle wird über »exzellente Ergebnisse in einem 10-Jahres-Follow-up nach Magen-Bypass« gesprochen, wobei es sich lediglich um Fallbeispiele der sehr niedrigen Evidenzklasse 4 handelt. Eigentlich sollte doch die Leitlinie einer Fachgesellschaft wissenschaftlich neutral sein. Letztlich schließt die Leitlinie mit der Aussage: »Mehrere große Studien zeigen die Effektivität bariatrischer Operationen hinsichtlich der Reduktion der Langzeit-Mortalität auf«, ohne darauf hinzuweisen, dass hier Studien mit nicht hinreichend hoher Evidenzklasse zugrunde liegen. Noch erstaunlicher ist, dass der Leitlinien-Ausschuss eine wichtige Studie überhaupt nicht erwähnt.

Tatsächlich gibt es nämlich eine alarmierende Untersuchung zur Sterblichkeit nach Magenverkleinerungen und Darmverkürzungen, die erhebliche Zweifel an der Harmlosigkeit von bariatrischen OPs aufkommen lässt. Diese Studie wurde nicht klinisch, also mit Patienten in bestimmten Kliniken oder Adipositas-Zentren, durchgeführt, sondern epidemiologisch, das heißt in der Bevölkerung. Amerikanische Wissenschaftler werteten dazu im US-Bundesstaat Pennsylvania die Daten von 16 683 (!) bariatrisch operierten Menschen aus. Es traten 31 Suizide auf, 30 Prozent der Suizidfälle ereigneten sich innerhalb von zwei Jahren nach der OP, fast 70 Prozent innerhalb von drei Jahren. Verglichen mit den Suizidfällen in der gleichaltrigen US-Bevölkerung stiegen die Raten bei den Operierten geradezu explosionsartig um mehr als das 5- bis 7-fache an – auf 570 Prozent bei den Männern und 740 Prozent bei den Frauen. Das ist an sich schon viel zu auffällig, um unberücksichtigt zu bleiben. Außerdem weiß man aus anderen Untersuchungen, dass dicke Menschen seltener zu Selbsttötungen neigen als schlanke. So gesehen, steigt das Risiko eines dicken Menschen, sich nach einer bariatrischen Operation das Leben zu nehmen, wahrscheinlich auf deutlich mehr als 700 Prozent!

Nach einer derartigen Operation hat das Gehirn noch zwei Möglichkeiten: radikal Energie sparen oder das Stresssystem überlasten

Wie ist dieses dramatische Ergebnis zu erklären? Aus der Selfish-Brain-Forschung wissen wir, dass ein hohes Körpergewicht Ausdruck einer Strategie des Gehirns ist, seinen Energiebedarf unter schwierigen Lebensumständen sicherzustellen. Wird das Nahrungsangebot drastisch reduziert, bleiben dem Gehirn nur zwei Möglichkeiten:

- Erstens einsparen. Um mit weniger Energie auszukommen, fährt es seine Leistung deutlich runter. Dies hat zur Folge, dass im Rahmen einer auftretenden »Neuroglukopenie« viele Funktionen nur noch eingeschränkt verfügbar sind: Abnahme der Wachheit (das Gehirn ermüdet schneller, Schläfrigkeit und Erschöpfung sind typische Folgen) und das Nachlassen der Konzentration sind auffällige Symptome. Hier gibt es einen Hinweis auf ein weiteres mögliches Risiko nach bariatrischen Operationen: Die Pennsylvania-Studie zeigt neben dem erhöhten Suizid-Risiko auch, dass operierte Menschen häufiger durch einen Unfall ums Leben kommen.
- Zweitens gestresster leben. Die einzige verbleibende Alternative zu Neuroglukopenie besteht darin, das vor der Operation durch Habituation ruhiggestellte Stresssystem unter der Last des eingeschränkten Nahrungsangebotes wieder massiv hochzufahren, um die nötige Energie fürs Gehirn aus den Reserven des Körpers zu ziehen. Tatsächlich ist dokumentiert, dass bei Adipositasoperierten die Cortisolwerte im Blut ansteigen. Die Aktivierung des Stresssystems dient dazu, die Energiekonzentration im Gehirn aufrechtzuhalten. Eine zum Teil dramatische Dauerüberlastung des Stresssystems ist eine unausweichliche Nachwirkung einer

derartigen Magen- oder Darmoperation. Und dieser plötzlich einsetzende und anhaltende massive Dauerstress, der nicht wie bei anderen Menschen durch erhöhte Kalorienaufnahme wieder verringert werden kann, lässt operierte Menschen immer häufiger zu illegalen Drogen und Alkohol greifen und fördert die Entstehung einer schweren Depression; in der Ausweglosigkeit wächst das Risiko, durch Selbsttötung ums Leben zu kommen.

Es gibt darüber hinaus noch einige weitere mögliche Spätfolgen. Die Patienten leiden nicht selten unter Mangelerscheinungen und müssen lebenslang hochdosiert Vitamine und Mineralienpräparate einnehmen. Oft kommt es bei den Nähten zu Komplikationen, und Nachoperationen werden nötig. Eine Patientin berichtete mir von wöchentlich auftretenden epileptischen Anfällen nach einer derartigen OP. Auch dies ist eine mögliche OP-Komplikation, weil starke Unterzuckerungszustände im Gehirn zu krampfartigen Anfällen führen können. Die Patientin muss seitdem Antiepileptika nehmen, und der Arzt rät ihr vom Autofahren ab. Wie gesagt – dies alles sind nur erste Beobachtungen zu Nebenwirkungen und möglichen Langzeitfolgen. Erst eine groß angelegte randomisierte Studie würde an dieser Stelle Gewissheit bringen.

In letzter Zeit erhalte ich immer öfter Anfragen von Menschen, denen zu einer bariatrischen Operation geraten wurde und die wissen wollen, welcher Weg richtig ist. Vor allem für sie und für alle anderen, die vor einer derartigen Entscheidung stehen, habe ich dieses Kapitel verfasst. Wer sich zu diesem Schritt entschließt, sollte das volle Spektrum der Risiken – wie ich sie hier in ihren Kernpunkten dargelegt habe – kennen, und er sollte bedenken, dass eine derartige Operation am Magen oder Darm nie mehr rückgängig zu machen ist (in jüngster Zeit wird mit einem »Endobarrier«-Verfahren experimentiert, bei dem der Darm mit einer Art Kunststoff ausgekleidet wird; dieses Verfahren basiert auf dem gleichen Ansatz der »künstlichen Beschränkung des Nahrungsangebotes« wie die bariatrische Chirurgie, ist also mit den gleichen ernstzunehmenden Risiken und Nebenwirkungen behaftet; Endobarriers ließen sich immerhin aber wieder entfernen). Für den Patienten bedeutet dies nichts weniger, als dass er mit dem Zustand, in dem er sich nach der Operation befinden wird, für den Rest seines Lebens zurechtkommen muss. Vergleichbar ist dieser Zustand mit dem eines Menschen, der lebenslang zu einer Diät gezwungen wird und dem so die benötigten Kalorien verwehrt werden. Natürlich kann man versuchen, damit irgendwie umzugehen, aber der Preis, den Gehirn und Körper durch Energieknappheit und stressbedingten Gewebeverschleiß zahlen müssen, ist hoch und unvermeidbar.

Unterschrift mit Folgen: Wie ein Formblatt aus einem dicken Menschen einen Palliativpatienten machen kann

Ich habe an dieser Stelle bereits mehrfach eine randomisierte Studie zu bariatrischen Operationen angemahnt und tue dies, wie viele andere Kritiker auch, bereits seit Jahren – bislang vergebens. Da drängt sich die Frage nach dem »Warum« auf. Darüber lässt sich nur spekulieren, aber es gibt den konkreten Verdachtsmoment, dass die bariatrische Chirurgie zumindest derzeit in Deutschland nicht die Absicht hat, sich einer derartigen Prüfung zu unterziehen. Kehren wir dazu noch einmal zu unserer Selbsthilfegruppe vom Anfang des Kapitels zurück. Dr. C. ließ die Teilnehmer ein Formblatt unterschreiben; allerdings nicht nur, um das Ergebnis der Sitzungen protokollarisch zu dokumentieren. Mit der Unterzeichnung dieses Formblatts hat sich der medizinrechtliche Status eines jeden Mitglieds der Gruppe radikal gewandelt. Jeder, der unterschrieben hat, dokumentiert damit für die Zukunft, dass seine Adipositas austherapiert ist. Und damit ist er kein Patient mehr, der für die gängigen Behandlungsverfahren in Frage kommt, sondern ein Palliativpatient. Also ein Patient, bei dem die Behandlung nicht mehr Besserung beziehungsweise Heilung verspricht, sondern nur noch Linderung. Die meisten Menschen kennen diesen Begriff aus der Onkologie: Krebspatienten erhalten starke Betäubungsmittel, um unerträgliche Schmerzen zu lindern. Das Risiko der Betäubungsmittelsucht ist hier irrelevant, weil die Patienten nicht mehr lange zu leben haben.

Juristisch betrachtet befinden sich die Teilnehmer der Adipositas-Selbsthilfegruppe, die das Formblatt unterschrieben haben, im gleichen Status wie die austherapierten Krebspatienten. Als Palliativpatienten können sie eine bariatrische Operation als letztes Mittel zur Linderung ihrer Adipositas in Anspruch nehmen. Eine Nutzen-Risiko-Abwägung wie bei einem normal therapierbaren Patienten ist hier nicht mehr vorgesehen. So bewerten das nämlich auch die Krankenkassen, die die Operation genehmigen müssen; was sie bei Adipositas nur in seltenen, sehr schweren Fällen tun. Bei einem austherapierten Palliativpatienten ist die Bewilligung allerdings sehr viel leichter durchzusetzen. So werden die Selbsthilfegruppe und das unterschriebene Formblatt am Ende zu einem Ticket auf den Tisch eines bariatrischen Chirurgen. Zwischen dem Patienten und dem Eingriff steht jetzt nur noch seine Entscheidung – lasse ich mich operieren oder nicht.

Derartige Selbsthilfegruppen sind übrigens in deutschen Kliniken kein Einzelfall. Immer öfter werden auf diese Art Patienten für bariatrische Operationen gewonnen oder man kann auch sagen »rekrutiert«. Die Verdachtsmomente, dass diese Eingriffe den Betroffenen bei Weitem mehr Schaden als Nutzen bringen, sind offenkundig. Ihnen nicht schnellstmöglich wissenschaftlich auf den Grund zu gehen, ist gefährlich und fahrlässig. Und die Gefahr, dass nicht nur immer mehr, sondern auch immer jüngere Menschen durch eine derartige Operation für den Rest ihres Lebens geschädigt werden, nimmt in dramatischem Ausmaß zu. In den USA haben die Befürworter der Methode vor dem Hintergrund der »epidemieartigen Zunahme von Übergewicht« in der Bevölkerung eine sehr bedenkliche gesundheitspolitische Diskussion in Gang gebracht: Warum nicht – so ihr Vorschlag – Kinder operieren, bevor sie richtig dick werden?

Kinder zuerst

»Childhood adversity« ist ein klinischer Sammelbegriff aus der anglo-amerikanischen Stressforschung, der sowohl traumatische Erfahrungen wie Tod eines Elternteils, Trennung der Eltern, Missbrauch und Vernachlässigung während der Kindheit erfasst als auch ungünstige sozioökonomische Bedingungen (Armut, Aufwachsen in Stadtvierteln mit hohem Kriminalitätsanteil usw.).

1997 betritt ein schmaler fast elfjähriger Junge mit Brille die literarische Welt. Harry Potter wird von seiner Schöpferin Joanne K. Rowling im ersten Band als ein Kind vorgestellt, das seine Eltern verloren hat (angeblich bei einem Autounfall) und das nun das ungeliebte und ziemlich perspektivlose Dasein eines Waisenkindes im Hause seiner feindseligen Tante Petunia Dursley, ihres tyrannischen Ehemannes und ihres gehässigen Sohnes fristen muss. Als Ausdruck der Geringschätzung haben die Dursleys den zehnjährigen Harry in einer Abstellkammer unter der Treppe einquartiert, in die gerade so eben ein Bett hineinpasst. Zu diesem Zeitpunkt weiß er noch nicht, dass sich sein Leben schon bald – nämlich an seinem elften Geburtstag – dramatisch verändern wird.

Die sieben Bände der Harry-Potter-Reihe und die Verfilmungen wurden zu einem beispiellosen Welterfolg. 500 Millionen-mal wurden die Bücher bisher verkauft. Der durchschlagende Erfolg der Harry-Potter-Romane hat viele Gründe. Einer ist ganz sicher der biografische Hintergrund Harrys und das damit verbundene Identifikationspotenzial für viele Leserinnen und Leser: Harrys familiäre Verhältnisse sind schwierig, er fühlt sich von den Menschen, bei denen er lebt, ungeliebt und unverstanden. Er hat schon früh das Trauma einer Trennung erlebt.

Solche Lebensumstände in einer Kindheitsbiografie bezeichnen Stressforscher als »Kindheitsbelastungen« (engl. »childhood adversities«). Ronald C. Kessler und William J. Magee von der Universität Michigan haben anhand zahlreicher Forschungen eine allgemeingültige Liste der verschiedenen Formen von schwerwiegenden Belastungen in der Kindheit zusammengestellt:

- Psychische Erkrankung eines oder beider Elternteile
- Alkoholprobleme eines oder beider Elternteile
- Ernsthafte Eheprobleme
- Scheidung oder Trennung der Eltern
- Tod eines oder beider Elternteile
- Das Fehlen einer innigen und vertrauten Beziehung zu den Eltern oder anderen erwachsenen Bezugspersonen
- Selbst Zeuge oder Opfer familiärer Gewalt geworden zu sein
- Körperliche oder sexuelle Misshandlung
- Vernachlässigung
- Eine Kindheit in sozial-ökonomisch instabilen Verhältnissen.

Im Fall von Harry Potter treffen gleich drei Kriterien zu (die Punkte 5, 6 und 9), und wenn wir ehrlich sind, kennt wohl jeder von uns Kinder, deren Leben und Erleben von mindestens einem dieser Faktoren geprägt wird. Weltweite Untersuchungen sowohl in armen wie in reichen Ländern zeigen, dass schwerwiegende Kindheitsbelastungen gar nicht so selten sind: Tod eines Elternteils lag im Durchschnitt bei 13 Prozent der untersuchten Kinder vor, körperliche Misshandlung bei 8 Prozent, familiäre Gewalt bei 6 Prozent und eine psychische Erkrankung eines Elternteils ebenfalls bei 6 Prozent der Kinder. Und das sind nur die dokumentierten Fälle. Die Dunkelziffern sind hier schwer einzuschätzen. Kinderärzte, Soziologen und Stressforscher sprechen deshalb sogar schon von einer epidemischen Entwicklung von schwerwiegenden Kindheitsbelastungen, die in dem Maße zunimmt, in dem familiäre Strukturen brüchig oder dysfunktional werden oder gänzlich verschwinden. Mit anderen Worten: Für immer mehr Kinder und Jugendliche bedeutet das Kindsein (nach der Definition von Kessler und Magee sind die Lebensjahre vor Vollendung des 16. Geburtstages entscheidend), belastenden Lebensereignissen ausgesetzt zu sein, die von so großer Intensität oder Dauer sind, dass die meisten von ihnen diese als toxischen Stress erleben.

Über Auswirkungen von toxischem oder chronischem Stress haben wir bereits im Kapitel »Beipackzettel für Diäten?« einiges erfahren. Wir wissen, dass es für unser Gehirn zwei Wege gibt, auf Dauerstress oder traumatisierenden Stress zu reagieren: Beim Stresstyp A führen Dauerbelastungen oder überwältigende Stresserlebnisse zu permanent oder wiederkehrend erhöhten Werten der Stresshormone und zu erhöhter Gefahr von Stressfolgeerkrankungen. Beim Typ B passt sich das Stresssystem an, mit der Folge, dass der Hirnstoffwechsel ausgeglichen bleibt, aber das Körpergewicht zunimmt.

Je früher die Stressbiografie einsetzt, desto gravierender sind die Auswirkungen

Was bedeutet also toxischer Stress im Kindesalter vor diesem Hintergrund? Bei den meisten Menschen zeigen sich die ersten Auswirkungen chronischer Stressbelastungen ab dem zweiten oder dritten Lebensjahrzehnt. Wer allerdings schon in der Kindheit toxischem Stress ausgesetzt ist, beginnt auch mit seiner Stressbiografie wesentlich früher. Und es kommt noch schlimmer: Erlebt eine Schwangere toxischen Stress, gibt sie diesen mit hoher Wahrscheinlichkeit an ihr ungeborenes Kind weiter. Toxischer Stress und die damit verbundene Gewichtszunahme kann sogar epigenetisch weitervererbt werden (dieser Sachverhalt wird in meinem ersten Buch »Das egoistische Gehirn« vertieft).

Die steigende Zahl von Kindern, die früh dick werden, ist also im Wesentlichen ein Ausdruck von wachsendem toxischen Stress im häuslichen oder gesellschaftlichen Umfeld. Betroffene Kinder, die dem B-Typ angehören, entwickeln eine zum Teil deutliche Zunahme an Körpergewicht. Dramatische Gewichtszunahmen nach einer sexuellen Misshandlung sind Ärzten seit Langem bekannt. Belastete Kinder, die zu den A-Typen gehören, sind schwerer zu erkennen. Sie bleiben schlank, obwohl ihr Stresssystem dauerhaft unter Last ist. Hier könnte es Zusammenhänge mit Verhaltensauffälligkeiten wie Aufmerksamkeitsdefiziten und Hyperaktivität oder einem verstärkten Hang zum Alkohol- beziehungsweise Drogenmissbrauch geben.

Ich möchte an dieser Stelle aber ausdrücklich vor allzu schnellen Einschätzungen und Rückschlüssen warnen – familiärer Stress kann sehr vielfältig sein. Zum Teil liegen die Ursachen auch außerhalb der Familie (etwa in der Schule), und meistens führt das Zusammenwirken verschiedener Stressoren dazu, dass der Körperumfang wächst. Richtig ist, dass ein großer Körperumfang bei Kindern auf starke (und möglicherweise unerkannte) Stressoren im Umfeld hindeutet. Ein fataler Fehler wäre es aber, hieraus einen eindeutigen Hinweis auf Vernachlässigung oder Missbrauch abzuleiten.

Warum es so wichtig ist, Kindern den Stress zu nehmen, statt sie mit Diäten zu quälen

Wie bei Erwachsenen gibt es also auch bei Kindern unter dem Einfluss von toxischem Stress im Wesentlichen zwei Möglichkeiten der Reaktion: ein Leben mit einem hochaktiven Stresssystem oder eine Anpassung, mit der Folge von Gewichtszunahme (es gibt prinzipiell noch die Möglichkeit, Hirn- und Körperfunktionen deutlich runterzufahren und somit Leistungseinbußen und Erschöpfungszustände in Kauf zu nehmen – diese Möglichkeit findet sich aber meist als Ergänzung zu den beiden Hauptreaktionsformen). Aus medizinischer Sicht ist die Anpassung mit vermehrter Nahrungsaufnahme durchaus als Schutzstrategie des Gehirns unter stressvollen Lebensbedingungen zu bewerten – auch bei Jugendlichen und Kindern. Vor diesem Hintergrund sind alle Forderungen, dicke Kinder mit Diäten schlank zu machen, nicht nur widersinnig, sondern sogar bedrohlich. Kalorienentzug macht ein dickes Kind eben nicht gesund und schlank, sondern schlank, aber doppelt-gestresst – mit allen negativen Auswirkungen, über die ich bereits berichtet habe.

Wenn ich in Vorträgen über dieses Thema spreche, kommt häufig der Einwand, dass viele Kinder und Jugendliche auch in früheren Jahrhunderten großem psychosozialen Stress ausgesetzt waren, die weltweite Problematik »übergewichtiger Kinder« aber erst seit einigen Jahrzehnten auftritt. Um diesen Effekt zu verstehen, lohnt es, sich die Entwicklungen in den Schwellenländern wie zum Beispiel Brasilien oder Indien anzuschauen, die in den vergangenen Jahren große wirtschaftliche Fortschritte gemacht haben. Solange in diesen Ländern aber noch Nahrungsknappheit herrschte, hatten die gestressten B-Typen – insbesondere dann, wenn sie in armen Verhältnissen lebten – schlicht nicht die Möglichkeit, mehr zu essen, um so – bei habituiertem Stresssystem – ihren Hirnstoffwechsel zu stabilisieren. Deshalb haben wahrscheinlich Menschen vom Typ B unter derartigen Umständen die schlechtesten Überlebenschancen. Typ A hingegen, der bei Stress Gewicht abnimmt, hat einen geringeren Energiebedarf (ist sozusagen die ökonomischere Stressvariante) und ist daher bei Nahrungsmangel gegenüber Typ B im Vorteil. Die Situation ändert sich, wenn ab einem bestimmten Punkt der ökonomischen Entwicklung eines Landes die Nahrungsverfügbarkeit ausreicht, um die gesamte Bevölkerung zu versorgen – so war es in allen Industrienationen nach dem Zweiten Weltkrieg. Wo es früher noch zu Versorgungskrisen oder sogar zu Hungersnöten kam, steht jetzt selbst für die Ärmeren, ja sogar für die Ärmsten genug kaloröse Nahrung zur Verfügung. Jetzt können Typ-B-Menschen von ihrer energie-kostspieligen Überlebensstrategie der Stresshabituation profitieren. Das ist dann auch der Zeitpunkt, an dem die Gewichtszunahme vor allem bei Kindern und Jugendlichen der ärmeren Bevölkerungsschichten geradezu explodiert. Vor allem in den Großstädten Indiens und Brasiliens lässt sich dieses Phänomen seit einigen Jahren beobachten. Anders gesagt: In früheren Epochen (und in vielen stressvoll-unsicheren Gegenden der Welt gilt das bis heute) wurden arme Menschen nicht dick, weil sie gar nicht dick werden konnten. Es war einfach nie genug zu essen da.

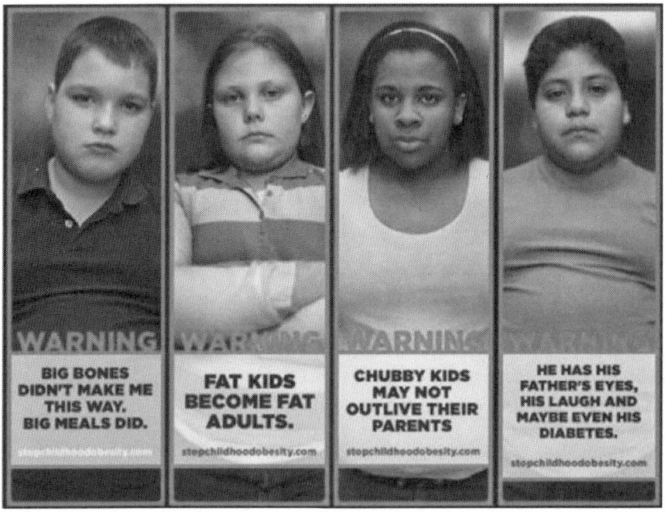
WARNING
BIG BONES DIDN'T MAKE ME THIS WAY. BIG MEALS DID.
FAT KIDS BECOME FAT ADULTS.
stopchildhoodobesity.com
CHUBBY KIDS MAY NOT OUTLIVE THEIR PARENTS
stopchildhoodobesity.com
HE HAS HIS FATHER'S EYES, HIS LAUGH AND MAYBE EVEN HIS DIABETES.
stopchildhoodobesity.com

Diskriminierung im Namen der Gesundheit?
Im US-Bundesstaat Georgia sorgt eine Aufklärungskampagne mit Motiven wie diesem für heftige Diskussionen. Gezeigt werden Bilder von starkgewichtigen Kindern, die mit Warnhinweisen versehen sind, wie man sie in ähnlicher Form und Aussage sonst auf Zigarettenschachteln findet: »Moppelige Kinder werden ihre Eltern wahrscheinlich nicht überleben« oder »Fette Kinder werden fette Erwachsene«. Vor allem bei Amerikanern, die selbst dick sind, wird diese Art der »Aufklärung« als Diskriminierung empfunden. Die Initiative »Health at every size« hat bereits mit einer Gegenkampagne geantwortet: »WIR STEHEN für Menschen jeden Alters, um deutlich zu machen, dass der Körperumfang weder Schönheit noch Gesundheit beeinträchtigt…«

In den USA hat 2012 eine Kampagne gegen »Übergewicht bei Kindern« für Aufsehen gesorgt. In Anzeigenmotiven werden Fotos von dicken Kindern mit Warnhinweisen versehen, wie man sie in Gestaltung und Diktion von Zigarettenpackungen kennt: »FETTE KINDER WERDEN FETTE ERWACHSENE« oder: »MOPPELIGE KINDER WERDEN IHRE ELTERN WAHRSCHEINLICH NICHT ÜBERLEBEN.« Initiiert wurde die Kampagne von Regierungsstellen des US-Bundesstaates Georgia, in dem besonders viele Minderjährige mit hohem Körpergewicht leben: 40 Prozent aller Kinder und Jugendlichen gelten dort als »übergewichtig«. Die Aktion hat in den USA eine heftige Debatte ausgelöst, ob man Fotos von Kindern (es gibt dazu auch TV-Spots mit den Kindern) derart offensiv und aggressiv verwenden darf. Die Befürworter verweisen dabei auf den Schockeffekt, der vor allem die offenbar als unwissend eingeschätzten Eltern aufrütteln soll, ihre Kinder nicht derart mit Kalorien vollzustopfen. Selbst Kritiker der Aktion stellen nicht in Frage, ob die Absichten der Macher überhaupt gut und richtig sind. Sie befinden lediglich die propagandistischen Mittel als fragwürdig.

Die Diskussion macht das eigentliche Dilemma deutlich. In ihrer Rat- und Hilflosigkeit greifen Gesundheitsbehörden zu immer drastischeren Mitteln der »Aufklärung«, um eine Gewichtsepidemie unter Kindern einzudämmen, ohne sich um die Ursachen zu kümmern; und sie offenbaren so ihre eigene eklatante Unwissenheit. Das erklärte Ziel lautet: Abspecken um jeden Preis. Doch wie hoch ist dieser Preis tatsächlich?

Georgia ist einer der US-Bundesstaaten mit überdurchschnittlich starkem Armutsgefälle in der Bevölkerung, die Arbeitslosigkeit ist dementsprechend hoch, die Kriminalität auch, Rassendiskriminierung ist besonders ausgeprägt. Alles gravierende psychosoziale Stressfaktoren, die vor allem die Schwächsten treffen – die Kinder und Jugendlichen. Wie bereits im Kapitel »Niemand ist eine Insel« gezeigt, stehen die USA im internationalen Vergleich sowohl bei der Häufigkeitsrate von dicken Menschen in der Bevölkerung als auch bei der Größe der Einkommensdisparität an erster Stelle. Aber das ist nur ein Teil des Bildes: Denn selbst innerhalb der USA gibt es diesbezüglich unter den 50 US-Bundesstaaten ein starkes Gefälle: Hier belegt beispielsweise New York den traurigen Spitzenplatz. Die Schere zwischen Arm und Reich hat dort ein bizarres Ausmaß angenommen. Dabei gelang es den beiden Epidemiologen Wilkinson und Pickett, in ihren detaillierten Studien aufzuzeigen, dass sich der von ihnen beschriebene Zusammenhang zwischen »Übergewichts«-Häufigkeit und Einkommensdisparität auch beim Vergleich der 50 US-Bundesstaaten untereinander wiederfinden lässt. So rangiert Georgia – der Bundesstaat, der mit seiner krassen »Aufklärungskampagne« in die Kritik geriet – nicht nur bei der Häufigkeitsrate dicker Kinder, sondern auch bei der Einkommensungleichheit im internen US-Vergleich im oberen Viertel. Statt also das Problem ursächlich zu bekämpfen und für Kinder ein Leben und ein Umfeld zu schaffen, in dem mehr soziale Gerechtigkeit herrscht und sie weniger Stress ausgesetzt sind, findet jetzt ausgerechnet in Georgia diese Medienkampagne statt, in der von betroffenen Kindern (und ihren Eltern) verlangt wird, ihren Lebensumständen einen weiteren massiven Stressor hinzuzufügen – Nahrungsbeschränkung. Und weil das immer noch nicht reicht, wird Dicksein in der drastischen Darstellung der Kampagne stigmatisiert. So werden Kinder, die sich aufgrund ihres Körpergewichts wahrscheinlich sowieso schon als benachteiligt empfinden, öffentlich zu Außenseitern der Gesellschaft erklärt. Stress, noch mehr Stress und noch mehr Stress sind zwangsläufig die Folge. Was ist, wenn die Kinder nicht dünner werden? Und alle Statistiken zeigen ja, dass damit nicht zu rechnen ist. Anzunehmen, dass man diesen globalen Gewichtstrend, der sich bereits seit fünfzig Jahren ausbreitet, mit einer Plakatkampagne beeinflussen kann, zeugt von grenzenloser Naivität. In Wahrheit sieht es so aus: Die dicken Kinder von Georgia werden auch nach dieser öffentlichkeitswirksamen Zurschaustellung nicht schlanker, sondern müssen mit ihrem dicken Körper weiterleben – nur sind sie dann noch etwas mehr gedemütigt, diskriminiert und unter Druck gesetzt.

Was Kinder wirklich brauchen? Entlastung, Entlastung, Entlastung…

Vielleicht hat sich der eine oder andere Leser bereits gefragt, was das Ganze eigentlich mit Harry Potter zu tun hat? Schließlich weiß jeder, der die Bücher oder die Filme kennt, dass Harry eine Menge Entwicklungen und Wandlungen durchmacht – nur eines wird er nicht: dick. Und das hat einen Grund: Als Harry Potter die Fähigkeit der Zauberei offenbart wird, bekommt er auf fantastische und spektakuläre Weise Zugriff auf das eigene Leben. Er ist vom ohnmächtigen Jungen zum mächtigen Zauberer geworden. Harry ist nicht länger dem tyrannischen Kleinkrieg bei den Dursleys ausgesetzt. Die Art und Weise, wie sie ihre gerechte Strafe erhalten, ist eine Passage im Buch, die wohl vielen Kindern und Jugendlichen, die sich selbst auch ohnmächtig fühlen, aus der Seele spricht. Joanne K. Rowling hat hier – bewusst oder unbewusst – eine Heilungsgeschichte erzählt, in der es dem Helden gelingt, vor dem psychosozialen Terror eines familiären und schulischen Umfelds in eine Traumwelt zu entkommen, die für ihn aber ganz real ist. Harry Potters erster und vielleicht größter Zaubertrick besteht darin, den toxischen Stress verschwinden zu lassen, dem so viele junge Menschen in unserer Zeit ausgesetzt sind.

Natürlich ist Zauberei im echten Leben keine Lösung. Aber Harry Potters Beispiel zeigt, dass es doch einen Weg geben muss, das Stress- und Gewichtsproblem bei Kindern und Jugendlichen zu lösen. Harry wurde erst in dem Moment zu der Person, die er wirklich ist, als er in die Welt der Zauberer aufgenommen wurde. Das klingt natürlich fantastisch, aber wenn wir genau hinschauen, geht es eigentlich um ganz einfache und absolut irdische Dinge. Als Zauberschüler erfährt der elfjährige Junge zum ersten Mal:

- Respekt
- Freundschaft und Loyalität
- Zutrauen
- Zugewandtheit
- Konstruktive Kritik
- Ermunterung zu eigenem, kritischen Denken und seinen Weg zu gehen
- Engagierte Lehrer, die ihn fördern und begleiten
- Was es bedeutet, Verantwortung zu tragen und daran zu wachsen …
- … aber auch Entlastung, wenn der Druck der Verantwortung zu groß wird
- Anerkennung seiner Persönlichkeitsentwicklung.

Jeder einzelne dieser zehn Punkte taugt als hochwirksames Mittel gegen psychosozialen Stress bei Kindern. Jeder einzelne Punkt bezeichnet aber leider auch genau das, was Kindern so oft vorenthalten wird. Wir haben ja bereits über Jugendliche und Kinder in den USA gesprochen und gefragt, welche Ursachen und Fehlentwicklungen möglicherweise mitverantwortlich sind, dass viele amerikanische Kinder offenbar so starken Stressoren ausgesetzt sind. Oder anders gefragt: Was sagt es über die Wertschätzung von Kindern aus, wenn zum Beispiel

- in einigen amerikanischen Grundschulen nur noch Fingerfood serviert wird, weil die Schulleitung besorgt ist, die Kindern könnten nicht sachgemäß mit Messer und Gabel umgehen und würden sich eventuell verletzen.
- immer mehr Schulen Wachdienste und Personenkontrollen einführen, weil die Angst vor den Schülern ausufert.
- Kinder unter zwölf Jahren verhaftet und zu Gefängnisstrafen verurteilt werden können.

- verhaltensauffällige Jugendliche vom Staat oder auch von ihren Eltern in so genannten Bootcamps festgehalten werden, in denen versucht wird, durch ein System aus Drangsalierung, Demütigung und harten Bestrafungen ihren Willen zu brechen.

Die Liste dieser Beispiele ließe sich fortsetzen. Aber wir müssen gar nicht unbedingt in die USA schauen. Die Situation vieler Kinder und Jugendlicher auch in unserer Gesellschaft ist prekär. Wichtig und wünschenswert wäre, dass es uns gelänge, überhaupt erst einmal zu erkennen, welchen psychosozialen Stressoren Kinder ausgesetzt sind; anzuerkennen, dass hier ein gravierendes Problem für die physische und psychische Gesundheit liegt, und geeignete Gegenmaßnahmen zu ergreifen. Das allerdings ist nichts Geringeres als ein zentrales gesellschaftliches Projekt, an dem alle mitarbeiten müssten.

Es gibt allerdings einiges, das jeder schon jetzt tun kann:

- Hören wir sofort damit auf, moppelige oder dicke Kinder zu diskriminieren.
- Entlasten wir sie stattdessen, indem wir ihnen sagen, dass ihr Gewicht und ihre Figur den Bedürfnissen ihres Gehirns entsprechen oder, anders gesagt, dass ihr »Dicksein« eine Lösung ist, ihren Hirnstoffwechsel unter gefährlich-unsicheren Lebensumständen ausgeglichen zu halten.
- Drangsalieren wir sie nicht länger mit Diäten und Essverboten. Lassen wir die Eltern in Ruhe und machen wir ihnen kein schlechtes Gewissen, dass sie ihr Kind zu kalorienreich ernähren. Die Kinder brauchen ihre Extra-Energie, um unter den bestehenden Lebensbedingungen zu überleben!

Psychosoziale Entlastung ist der logisch richtige und entscheidende Schritt, um Frust und Stress abzubauen. Wenn es uns dann noch gelingt, Kindern und Jugendlichen mehr Respekt, Anerkennung, Zutrauen, Vertrauen und echte Entwicklungsmöglichkeiten zu vermitteln, kann auch das Wunder wirken. Untersuchungen der amerikanischen Familientherapeutin Laurel Mellin von der Universität Berkeley zeigen, dass Entlastung und das Erlernen von Strategien zur Konfliktlösung bei dicken Jugendlichen und Erwachsenen das Stresssystem – und damit den Hirnstoffwechsel – in ein neues Gleichgewicht bringen können. Eine nicht ganz unerwünschte Nebenwirkung der Behandlung besteht darin, dass die Betroffenen schlanker werden – ohne Diät.

Doch leider sind diese Lebensqualitäten, also »Zuwendung«, »Entwicklungsmöglichkeiten«, »Anerkennung«, »Entlastung«, »Zutrauen«, in vielen Bereichen unseres Lebens Mangelware. Im dritten Kapitel haben wir die fünf großen Stresszustände kennengelernt: »Einsamkeit«, »Armut«, »Arbeitslosigkeit«, »Arbeitsstress (Überforderung, geringe Einflussnahme)«, »Partnerschaftskonflikte«, und wir können an dieser Stelle festhalten, dass sie sich zu den oben genannten Lebensqualitäten entgegengesetzt verhalten:

Zuwendung <————————————> Einsamkeit

Entwicklungsmöglichkeiten <————————> Armut

Anerkennung <——————————> Arbeitslosigkeit

Entlastung <——————————> Arbeitsstress

Vertrauen <————————> Partnerschaftskonflikte

Es ist natürlich wünschenswert, in einem psychosozialen »Biotop« zu leben, das von Lebensqualität geprägt ist. Aber in der Realität stellt sich leider oft heraus, dass wir stattdessen von Stressoren umgeben sind, die uns und unser Verhalten bestimmen, auch wenn uns dies oft nicht bewusst ist. Metaphorisch gesprochen könnte man sagen: Manche Gewässer, in denen wir schwimmen, mögen an der Oberfläche friedlich erscheinen – aber häufig stellen wir fest, dass sich Haifische im Wasser befinden.

Das Leben im Haifischbecken

Der Albertsee, oder auch Lake Albert, befindet sich in Zentralafrika. Die Ostseite des Gewässers gehört zur Demokratischen Republik Kongo, der westliche Teil des Sees liegt in Uganda. Der Lake Albert wird von zwei Flüssen gespeist und gilt als außerordentlich fischreich. Allerdings verteilen sich die Fischpopulationen nicht gleichmäßig im See: Die meisten Schwärme leben an den Uferzonen, in der Mitte gibt es hingegen kaum Fische. Diese Information ist nicht nur für die Fischer wichtig, sondern bestimmt auch das Leben einer Spezies unscheinbarer Seebewohner: der Krebstierchen *daphnia lumholtzi*. Die häufig auch als »Wasserflöhe« bezeichneten Tierchen haben den Albertsee zu ihrem Lebensraum erkoren. Bei den winzigen Daphnien (sie sind gerade noch mit dem bloßem Auge zu erkennen) handelt es sich um eine invasive Art, die eigentlich aus Asien stammt, auf unbekannten Wegen nach Afrika gelangte und jetzt nach und nach die Gewässer des Kontinents erobert. Wie die meisten invasiven Arten sind auch Daphnien Überlebens- und Anpassungskünstler. Das Phänomen der Anpassung als Überlebensvorteil interessiert natürlich unter den Wissenschaftlern Evolutionsbiologen besonders. Und *daphnia lumholtzi* ist derzeit einer der großen Stars in diesem Forschungszweig. Denn die kleinen Krebse haben eine Fähigkeit, die sie zu etwas Besonderem in der Tierwelt macht: Sie können auf Stress reagieren, indem sie ihre äußere Erscheinungsform verändern; und einer der größten Stressoren, wenn man ein zirka 1 Millimeter kleiner Krebs ist, besteht in der Gefahr, von einem Fisch gefressen zu werden. Wächst also der kleine Krebs in einer Umgebung auf, in der sich auch Plankton-fressende Fische tummeln (für das Tierchen sind das gefährliche Räuber), panzert sich das ansonsten kugelförmige Tierchen mit zwei spitzen, dornenartigen Auswüchsen – einer Art Schwanz und einem »Helm«. So wird das Krebs-

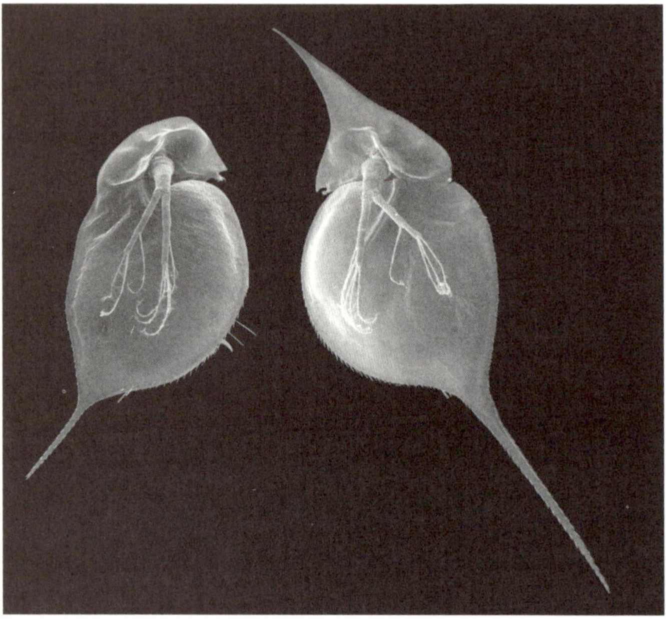

Warum sich Minikrebse bei Stress einen Helm zulegen
Dauerhafter Stress verändert auch bei afrikanischen Wasserkrebschen der Art *daphnia lumholtzi* das äussere Erscheinungsbild. Sind viele krebsfressende Fische in der näheren Umgebung, bilden die Krebstierchen eine Art spitz zulaufenden Helm aus. Diese wehrhafte Veränderung dient dazu, Räuber abzuschrecken und somit die eigenen Überlebenschancen zu erhöhen

chen von einer leichten Beute zu einer, die für den angreifenden Fisch nicht so leicht zu haben ist. Ein klarer Überlebensvorteil für die Daphnien, die jetzt relativ sicher und unbehelligt ihren Aktivitäten nachgehen können. Das Signal, das die Metamorphose bei den Krebstieren auslöst, senden übrigens die Fressfeinde selber aus – eine Art chemischen Botenstoff, der ihre Anwesenheit im Gewässer verrät und die Daphnien warnt.

Was aber geschieht, wenn im näheren Umkreis überhaupt keine Fische existieren oder ihre Zahl so gering ist, dass sie keine große Gefahr darstellen – wie es zum Beispiel in der Mitte des Albertsees der Fall ist? Dann bleiben die Krebstierchen einfach kuglig-rund und »entspannt«.

Der Verwandlungstrick der Daphnien blieb sogar den Evolutionsbiologen lange verborgen. Ursprünglich hatte man nämlich angenommen, dass die runden und die behelmten Daphnien zwei verschiedenen Arten angehören, also unterschiedliche Gene besitzen. Aber das stellte sich bei näherer Betrachtung als falsch heraus – es handelt sich um ein und dieselbe Art (die beiden Daphnien auf dem Foto sind sogar Zwillinge, sie stammen aus dem gleichen Klon, sind also genetisch identisch). Wenn also ein ursprünglich rundlicher Minikrebs sich einen spitzen Schwanz und Helm zulegt, ist dies ein adaptiver Akt der so genannten »phänotypischen Plastizität« – also eine Änderung der Erscheinungsform, die einen Prozess der Anpassung darstellt. Den Tieren wachsen Spitzen, weil sie so besser vor Fressfeinden geschützt sind – mit der Folge, dass sie weniger Stress haben. Allerdings hat die Maßnahme ihren Preis: Die Verformung ist nicht reversibel, und sie kostet das Tierchen Wachstumsenergie. Doch die Investition lohnt sich, weil der Vorteil des »Nichtgefressen-Werdens« eindeutig überwiegt.

Nehmen wir einmal an, es gäbe in der Raubfisch-verseuchten Uferzone des Sees noch eine weitere Art von Daphnien mit einer anderen genetischen Ausstattung – nennen wir sie der Einfachheit halber die »Typ-A-Daphnien« –, die sich nicht anpassen und schützen können. Sie wären aufgrund ihrer Wehrlosigkeit natürlich die bevorzugte Beute der Raubfische. Und als gejagte Beutetiere würde sich ihr Leben und ihr Verhalten grundlegend von dem in einem sicheren Gewässer unterscheiden. Sie müssten ständig auf der Hut sein, immer bereit zur Flucht, um sich Verstecke zu suchen. Das Leben eines Kleinkrebses des Typs A wäre vom Dauerstress bestimmt. Während die spitzhelmigen Typ-B-Krebse also in Ruhe Nahrung suchen können und tun, was Krebse sonst so tun, muss der A-Krebs seine Aktivitäten immer wieder unterbrechen und ausweichen, wenn sich hungrige Räuber nähern. Und wenn sein Nervensystem etwas entwickelter wäre und er so etwas wie ein Bewusstsein hätte, würde wahrscheinlich bereits die Angst vor dem möglichen Auftauchen eines Raubfischs sein Denken und Verhalten bestimmen, ihn hektisch und nervös werden lassen.

Wenn Stressoren wie Raubfische agieren, dann leben viele Menschen in einer Art Haifischbecken

Obwohl wir Menschen natürlich über ein ungleich komplexeres und weiterentwickeltes Gehirn verfügen als die Daphnien, ist unsere Situation der der Minikrebse interessanterweise gar nicht so unähnlich. Im übertragenen Sinne kann man unsere Lebensumwelt durchaus auch als Gewässer sehen. Und diese Gewässer, in denen wir uns bewegen, können ein vergleichsweise friedlicher und harmloser Lebensraum sein – oder eben nicht. Manch einer mag jetzt denken, Raubfische – also irgendjemand, der uns stresst – gibt's doch immer. Tatsächlich ist es so, dass die meisten von uns sich in einem Umfeld befinden, das mit dem Lake Albert und seinen Zonen vergleichbar ist: Da gibt es die »Familienzone«, das »Partnerschaftsbassin« oder die »Job-Untiefe«, um nur einige zu benennen. Im Gegensatz zu den Daphnien, die in ihren Zonen verharren, pendeln wir allerdings hin und her; und natürlich sind wir nicht alleine. Die spannende Frage lautet: Was passiert mit uns, wenn wir feststellen müssen, dass in einer oder mehrerer dieser Zonen Haifische hausen?

Kehren wir noch einmal zu den Wasserkrebsen zurück. Also die einen – die Tiere der Art *daphnia lumholtzi* (oder Typ B) – lassen sich einen spitzen Helm wachsen, wenn sie feststellen, dass sich Räuber im Wasser befinden. Diese Maßnahme ist so erfolgreich, dass sie das Risiko, gefressen zu werden, und den damit verbundenen Stress deutlich und nachhaltig reduziert. Stressforscher sprechen in so einem Fall von einer steilen Reaktionsnorm. Das heißt im Fall der Typ-B-Krebse, dass ihnen ein beachtliches Repertoire von Erscheinungsformen zur Verfügung steht: im Frieden rundlich – bei Stress mit Schutzhelm. Die Krebstierchen vom Typ A hingegen bleiben in ihrer Reaktionsfähigkeit immer gleich, nämlich rundlich. Sie verfallen zwar in hektische Aktivität, wenn sich ein Raubfisch nähert, aber ihre Ausweichstrategie ist vergleichsweise primitiv, weil sie keinen nachhaltigen Schutz bewirkt oder für Stressabbau sorgt. Im Gegenteil – der Stresslevel bleibt hoch und kann sogar weiter ansteigen, zum Beispiel wenn der Druck der Jäger zunimmt. Die Reaktionsnorm der Wasserkrebse vom Typ A ist demnach flach. Ihre Aktivitätsmuster sind dagegen hoch, stellen aber lediglich den Versuch dar, die fehlende phänotypische Plastizität – also die Fähigkeit, sich physisch dauerhaft anzupassen – auszugleichen. Bildhaft gesprochen: Wer ohne Helm Motorrad fährt, kann noch so vorsichtig sein und aufpassen, im Fall eines Sturzes bleibt sein Kopf schutzlos.

Wobei wir wieder beim Menschen wären. Nehmen wir an, ein junger Mann tritt nach dem Studium seine erste Arbeitsstelle an. Er glaubt, er sei durch seine Ausbildung an der Universität gut auf seine Aufgabe vorbereitet. Aber nach ein paar Wochen oder Monaten muss er feststellen, dass die Firma, für die er arbeitet, Personal einspart und gleichzeitig die Anforderungen an die Belegschaft erhöht. Somit verschlechtert sich das Betriebsklima, und das Konkurrenzdenken verschärft sich. Jeder fürchtet, seinen Job zu verlieren. Ohne es zu ahnen, ist unser junger Mann unter Haie (Stressoren) geraten. Nun gelten im menschlichen Haifischbecken andere Gesetzmäßigkeiten als in einem See in Afrika. Wer sich unter menschlichen Haien bewegt, muss normalerweise nicht um Leib und Leben fürchten. Es ist auch nicht unbedingt die Absicht der Menschen, zu Haien zu mutieren – es sind fast immer die Umstände, die das Haifischbecken und somit den Stress erzeugen. Gefressen zu werden, kann hier bedeuten, seinen Arbeitsplatz zu verlieren; eine Art finanziellen und sozialen Tod zu erleiden, da man aus dem beruflichen Lebensumfeld eliminiert wurde. Kompliziert ist auch der Umstand, dass in einem menschlichen Haifischbecken nicht immer leicht zu erkennen ist, wer ein Hai ist und wer nicht. In einem beruflichen Umfeld können Vorgesetzte, die die Vorgaben der Geschäftsleitung umsetzen oder aus eigener Motivation handeln, ebenso das Verhalten von Haien an den Tag legen wie neidische oder konkurrenzfixierte Kollegen. »Mobbing« sei hier als Stichwort genannt. Wer in einem derartigen Revier unterwegs ist, läuft Gefahr, sich permanent unsicher zu fühlen und unterschwellig ständig Angst zu haben, dass man den Anforderungen nicht genügt oder aus irgendeinem anderen Grund »gefressen wird«. Die Folge ist Stress – möglicherweise lang anhaltender psychosozialer Stress, der dort entsteht, wo Konflikte für den Einzelnen schwer oder gar nicht lösbar sind und die Möglichkeit, die Situation zu kontrollieren, stark eingeschränkt ist. Um besser verstehen zu können, warum es so schwierig ist, mit so einer Situation umzugehen, und warum sich Menschen in einer derartigen Lage oft hilflos und ausgeliefert fühlen, sollten wir einen Blick auf die Vorgänge im Gehirn werfen, die zur Entstehung von chronischem Stress führen.

Amygdala – der Ort im Gehirn, an dem das Gefühl erzeugt wird, das wir als »Stress« erleben

Die Zentrale des Stresssystems, also der Ort, an dem Stress im Gehirn entsteht, ist die Amygdala, der so genannte Mandelkern. Dabei handelt es sich um einen Teil, der räumlich den zerebralen Hemisphären (Großhirnhälften) zugeordnet ist. Funktional ist es ein Areal des Gehirns, das für unser emotionales Erleben entscheidend ist. Eine wichtige Rolle spielen dabei Muster der Wiedererkennung – zum Beispiel in Gefahrensituationen. Diese Wiedererkennungsmuster helfen bei der Analyse potenzieller Gefahren. Und damit wir auch ja nichts verpassen, verschafft uns die Amygdala das Gefühl hoher Erregung (die ganze Palette der Angstempfindungen), wenn wir bedroht werden. Allerdings hat die Sache einen Haken: Das System ist – man könnte sagen – ein wenig »veraltet«. Evolutionsbiologisch stammt die Konstruktion der Amygdala aus einer Zeit, in der sich höhere Tiere entwickelt haben. In Gefahrensituationen – wenn also zum Beispiel einer unserer menschlichen Vorfahren einer gefährlichen Raubkatze begegnete – versetzte die Amygdala das Stresssystem kurzzeitig in einen Erregungszustand, den so genannten »Fight or flight Modus«. Die Reaktionszeit wird verkürzt, das Gehirn ist hellwach, es braucht daher mehr Energie; Glukosenachschub und

-bestellung des Gehirns werden gesteigert, um den Menschen in die Lage zu versetzen, reaktionsschnell ums Überleben zu kämpfen – oder zu flüchten. Dazu stellt das Stresssystem der Muskulatur ausreichend Fettsäuren zur Verfügung – zum Kämpfen oder Weglaufen. Ist die Gefahr überstanden, beruhigt sich das Stresssystem wieder. Es kommt zurück in seine Ruhelage.

Auch im sozialen Umfeld – also beim Leben innerhalb einer Gruppe – können jederzeit Stressoren auftreten. Hier halfen unseren Vorfahren, zum Beispiel den Jägern und Sammlern, vermutlich klare Regeln, Strukturen und Rituale, Situationen richtig einzuschätzen und entsprechend emotional angemessen zu reagieren, also den psychosozialen Stress für den Einzelnen und für die Gemeinschaft zu reduzieren. In unserer sozial komplexen Welt ist es hingegen für die Amygdala viel schwieriger, zu bewerten, was eine konkrete Gefahr ist, wann sie beginnt und wann sie endet. Anders gesagt: Bedrohliche Situationen richtig einzuschätzen und emotional sinnvoll zu bewerten, ist für das menschliche Gehirn in den vergangenen 100 000 Jahren deutlich komplizierter geworden.

Gibt es einen Schalter im Gehirn, mit dem sich unsere Stressreaktion an- oder ausknipsen lässt?

Eine emotionale Gefahrenanalyse – wie können wir uns das vorstellen? Alle Informationen, die die Amygdala erreichen, werden auf der Gefühlsebene bewertet und können einen Erregungszustand erzeugen. Da dies aber nicht immer sinnvoll ist, hat sich im Laufe der Evolution ein System im Gehirn etabliert, das Informationen filtert. Dieses System befindet sich im Präfrontalen Cortex (PFC). Hier wird entschieden, welche

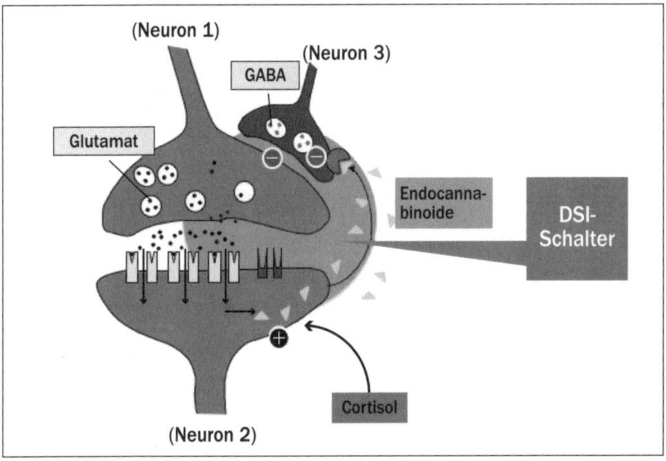

Wie kommt es im Gehirn zur Gewöhnung? DSI steht für »Depolarisations-induzierte Suppression der Inhibition«. Ein Stressreiz setzt im Neuron 1 den Botenstoff Glutamat frei. Dieser bewirkt in Neuron 2 eine *Depolarisation* (= Erregung). Ist die Erregung stark genug, lässt Neuron 2 Endocannabinoide frei. Die Endocannabinoide binden an Neuron 3 an und induzieren dort eine *Suppression* (= Hemmung). Hier wird folglich der Botenstoff GABA nicht mehr freigesetzt. GABA führt sonst eigentlich an Neuron 1 zur *Inhibition* (= Hemmung) – ohne GABA kann Neuron 1 aber ungehemmt feuern. Durch einen starken Stressreiz stellt sich der DSI-Schalter jetzt auf AN-Position, und der Reiz wird maximal verstärkt. Im Gegensatz dazu ließe ein schwacher Stressreiz den DSI-Schalter in AUS-Position, und der Reiz würde vollständig abgeschwächt. Bei Dauerstress werden die Endocannabinoide unter der Einwirkung von Cortisol vermehrt in den Nervenzellen produziert. Deshalb springen bei Dauerstress in zahlreichen Synapsen im PFC die DSI-Schalter mit einer größeren Wahrscheinlichkeit in die Position AN und markieren so die für die Stressverarbeitung wichtigen neuronalen Informationspfade. Jetzt lernen genau die Synapsen des PFC, bei denen die Schalter angeschaltet sind, um welche bekannten Stressauslöser es sich handelt, nämlich diejenigen, die vergeblich abgewehrt worden sind und die so zu Dauerstress geführt haben (denn die Cortisolwerte sind schließlich hoch). Mit Hilfe der Endocannabinoid-Schalter ist es den Nervenzellen des Präfrontalen Cortex also möglich, die frustranen Stresspfade zu markieren und anschließend mittels so genannter Langzeitpotenzierung in Form eines Stressgedächtnisses zu speichern. Im Falle dieses Lernprozesses kann im PFC das Neuron 2 einen massiven Input zur Amygdala senden, was dort zur Dämpfung führt. Man nennt diese Form der Anpassung Habituation.

Botschaft eine echte Bedrohung darstellt und einen erhöhten Erregungszustand des Stresssystems sinnvoll erscheinen lässt. Diese Botschaft leitet der PFC an die Amygdala weiter. Erst vor Kurzem gelang es dem Psychologen Matthew Hill und seinen Kollegen von der University of British Columbia in Vancouver, die entscheidenden experimentellen Befunde zum Verständnis nachzuweisen. Die Nervenzellen des PFC verfügen über ein komplexes System, das man als DSI-Schalter bezeichnet. DSI steht für »Depolarisationsinduzierte Suppression der Inhibition« – also um erregungsbedingte Abnahme der Unterdrückung eines Informationsflusses. (Wer gerne mehr über die Funktionsweise des DSI-Schalters erfahren möchte, findet die neurobiologischen Mechanismen in der Grafik »Wie kommt es im Gehirn zu Gewöhnung?« (S.171)) Hinter diesem Wortungetüm steht ein biochemisches Prinzip, mit dem in der belebten Natur Schalterfunktionen ausgeführt werden können. Vereinfacht dargestellt, geht es darum, wie Nervenzellen lernen, mit Hilfe von Endocannabinoiden (das sind körpereigene Botenstoffe, die chemisch mit dem Rauschmittel Cannabis verwandt sind) relevante Stressoren von irrelevanten zu unterscheiden, und wie es dem PFC möglich ist, aufgrund von Stresserfahrungen die Stressantwort der Amygdala immer dann zu hemmen, wenn keine konkrete Gefahr besteht.

So eine Situation erleben wir zum Beispiel im Kino, wenn wir einen spannenden Film ansehen. Es wird eine gefährliche Situation gezeigt – und die Amygdala reagiert mit Erregung, weil sie eine virtuelle Gefahr nicht von einer realen unterscheiden kann. Das kann aber der PFC und dämpft die Stressantwort der Amygdala (sonst würde es kaum ein Mensch bei einem Horrorfilm im Kino aushalten). Diese Aufgabe ist für die Nervenzellen des Gehirns auch deshalb außerordentlich anspruchsvoll, weil trotz aller Dämpfungsmaßnahmen des PFC eine schnelle und direkte Stressantwort der Amygdala jederzeit möglich sein muss, nämlich bei einer realen Gefahr. Solch eine Situation erlebten auf besonders dramatische und tragische Weise die Zuschauer bei der Vorführung eines Batmanfilms am 24. Juli 2012 in der amerikanischen Stadt Aurora. Während der Film lief und die PFCs der Zuschauer damit beschäftigt waren, die Amygdala angesichts der Action auf der Leinwand zu dämpfen, begann plötzlich ein Amokläufer im Kino wild um sich zu schießen. Aus der virtuellen Gefahr der Filmgewalt wurde plötzlich eine reale Gefahr für Leib und Leben der Kinobesucher. Nach einer kurzen Phase der Desorientierung gelang es den meisten Zuschauern sehr schnell, zu begreifen, dass die Schüsse, die sie jetzt hörten, echt waren, und sie konnten sich dementsprechend verhalten. Ihr Gehirn schaltete in Sekundenbruchteilen vom Zuschauer- in den Fight-or-flight-Modus um. Was in diesem Fall vor allem bedeutete, irgendwo Deckung zu suchen.

Die Fähigkeit, zwischen konkreten und irrelevanten Stressoren zu unterscheiden, gilt aber natürlich nicht nur für Kinobesuche oder extreme Gefahrensituationen, sondern für nahezu alle Lebenslagen, bei denen es brenzlig werden könnte (dass uns ein bestimmter Hund gebissen hat, muss nicht bedeuten, dass alle Hunde gefährlich sind usw.). Diese Fähigkeit zur Stress-Reiz-Selektion ist eigentlich eine wunderbare Einrichtung unseres Gehirns, die dafür sorgt, dass wir uns nur dann aufregen müssen, wenn es Sinn macht.

Aber warum sind dann so viele Menschen dennoch chronisch gestresst? Und warum werden einige Menschen unter dem Einfluss von chronischem Stress dick und andere nicht? Die Antwort lautet: Für uns Menschen hat die Evolution offenbar zwei verschiedene Stressstrategien vorgesehen. Und damit wären wir wieder bei den Wasserkrebsen der Typen A und B, die mit Raubfischen konfrontiert werden. Auch im menschlichen Haifischbecken gibt es nämlich solche genetisch verschiedenen A- und B-Typen, also Menschen mit flacher und steiler Reaktionsnorm. Und die genetischen Unterschiede zwischen den Typ-A- und -B-Menschen liegen genau in den Genen begründet, welche die Bauteile des Endocannabinoid-Systems kodieren. Damit haben die beiden Typen unterschiedlich empfindliche DSI-Schalter im PFC: Beim Typ A springen im Stress die DSI-Schalter nur sehr schwergängig – wenn überhaupt – um (diese Menschen habituieren nicht); beim B-Typ geschieht dies hingegen sehr viel leichter (sie habituieren). Und diejenigen mit der steilen Reaktionsnorm, also gewissermassen die »Krebstierchen« unter uns, die sich durch phänotypische Plastizität anpassen können, indem sie sich einen spitzen Helm wachsen lassen, sind die dicken Menschen. Gewichtszunahme ist das wesentliche Merkmal phänotypischer Plastizität von Menschen im Haifischbecken, und diese schützt vor den Folgen psychosozialen Dauerstresses. Die dünnen Gestressten sind weniger anpassungsfähig und deshalb besonders gefährdet.

Dicke Menschen haben bei Stress einen robusten Hirnstoffwechsel – darin besteht ihr Überlebensvorteil

Im zweiten Teil von Lewis Carrols weltberühmter Geschichte um die kleine Alice verirrt diese sich nach ihren Abenteuern im Wunderland in das Land hinter dem Spiegel. »Alice im Spiegelland« ist bei Weitem nicht so bekannt wie das erste Buch, aber auch im zweiten Teil der fantastischen Geschichte sind die Dinge oft nicht so, wie sie scheinen. Es ist eine verkehrte Welt, in der sich Alice bewähren muss. Diese Spiegelverkehrtheit kann uns hier als Bild dienen, um zu verdeutlichen, wie gegensätzlich sich die jüngsten Erkenntnisse aus der Hirn- und aus der Stressforschung im Vergleich zu unserem Weltbild ausnehmen, das wir vom Umgang mit Stress haben. Wie Alice geraten wir mit unseren Annahmen in eine Welt, die diese auf den Kopf stellen:

- Stressbedingte Gewichtszunahme verbinden wir mit verzweifeltem Frustessen, das Menschen befällt, die mit psychosozialem Druck nicht umgehen können. Jetzt erfahren wir, dass es genau umgekehrt ist: An Gewicht zuzunehmen, ist eine intelligente Antwort des menschlichen Organismus, um sich an Stress erfolgreich anzupassen.
- Dünne oder schlanke Menschen, die unter stressigen Bedingungen erst so richtig zur Hochform auflaufen, haben wir bisher immer als Macher und Lenker, als erfolgsorientierte Menschen betrachtet, die ihr Leben im Griff haben. Jetzt erfahren wir, dass viele von ihnen lediglich über eine flache Reaktionsnorm verfügen und keine neuroendokrine Strategie haben, sich anzupassen und sich dem Dauerstress zu entziehen, um sich so vor den Folgen zu schützen. Im Haifischbecken sind sie die Beutetiere, während sich die Dicken für die Hai-Stressoren durch eine Art innere Stressresistenz weit weniger angreifbar machen.

Diese Spiegelverkehrtheit, die zwischen dem besteht, was wir zu wissen glauben, und dem, was Wissenschaftler entdecken, macht es vielen Menschen schwer, die neuen Erkenntnisse anzunehmen; weil es bedeutet, Überzeugungen in Frage zu stellen, die wir seit Jahren oder seit Jahrzehnten als gesichert angesehen haben.

Diese Spiegelverkehrtheit entsteht einzig und allein durch den kleinen, aber bedeutungsvollen Perspektivenwechsel, durch den wir das Gehirn vom passiven Nebenspieler zum aktiven Hauptspieler machen und es so in den Mittelpunkt des Stoffwechsels rücken. Schauen wir uns die Fakten nochmals genauer an. Unter akutem Stress steigt der Energiebedarf des Gehirns. Der Brain-Pull, also die Kraft, mit der das Gehirn Energie aus den Körperdepots holt und die vom Stresssystem ausgeübt wird, wird stärker. In dieser Phase werden alle gestressten Menschen dünner oder bleiben zumindest schlank. Wird der Stress aber chronisch – also lang anhaltend und in seiner Intensität dauerhaft, oder er wiederholt sich ständig –, entscheidet sich, zu welchem Stresstyp man gehört: A oder B. Diese »Entscheidung« (in Wahrheit ist es keine Entscheidung, sondern wir kommen mit den entsprechenden Erbanlagen auf die Welt) fällt meistens zwischen dem zwanzigsten und dreißigsten Lebensjahr.

Besonders deutlich wird dieser Effekt auf Fotos von Klassentreffen. Man ging nach dem Schulabschluss auseinander, und auf dem Abschlussfoto sind fast alle Schüler rank und schlank. Auf dem Gruppenbild vom Klassentreffen zwanzig Jahre später, sieht das etwas anders aus. Einige der Abgebildeten sind in der Zwischenzeit dick geworden, andere wirken dünn oder hager, bei genauerem Hinsehen ist bei manchen von ihnen aber ein Bauchansatz erkennbar. Wieder andere sind schlank geblieben. Und dann gibt es natürlich noch die Klassenkameraden, die schon in der Schule dick waren und es meist auch bleiben. Was also ist in den zwanzig Jahren, die zwischen diesen beiden Fotos liegen, geschehen?

Psychosozialer Dauerstress – und wir erinnern uns daran, dass die meisten aller Erwachsenen in Deutschland davon betroffen sind – hat bei den ehemaligen Schülern des Typs B dazu geführt, dass sie an Gewicht zugelegt haben. In ihrem Präfrontalen Cortex wurden zu einigen Zeitpunkten die DSI-Schalter aktiviert. Folge: Der PFC lernt und klassifiziert die

Stressauslöser als »nicht abwehrbar« und hemmt infolgedessen die Amygdala unter dem Einfluss der chronischen Stressfaktoren (etwa im Job). Obwohl die Belastungen der Arbeitswelt nicht geringer geworden sind, hat sich von nun an der Umgang damit gewandelt. Das Stresssystem ist nicht mehr dauererregt, wenn man nur an den Chef und die Berge von ungelösten Problemen denkt. Selbst in wiederkehrenden Belastungssituationen im Job ist bei Menschen vom Typ B kein Anstieg der Stresshormone von Adrenalin und Cortisol zu erkennen. Auch Angstzustände und das damit verbundene Depressionsrisiko sind eher selten. Weil mit dem Stress auch das Ansprechen des Brain-Pull abnimmt, muss das Gehirn auf eine neue Strategie seiner eigenen Energieversorgung ausweichen: mehr essen. Da jetzt also ein größerer Teil der Hirnenergie direkt aus dem Essen (und es wird ja mehr gegessen) und weniger aus den Körperdepots bezogen wird, kommt es verstärkt zu Energieüberschüssen im Blut, die in die Depots geleitet und eingelagert werden – das Fettgewebe wächst. Wie gesagt: Dicker zu werden, ist der Preis, den Menschen vom Typ B für ihre Anti-Stress-Strategie zahlen müssen.

Eine Erregungshemmung des Stresssystems könnte man übrigens auch mit Psychopharmaka, zum Beispiel mit angsthemmenden Medikamenten, erreichen. Allerdings wäre diese Stressdämpfung nicht mehr spezifisch. Sie würde praktisch zum generellen Verlust unseres Gefahrenbewusstseins führen. Die Dämpfung des PFC ist dagegen viel feiner. Sie arbeitet nur bei den als frustran abgewehrten, gelernten psychosozialen Stressoren. Gerät ein Mensch des B-Typs in eine neue und reale Gefahrensituation – beispielsweise beim Bergsteigen –, springt sein Stresssystem genauso an wie bei jedem anderen Menschen. Dann fluten Adrenalin und Cortisol auch seine Blutbahnen, er wird hellwach, und sein Reaktionsvermögen ist verbessert. Eine derartige spezifische Dämpfung ist medikamentös nicht zu erreichen.

Hält sich hingegen ein Mensch vom Typ A längere Zeit im Haifischbecken auf, richtet sein Gehirn sozusagen eine Standleitung in die Amygdala ein. Stresssignale (und dazu gehören auch die eigenen Gedanken beziehungsweise Grübeleien) überschwemmen das Stresszentrum ungehemmt. Es kommt zu einer hohen Dauererregung im Gehirn, ein innerer Alarm, bei dem das Gehirn in einen überwachen, aber auch ängstlichen Dauerzustand gerät. Die Stresshormone Adrenalin und Cortisol steigen an, ebenso wie der Energiebedarf des Gehirns, der Brain-Pull ist hochaktiv und sorgt so dafür, dass das Gehirn seinen Bedarf decken kann; dadurch wird oder bleibt der Körper dünn. An diesem Zustand wird sich nichts ändern, solange der A-Typ das Haifischbecken nicht verlässt. Der A-Typ ist in seinem eigenen Stressverhalten gefangen und muss die gesundheitlichen Langzeitfolgen, die wir gleich mit den Risiken des B-Typs vergleichen wollen, tragen.

In Vorträgen werde ich häufig gefragt, wie man erkennt, wer ein A- oder B-Typ ist, wann sich dies zeigt und woran man es erkennt. Einen einfachen Gentest gibt es leider nicht, denn die Reaktionsnorm unseres Stresssystems, die bestimmt, ob wir Typ A oder B sind, wird jeweils durch ein ganzes Set von Genen festgelegt und schließt auch epigenetische Veränderungen ein. Wie gesagt, alles, was ich hier beschrieben habe, stellt Prozesse dar, die manchmal schneller und manchmal langsamer ablaufen. Es gibt außerdem verschieden starke Ausprägungen der Typ-A- und Typ-B-Merkmale (inneres Bauchfett, peripheres Fett). Wie ich bereits erwähnte, bleiben Menschen vom Typ A unter Dauerstress schlank. Allerdings entwickeln die meisten von ihnen im Lauf der Jahre eine Zunahme des viszeralen Fettgewebes – der Bauchumfang nimmt zu, obwohl der Körper insgesamt dünn bleibt. Dies ist stressbedingt, und der Zusammenhang wurde bereits im Kapitel »Was ist passiert, wenn schlanke Menschen einen Bauch bekommen?« ausführlich beschrieben.

Wer zu den B-Typen gehört, wird in drei Phasen »dick«

Phase eins bezeichnet die Stressphase. Oft fällt dieser Abschnitt in die Zeit des Studiums, der Berufsausbildung oder des Eintritts in die Arbeitswelt. Hier können aber auch andere, private Faktoren eine Rolle spielen – zum Beispiel Probleme bei der Existenzgründung, in der Partnerschaft oder bei Familiengründung. In der Stressphase sind auch bei Menschen vom Stresstyp B die Werte der Hormone Adrenalin und Cortisol messbar erhöht. Wenn sich in dieser Zeit neue psychosoziale Stressoren als dauerhaft belastend erweisen, werden im Präfrontalen Cortex die DSI-Schalter angeschaltet und die Stressdämpfung eingeleitet.

Danach beginnt die **Phase zwei.** In dieser Phase stellen die Betroffenen fest, dass sie an Gewicht sofort zulegen würden, wenn sie sich weiterhin satt äßen. In dieser Situation reagiert jeder ein wenig anders. Viele Betroffene werden jetzt versuchen, prophylaktisch ihre Essgewohnheiten zu verändern, also die Kalorienzahl zu beschränken, oder ein Fitnesstraining aufnehmen, um die drohenden Pfunde abzuwehren. Andere fangen jetzt das Rauchen an, oder sie rauchen mehr, um dadurch schlank zu bleiben. In dieser Zeit können diese Menschen ihr Gewicht noch gerade so halten. Dies ist die Phase des gezügelten Essens. Weil das Gehirn in Phase zwei ständig Energie aus dem Körper anfordern muss, ist Cortisol im Blut weiterhin erhöht. In diesem Zeitabschnitt häuft sich selbst bei Typ-B-Menschen unter dem Cortisol-Einfluss inneres Bauchfett an (siehe Grafik S. 108). Die Dauer dieses Zeitabschnitts kann sehr unterschiedlich sein – zwischen einem Jahr und zehn Jahren. Es gibt auch Fälle, die – sobald ihre willentliche Entscheidung zum gezügelten Essen gefallen ist – wesentlich länger in Phase zwei ausharren. Manche zügeln sich sogar bis zum Greisenalter – dann werden die meisten Menschen sowieso wieder dünner. In selteneren Fällen – zum Beispiel nach einem traumatischen Erlebnis – kann Phase zwei auch übersprungen werden.

In **Phase drei** schließlich verlieren die Motive, die zum gezügelten Essverhalten geführt haben, im Vergleich zu einem anderen Motiv an Kraft und Einfluss. Die Energieanforderungen des Gehirns werden jetzt so mächtig, dass die betroffene Person sich umentscheidet und so viel isst, dass Gehirn und Stresssystem Ruhe geben: Der Hirnstoffwechsel ist jetzt wieder ausgeglichen. Das ist natürlich der Zeitpunkt, ab dem man sich beim Zunehmen auf der Waage zugucken kann – allerdings nur bis zu dem Punkt, an dem sich die Energieversorgung des Gehirns in ihrem neuen Gleichgewicht befindet. Dann hat auch der Körper sein Neutralgewicht erreicht (vergleiche Abbildung auf Seite 108). Dagegen treten in Phase drei kaum mehr Veränderungen im inneren Bauchfett auf, denn der schädliche Einfluss des Cortisols hat sich nunmehr abgeschwächt. Das bedeutet allerdings nicht, dass dieser Gewichtszustand für den Rest des Lebens andauern muss. Es kann zu weiteren Gewichtsverschiebungen nach oben kommen, wenn die bisherige Stressdämpfung nicht mehr ausreicht.

Vielleicht mag sich mancher Leser jetzt fragen, worin genau der Vorteil besteht, unter Dauerstress mehr zu essen, und warum es ausgerechnet das Dickerwerden ist, das uns vor Stressfolgen schützt. Schließlich zieht Gewichtszunahme ja Einbußen in der Beweglichkeit und der körperlichen Leistungsfähigkeit nach sich und widerspricht grundlegend unserem Bild eines fitten Menschen (wir erinnern uns an den Alice-Effekt: Vieles ist anders, als es scheint). Die Liste der Vorteile, die man als B-Typ unter Stresslast hat, ist in der Tat ziemlich lang und ebenso überraschend. Im Wesentlichen geht es aber um einen Punkt. Es ist gewissermaßen die Kernaussage dieses Buches, und sie lautet:

Dicke Menschen haben bei Stress einen robusten Hirnstoffwechsel – darin besteht ihr Überlebensvorteil.

Die Energieversorgung des Gehirns spielt im Leben jedes Menschen eine entscheidende Rolle. Dass eine kurzzeitige Unterversorgung des Gehirns mit Sauerstoff innerhalb kürzester Zeit dramatische bis tödliche Folgen hat, wissen wir alle aus der Notfallmedizin. Ebenso wichtig und beinahe so störungsempfindlich, aber überraschenderweise medizinisch weniger beachtet, ist die Energieversorgung des Gehirns. Bricht sie ab, kann dieser Umstand ebenso zum Untergang von Hirngewebe und schließlich zum Hirntod führen wie eine mangelnde Sauerstoffzufuhr. Wir kennen diesen dramatischen Effekt von Menschen mit Diabetes, die bei einer Unterzuckerung innerhalb kürzester Zeit in einen komatösen Zustand fallen können und, wenn sie zu lange in diesem Zustand verharren, nichtreparable Hirnschädigungen erleiden. Der wesentliche Unterschied zwischen der Versorgung des Gehirns mit Energie und der mit Sauerstoff besteht darin, dass ein Körper mit einem funktionierenden Energiestoffwechsel innerhalb bestimmter Grenzen in der Lage ist, Energie aus den Depots für das Gehirn bereitzustellen, während er für den Sauerstoff unbedingt die Luft zum Atmen braucht, weil sich Sauerstoff bekanntermaßen im Körper nicht oder kaum speichern lässt.

Was passiert eigentlich mit Typ-A- und Typ-B-Menschen,

wenn sie chronisch an Sauerstoffmangel leiden? Das ist beispielsweise der Fall bei der so genannten chronisch obstruktiven Lungenerkrankung, einer Art chronifizierter Asthmakrankheit. Die schlechte Sauerstoffversorgung ist natürlich ein Dauerstress für das Gehirn. Jeder Arzt wird unschwer in den beiden klinischen Phänotypen, die sich bei dieser Erkrankung im Laufe der Jahre entwickeln, nämlich dem abgemagerten, fauchenden »Pink Puffer« mit seiner grauen Hautfarbe und dem ebenfalls luftnötigen, dicken »Blue Bloater« mit seiner bläulichen Gesichtsfarbe, die beiden Stresstypen A und B wiedererkennen.

Um körpergewichtsbedingte Risiken zu definieren, galt in der Medizin lange die BMI-Mortalitäts-Kurve als aussagekräftig. Als optimal wurde ein BMI von 25 angenommen. Jede Veränderung in die eine Richtung (Gewichtszunahme) als auch in die andere Richtung (Gewichtsabnahme) verkürzt demnach die Lebenserwartung. Daraus ergibt sich grafisch dargestellt eine Art J-förmiger Kurve. Doch bei diesen früheren Statistiken konnte die Unterteilung in die Stress-A- und B-Typen nicht berücksichtigt werden, weil der Faktor Cortisolbelastung (allostatische Last), von dem mittlerweile ja erwiesen ist, dass er einen enormen Einfluss auf die Mortalität hat, nicht erfasst wurde. Wenn man diesen unerlässlichen Faktor mit einbezieht, ergibt sich allerdings folgendes Bild:

Das Diagramm rechts beruht auf Daten zu mehr als 350 000 Menschen aus neun europäischen Ländern, die im Rahmen der EPIC-Studie erhoben wurden und deutlich die oben beschriebene J-Form anzeigen (übrigens sehen die Ergebnisse aller großen internationalen Sterblichkeitsstudien so aus). Während also im Bereich mit dem BMI kleiner als 25 die Kurve steil ansteigt, verläuft die Kurve auf der anderen Seite (BMI größer als 25) sehr viel flacher. Allerdings ist diese

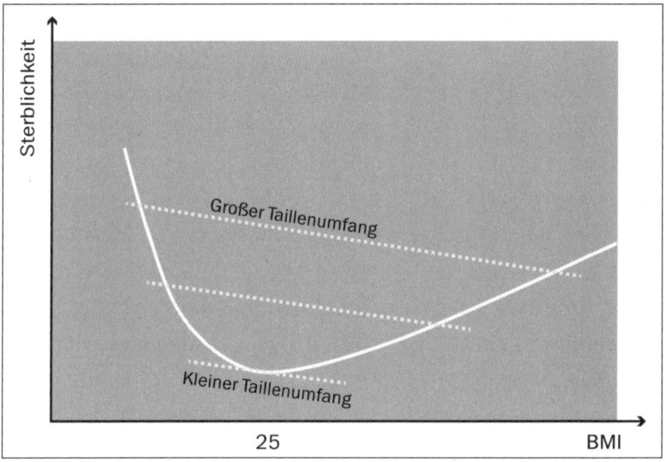

Warum der BMI allein nur wenig über das Sterblichkeitsrisiko aussagt
Moderne Sterblichkeitsstudien wie die *EPIC*-Study oder die *Danish Diet, Cancer and Health Study* berücksichtigen neben dem BMI auch den Taillenumfang, um die Sterblichkeit von Menschen vorherzusagen. Mit Hilfe des BMI *und* des Taillenumfanges kann jeder Mensch ermitteln, welche Position er im hier dargestellten Sterblichkeitsdiagramm innehat. Das Diagramm basiert auf den Daten der oben genannten Studien. Die meisten Menschen finden ihre Position auf oder in der Nähe der J-förmigen Kurve. Die individuelle Position kann jedoch je nach Taillenumfang deutlich von der Kurve abweichen und entweder weit oberhalb oder unterhalb der Kurve liegen

J-Kurve recht allgemein und gibt nur das Durchschnittssterberisiko von vielen Menschen an, die jeweils den gleichen BMI haben, oder, anders gesagt, welches Sterberisiko die meisten Menschen mit genau diesem BMI haben.

Wer allerdings sein individuelles Sterberisiko ermitteln will, erhält durch die eher allgemeine J-Kurve wenig Aufschluss. Interessanterweise gehen die moderneren Sterblichkeitsstudien hier tiefer ins Detail. Neuerdings analysiert man nicht den BMI allein, sondern den BMI zusammen mit dem Taillen-

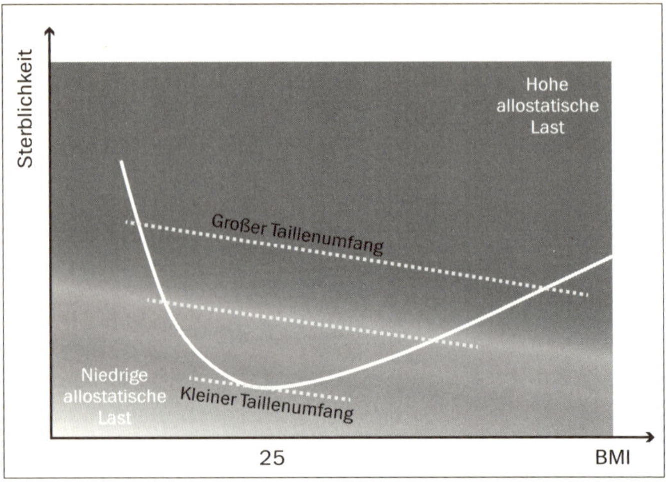

Wie chronischer Stress den Bauch wachsen lässt
Die Größe des Taillenumfanges gilt als klinischer Marker für die allostatische Last, die ein Mensch in seiner Vergangenheit getragen hat. Unter allostatischer Last verstehen Stressforscher die Nebenwirkungen eines dauerhaft aktivierten Stresssystems. Je höher die Cortisolkonzentration im Blut, desto höher die allostatische Last. Dauerhaft erhöhte Blut-Cortisolwerte sorgen wiederum dafür, dass das innere Bauchfett und damit der Taillenumfang wächst. Im oberen Teil des Diagramms (dunkelgrau) haben die Menschen ihre Position, die extrem stressbelastet sind; im unteren Bereich (hellgrau) finden sich die Positionen der entspannten Menschen wieder

umfang (hiermit wird der so genannte Cortisol-Bauch gemessen). Die »Höhenlinien« zum Taillenumfang in der Abbildung auf Seite 183 ermöglichen, das individuelle Sterberisiko genauer zu ermitteln. Ein Individuum kann allerdings auch einen Punkt im Diagramm innehaben, der nicht auf der Kurve liegt, denn hier liegen nur die Durchschnittswerte der Studienpopulation.

So weit die Datenlage der EPIC-Studie. Doch wie hängen nun Taillenumfang, allostatische Last und Sterblichkeit zusam-

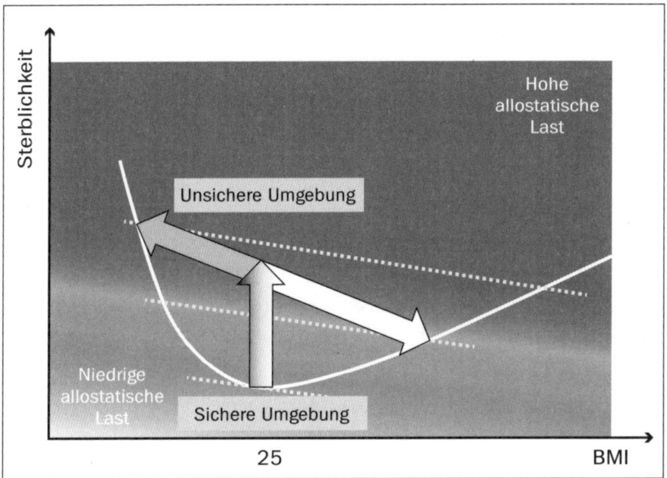

Bin ich ein A- oder B-Typ? Wie sich Stress auf unsere Lebenserwartung auswirkt
Wenn Menschen aus einer sicheren Umgebung heraus in eine unsichere Umgebung geraten, ändert sich ihre Position im Sterblichkeitsdiagramm. Für Typ-A-Menschen erhöht sich die allostatische Last in der unsicheren Umgebung, ihre Position wandert zunächst nach oben (Typ A = grauer Pfeil). Ihr Stresssystem bleibt langfristig hochaktiv, deshalb nehmen sie an Körpergewicht ab. Somit formen Typ-A-Menschen den linken Arm der J-förmigen Sterblichkeitskurve. Wenn Typ-B-Menschen aus einer sicheren Umgebung in eine unsichere Umgebung geraten, steigt zunächst auch ihre allostatische Last an und damit ihre Sterblichkeit (Typ B = weißer Pfeil). Das Besondere an ihrer Stressreaktion ist jedoch, dass sie sich an den Dauerstress gewöhnen (habituieren). Dadurch ist es ihnen möglich, ihr Stresssystem trotz der unsicheren Umstände herunterzufahren, womit die allostatische Last sinkt und ihre Sterblichkeit geringer wird. Allerdings hat die Habituation im Stresssystem einen Preis, den sie zahlen müssen, um ihren Hirnstoffwechsel ausgeglichen zu halten: Die Menschen müssen mehr essen, der BMI steigt an. Typ-B-Menschen formen damit bei Übergang in eine stressvolle Umgebung den rechten Arm der J-förmigen Sterblichkeitskurve

men? Wie in Kapitel »Was ist passiert, wenn schlanke Menschen einen Bauch bekommen?« gezeigt, ist die Zunahme des Taillenumfangs klinisch ein geeignetes Maß, die allostatische

Last, die ein Mensch in den letzten Jahren oder Jahrzehnten getragen hat, abzuschätzen. Unter Stress steigt also die allostatische Last, angezeigt durch einen cortisolbedingt vergrößerten Taillenumfang. Dies bedeutet, dass im Diagramm (S. 184) die Menschen mit hoher allostatischer Last im dunkelgrauen Bereich, die mit niedriger allostatischer Last im hellgrauen Bereich zu finden sind.

Und wie sieht die neue Interpretation der BMI-Mortalitätskurve im Zusammenhang mit der Selfish-Brain-Forschung unter Berücksichtigung der beiden Stresstypen aus?

Die Grafik auf Seite 185 zeigt folgenden Zusammenhang: Geraten Typ-A-Menschen in eine unsichere Umgebung, steigt ihr Sterberisiko, sie nehmen an Gewicht ab und bewegen sich im Diagramm nach links oben und bilden den linken Arm der J-förmigen Sterblichkeitskurve. Geraten hingegen Typ-B-Menschen in eine unsichere Umgebung, so bewegen sie sich im Diagramm zunächst steil nach oben, aber dann reduzieren sie durch Habituation des Stresssystems ihre allostatische Last, senken damit faktisch ihr Sterberisiko, sie nehmen an Gewicht zu und bewegen sich im Diagramm nach rechts unten; sie bilden damit den rechten Arm der J-förmigen Sterblichkeitskurve. Es ist bemerkenswert, dass in unsicherer Umgebung der Taillenumfang bei den B-Typen deutlich weniger wächst als bei den A-Typen. Das liegt daran, dass bei den B-Typen das Stresssystem sich seiner Ruhelage wieder annähert und so das Cortisol an Einfluss verliert. Unter Stressbelastung manifestieren sich also zwei unterschiedliche Phänotypen, was sich als eine Bifurkation (von lat. bi »zweifach« und furca »Gabel«) in der Sterblichkeitskurve ausdrückt. (In dieser Bifurkation kann man übrigens die Bifurkation aus der Grafik auf Seite 25 wiedererkennen; über die mathematische Entstehung von Bifurkationen siehe Anmerkungen in den Literaturhinweisen). Es wird jetzt offenbar, dass die gestressten dicken Menschen eine geringere Sterblichkeit haben als die gestressten Dünnen – und manche Dicke sogar eine gleichermaßen günstige Lebenserwartung haben wie alle entspannten Dünnen.

Warum dicke Menschen länger leben als dünne – die wahren Risiken von Stressbelastungen

Unter dem Einfluss von chronischem Stress ist unser Organismus in der Lage, Einschränkungen, Engpässe oder erhöhten Aufwand bei der Energieversorgung des Gehirns zu kompensieren – mehr oder weniger effektiv. Doch das bleibt nie ohne Folgen, und zwar für den Körper, für das Gehirn und für die Gesundheit. Tatsache ist, dass chronischer Stress eine enorme Belastung für die Gesundheit darstellt und trotzdem als Risikofaktor in der Medizin bis heute kaum berücksichtigt wird. Wenn wir aber eine relevante Einschätzung unseres Gesundheitszustands haben wollen (und welcher Patient möchte das nicht?), dann muss sich das unbedingt ändern.

Wie sich die cortisolbedingte Instabilität im Einzelnen auf bestimmte gesundheitliche Risiken auswirkt, zeigt die nachfolgende Tabelle. Sie basiert auf mehr als fünfzig medizinischen Studien, die höchsten wissenschaftlichen Anforderungen genügen, das heißt, sich über einen hinreichend langen Beobachtungszeitraum erstreckten und insbesondere stressrelevante Faktoren (wie Stressbelastungen, Stressreaktivität, Bauchfett als Stressmarker) direkt in die Auswertung mit einbezogen haben. Diese tabellarische Zusammenfassung taugt durchaus als Grundlage zur Neubewertung gesundheitlicher Risiken durch Stress und Körpergewicht.

	Phänotypische Merkmale, die sich in stressvoll-unsicherer Umgebung entwickeln		Wissenschaftliche Evidenz
	Typ A	Typ B	1
Stressreaktivität:			
Cortisol, Wachheit, Angst, Herzkreislauf, Pupillen	hoch	niedrig	2–7
Klinische Merkmale:			
Große Körpermasse	–	+	2; 3; 8–11
Anhäufung von Bauchfett	+	–	4; 10; 12
Verkürzte Lebenserwartung	+	–	13–17
Unfruchtbarkeit	+	–	18–20
Arteriosklerose	+	–	21–23
Hoher Blutdruck	+	–	24
Koronare Herzkrankheit/Herzinfarkt	+	–	25–27
Schlaganfall	+	–	25
Typische Depression	+	–	28–31
Selbsttötung	+	–	32–39
Muskelschwäche	+	–	40–44
Osteoporose/Frakturen	+	–	45
Diabetes mellitus Typ 2	+	+	27; 46; 47
Eingeschränkte Mobilität		+	48
Arthrose		+	49–53

(+) kennzeichnet Risikofaktoren, welche die Entwicklung des entsprechenden Merkmals befördern; (–) Schutzfaktoren, welche die Entwicklung des Merkmals verhindern. Dunkelgrau bedeutet »gesundheitlicher Nachteil«; Weiß bedeutet »gesundheitlicher Vorteil«. Die Zahlen bezeichnen die entsprechenden wissenschaftlichen Daten, deren Quellen in den Literaturhinweisen (zum Kapitel »Das Leben im Haifischbecken«) zu finden sind.

In dieser Gegenüberstellung wird deutlich, wo die gesundheitlichen Vorteile und Nachteile für die beiden Stresstypen liegen. Es ist auf den ersten Blick erkennbar, dass Menschen, die bei Stress dem dünnen A-Typ angehören, wesentlich mehr Nachteile haben. Und was die Sache noch prekärer macht: Viele der Risiken, denen sie ausgesetzt sind, werden nach einer gängigen – auch von Ärzten vertretenen – Auffassung eher Menschen mit hohem Körpergewicht zugeschrieben. Für die Leser mit hohem Körpergewicht kann diese Tabelle eine große Entlastung darstellen. Viele gesundheitliche Sorgen, mit denen sie sich möglicherweise seit Jahren gequält haben, erweisen sich bei genauer Betrachtung der neuen medizinischen Erkenntnis als unbegründet. Der »Mythos Übergewicht« ist bei genauer Betrachtung eine Mythologie des Übergewichts. Das Konzept der Definition von Gewichtszunahme über ein angeblich gesundes Normalgewicht hinaus hat sich also nicht nur als grundlegend falsch erwiesen. Es hat weitere Fehleinschätzungen nach sich gezogen, wie diese Tabelle belegt. Es ist kaum glaublich, aber leider wahr, dass die moderne Ernährungsmedizin im beginnenden 21. Jahrhundert teilweise auf spiegelverkehrter Betrachtung von Krankheiten beruht; oder anders ausgedrückt: Das Gesundheitswesen selbst wurde zum Opfer der seit Jahrzehnten verbreiteten Schlankheitspropaganda.

Für Leser mit einer eher dünnen Figur werfen die in der Tabelle zusammengefassten Erkenntnisse überraschende und unangenehme Fragen auf. Gehöre ich zum A-Typ? Leide ich möglicherweise seit Jahren unter chronischem Stress und trage – möglicherweise ebenfalls seit Jahren – gesundheitliche Risiken in mir, von denen ich nichts geahnt habe? Dies eindeutig zu klären, ist nicht ganz einfach. Der Test »Welcher Stress-Typ bin ich?« im Kapitel »Was ist passiert, wenn schlanke Menschen einen Bauch bekommen?« kann entscheidend weiterhelfen. Für eine exaktere Diagnose kann natürlich nur eine Untersuchung des Ansprechens der Cortisolwerte unter Stressbedingungen hilfreich sein. Doch die ist aufwendig, in der täglichen Praxis nicht durchführbar und wäre nur von eingeschränktem Nutzen: Eine einfache und ungefährliche medizinische Therapie zur Absenkung von Cortsiol im Blut gibt es nicht. Dennoch gilt auch hier der Grundsatz, dass es besser ist, ein Risiko zu kennen, als nichts davon zu wissen. Nur so ist es möglich, die eigene Situation richtig zu beurteilen und gegebenenfalls Konsequenzen zu ziehen. Wie das gehen kann, darauf werden wir am Schluss des Buches zurückkommen.

Wie gesagt: Grundlage der in der Tabelle aufgeführten Risikobewertungen sind zahlreiche hochrangig publizierte Studien. Etwaige andere bekannte Einflussfaktoren wie Alter, Geschlecht, Rauchen, körperliche Aktivität, Alkoholmissbrauch, sozioökonomischer Status, andere Erkrankungen, Medikamente usw. wurden bei der Betrachtung berücksichtigt und können, soweit möglich, als Faktoren, die das Ergebnis verfälschen, mit großer Wahrscheinlichkeit ausgeschlossen werden. Die Unterschiede bei der Stressreaktivität von Menschen des Typs A beziehungsweise B lassen sich sehr gut unter Laborbedingungen messen, indem man Testpersonen Prüfungssituationen aussetzt und sowohl vor als auch nach dem Test Blutuntersuchungen bei den Probanden vornimmt, um die Ausschüttung der Stresshormone zu bestimmen. So ist die Forschergruppe »Selfish Brain« der Universität zu Lübeck vorgegangen. Dabei stellte sich heraus, dass in dem Experiment mit einer inszenierten Prüfungssituation bei schlanken Menschen die Cortisolwerte sehr empfindlich ansprachen, Wachheit (stressbedingte Steigerung des Reaktionsvermögens) sowie Angstgefühle nahmen zu. Bei den Probanden mit hohem

Körpergewicht sprachen hingegen im Prüfungsexperiment die Cortisolwerte deutlich weniger an. Auch verursachte die »stressige Prüfung« bei diesen Teilnehmern deutlich weniger Angstgefühle.

Zum besseren Verständnis möchte ich hier kurz auf die in der Tabelle auf Seite 188 aufgeführten klinischen Merkmale eingehen und erläutern, was dahintersteckt. Manches ist in diesem Buch bereits dargelegt worden, anderes wird noch zu behandeln sein:

Große Körpermasse ist das wesentliche Merkmal des Stresstyps B, da Mehressen in einem stressintensiven Umfeld (mit der Folge, dass der BMI zunimmt) Ausdruck der Strategie des Gehirns ist, die Stressantworten im menschlichen Organismus zu dämpfen und trotzdem die zerebrale Energieversorgung zu sichern. Das habe ich bereits ausführlich erklärt.

Anhäufung von innerem Bauchfett: Dieses beim A-Typus besonders ausgeprägte Merkmal wurde bereits im Kapitel »Was ist passiert, wenn schlanke Menschen einen Bauch bekommen?« beleuchtet. Verantwortlich ist das viszerale Fett des Bauchraums, das vom dauergestressten Gehirn als eine Art eigener Energiespeicher im Körper angelegt wird. Interessant ist, dass an diesem Punkt bei den Internisten und in der Herzmedizin bereits ein Umdenken stattgefunden hat. Statt – wie bisher – den BMI, also den Körperumfang, als Risikofaktor für Herz-Kreislauf-Erkrankungen heranzuziehen, gehen schon viele Ärzte dazu über, den Taillenumfang des Patienten zu messen.

Verkürzte Lebenserwartung und Unfruchtbarkeit: In der Erforschung von Tierpopulationen sind diese beiden Faktoren von größter Bedeutung. Mit ihnen bemessen Biologen die »biologische Fitness« eines Lebewesens oder einer Art. Möglichst lange zu leben und viele Nachkommen zu zeugen, gelten im Tierreich als wichtige Merkmale der Vitalität. Beim Menschen spielen hier natürlich zusätzlich eine Reihe kultureller und gesellschaftlicher Faktoren eine Rolle, so dass hier die Zusammenhänge differenzierter betrachtet werden müssen. Interessant ist in dem Zusammenhang aber, dass die Medizin bisher in beiden Punkten dicke Menschen im Nachteil sah. Doch das stellt keine gesicherte wissenschaftliche Erkenntnis dar, sondern ist eine voreilige Interpretation von medizinischen Datensätzen. Schließt man allerdings die neuen Originaldaten der Stressforschung in die Interpretation mit ein, so ergibt sich in diesem größeren Zusammenhang ein völlig anderes Bild: Ein hochaktives Stresssystem – wie bei dünnen Menschen des Stresstyps A – wirkt sich durch die Langzeitnebeneffekte des Cortisols verkürzend auf die Lebenserwartung aus (Näheres dazu im Kapitel »Leben dicke Menschen länger?«). Außerdem erklärt der Zusammenhang zwischen der Fähigkeit, sich an Stress anzupassen (Stresshabituation), und Sterblichkeit, warum dicke Menschen (starke Stresshabituation) mit schweren Krankheitsbildern wie Nierenversagen, Herzinfarkten, Diabetes etc. länger leben als dünne (schwache Stresshabituation) mit der gleichen Krankheit. Das Phänomen ist schon seit vielen Jahren in der Medizin bekannt, aber lange Zeit haben Kliniker und Forscher diese Beobachtungen als Spezialfälle abgetan, denen man nur auf Intensivstationen begegnet. Bis kürzlich die zwei schon erwähnten Beobachtungsstudien aus Mauritius und Dänemark unter der besonderen Berücksichtigung des inneren Bauchfettes zeigten, dass auch in großen Kohorten mit jüngeren Menschen der Allgemeinbevölkerung ein höherer BMI ein niedrigeres Sterblichkeitsrisiko anzeigte.

Spätestens jetzt – mit Erscheinen dieser neuen Studien –

wurde klar, dass es sich hier um eine fundamentale Beobachtung handelt: Ein höherer BMI gibt eine günstige Prognose für ein langes Leben.

Das bestätigt jetzt eine große Untersuchung in der englischen und schottischen Bevölkerung, die deutlich aufzeigt, dass ein hoher BMI für sich genommen kein ungünstiger Risikofaktor ist. In dieser Studie wurden metabolisch gesunde Menschen mit einem »normalen« BMI mit metabolisch gesunden Menschen und einem hohen BMI verglichen. Die Forscher verstanden unter »metabolisch gesund«, dass kein vermehrtes Bauchfett vorlag, ebensowenig ein hoher Blutdruck, Blutzucker oder erhöhte Blutfette. Die »metabolisch gesunden« dicken Menschen hatten in dem siebenjährigen Beobachtungszeitraum gleich gute Überlebenschancen wie die schlanken Personen. Bei dieser Untergruppe der dicken Menschen war die Habituationsschutzstrategie gegen die schädlichen Stresseffekte 100-prozentig wirksam. Damit wurde klar die neue Sichtweise bestätigt: Dicksein an sich ist nicht ungesund.

Was die Fruchtbarkeit betrifft, so treten erste Zweifel an der Sichtweise auf, dass dicke Mensch hier im Nachteil seien, wenn man sich demografische Statistiken im internationalen Vergleich ansieht. Hier wird deutlich, dass Dicksein nicht mit niedrigeren, sondern mit hohen »Fruchtbarkeitsraten« einhergeht: So weisen Länder mit den höchsten Anteilen starkgewichtiger Frauen in der Bevölkerung deutlich höhere Geburtenraten auf als Länder, in denen die Mehrzahl der Frauen eher dünn ist. Selbst wenn man Faktoren wie Geburtenkontrolle (Verhütungsmittel), Armut und Einkommensdisparitäten in der statistischen Analyse berücksichtigt, so bleibt der Zusammenhang trotzdem unbeeinträchtigt bestehen: Je höher der Anteil dicker Frauen, desto mehr Geburten im Land. Betrachtet man zusätzlich die aktuellen Befunde der Stressforschung, so zeigt sich, dass ein dauerhaft erhöhter Spiegel von Sresshormonen im Blut die Fruchtbarkeit senkt. Auch in der Frage der Empfängnis wägt das Gehirn ab, ob eine Schwangerschaft aus energetischer Sicht zugemutet werden kann, erfolgversprechend ist oder eher eine zu hohe Belastung darstellt. Analysiert man dann noch die klinischen Studien zur Fruchtbarkeit von Frauen genauer, so zeigt sich, dass die dünnen Frauen mit vermehrtem Bauchfett (was ja ein klinischer Marker für zurückliegenden Dauerstress ist) die gestörtesten Funktionen ihrer Reproduktivität aufwiesen; dass aber die Frauen mit hohem BMI (ohne viszerales Bauchfett) die besten Reproduktionsfunktionen hatten.

Zusammenfassend ergibt sich nach der neuen Befundlage: Wer als Typ B in einer unsicheren Welt lebt, behält einen robusten, ausgeglichenen Hirnstoffwechsel, nimmt zwar Gewicht zu, erhält damit aber seine biologische Fitness. Typ A büßt einen Teil seiner biologischen Fitness unter gleichen stressigen Lebensbedingungen ein.

Arteriosklerose: Die so genannte Verkalkung der Blutgefäße, die bis heute vielfach zu fetthaltiger Ernährung zugeschrieben wird, ist nach heutiger Erkenntnis der Stressforschung eher Nebenwirkung eines jahre- oder jahrzehntelang überlasteten hochreaktiven Stresssystems (Cortisol) – also eine Stressfolgeerkrankung, die für Menschen der Gruppe A typisch ist. Der dickere Typ B ist dagegen vor Arteriosklerose eher geschützt. Dieses belegt eindrucksvoll eine große britische Stressstudie: Die Studienteilnehmer unterzogen sich einem Stresstest und wurden nach ihren Cortisolwerten in zwei Gruppen geteilt: die hochreaktiven und die niedrig-reaktiven. Wer nun zur hochreaktiven Gruppe gehörte und während der vergangenen 15 Jahre psychosozialen Stressbelastungen ausgesetzt war, hatte ein drastisch erhöhtes Risiko, Arteriosklerose an den Herzkranzgefäßen zu entwickeln. Wer allerdings niedrigreaktiv war, hatte bei gleichen Langzeitbelastungen ein siebenfach geringeres Risiko für Herzgefäßverkalkungen. Ein genauso geringes Risiko wie diese Untergruppe hatten auch alle anderen Teilnehmer, die nicht psychosozial belastet waren. Weitere Studien bestätigen den Einfluss von Stressbelastung und Stressreaktivität auf die Entwicklung von Arteriosklerose sowohl an Herz- wie auch an Hirngefäßen. Es konnte sogar nachgewiesen werden, dass Menschen, deren Amygdala auf Stressreize weniger anspricht, ein geringeres Risiko haben, Arteriosklerose an den großen hirnversorgenden Gefäßen zu entwickeln.

Hoher Blutdruck: Auch dies ist ein medizinisches Paradoxon. Obwohl die meisten Menschen (auch viele Ärzte) vermuten würden, dass Menschen mit hohem Körpergewicht auch ein höheres Risiko von Bluthochdruck aufweisen, ist dies ein Mythos. Im Gegenteil: Dünnere Menschen entwickeln unter langanhaltendem Stress häufig neben dem »Stressbauch« einen erhöhten Blutdruck. Dies ist auch Ausdruck einer instabilen Energieversorgung des Gehirns. Denn mit dem erhöhten Druck werden, innerhalb einer bestimmten Zeitspanne, mehr Blut und damit auch mehr Nährstoffe ins Gehirn gepumpt. Die Umprogrammierung des Gehirns auf einen höheren Blutdruck ist daher ebenfalls als eine Strategie zu betrachten, Engpässen in der Energieversorgung entgegenzuwirken. Bei dicken Menschen ist es genau umgekehrt. Berücksichtigt man in den Studien die Zusammenhänge zwischen Bluthochdruck einerseits und BMI und »Stressbauch« andererseits, so zeigt sich: Je höher der BMI, desto geringer das Risiko, einen hohen Blutdruck zu entwickeln.

Herzinfarkt: Dass Menschen des Typs A hier schwerer betroffen sind, ist logische Folge des erhöhten Arteriosklerose-Risikos. Aber auch das instabile Verhalten des Herz-Kreislauf-Systems, zum Beispiel Blutdruckspitzen bei Aufregung, ist für das Herz belastend und triggert kardiovaskuläre Ereignisse wie Angina Pectoris und Herzinfarkt. Bevölkerungsstudien zeigen klar, dass das Risiko, einen Infarkt zu erleiden, bei dünnen Menschen höher ist als bei dicken. Und: ... dass das letale Risiko eines Infarkts bei Menschen des A-Typs wesentlich größer ist. Das wurde ja bereits in Kapitel »Leben dicke Menschen länger?« ausführlich behandelt.

Schlaganfall: Auch bei diesem neurologischen Krankheitsbild gibt es medizinische Evidenzen, dass Menschen des Typs A deutlich mehr gefährdet sind als B-Typen. Hier spielen zum einen sklerotische Ursachen eine Rolle (siehe: Arteriosklerose). Aber hier ist ein instabiles Herz-Kreislauf-System in Stresssituationen ebenfalls eine Gefahrenquelle für einen Hirnschlag.

Depression und Selbsttötungsrisiko: In gleicher Weise ist hier die Dauererregung des Stresssystems, dem ja die Vertreter des Typs A ausgesetzt sind, während die des B-Typs ihre Dämpfungsstrategie haben, ein entscheidender Punkt. Einfach zusammengefasst: Dauernd Stress auszuhalten, wirkt sich negativ auf die Stimmung aus, und es erhöht das Risiko, depressiv zu werden. Und auch hier liegt wieder das gleiche Muster an Befunden vor: Je größer der »Stressbauch« (viszerales Fett), desto höher das Depressionsrisiko. Und umgekehrt: Je höher der BMI, desto geringer das Depressionsrisiko. Vor diesen Hintergrund ist auch nicht erstaunlich, dass alle Studien zum Thema »Gewicht und Suizid« zeigen: Wer einen hohen BMI hat, hat das geringste Selbsttötungsrisiko. Auch hier gilt wieder, dass Menschen des Typs A unter stressvollen Lebensbedingungen am meisten bedroht sind.

Muskelschwund und Osteoporose: Beide Symptome, die allgemein der Körperalterung zugeschrieben werden, sind bei genauer Betrachtung Langzeitnebenwirkungen des Cortisols. Es gibt natürlich, wie jeder weiß, noch andere Faktoren, die diese Symptome hervorrufen können. Aber aus Gründen der Klarheit beschränke ich mich – wie überall in diesem Buch – jeweils auf die wesentlichen Faktoren, die für unser Verständnis unverzichtbar sind. Ist also Cortisol dauerhaft in erhöhten Konzentrationen im Blut, bewirkt es unter anderem einen Gewebeumbau im Körper: Knochenzellen werden ebenso abgebaut (was zu Osteoporose führt) wie Muskelzellen (Muskelatrophie). Dafür wächst das Fettgewebe im Bauchraum. Cortisol wandelt also Muskel- und Knochenzellen letztendlich in Bauchfettgewebe um. Diese Erkenntnis stützen auch Untersuchungen, die zeigen, dass dicke Menschen zwar nicht so ausdauernd, aber tendenziell stärker sind als dünne, weil sie (also die dicken Menschen) nicht nur über mehr Fett-, sondern auch über mehr Muskelmasse und damit Muskelkraft verfügen. Außerdem wissen Mediziner schon lange, dass die Knochendichte und -festigkeit dicker Menschen auffällig gut ist.

Typ-2-Diabetes: Hier ist bei beiden Stresstypen A und B das Risiko erhöht, denn es bildet sich in beiden Fällen ein »Stau in der Lieferkette des Gehirns«. Allerdings bildet sich der Stau auf unterschiedliche Weisen. Es ist schon lange bekannt, dass sowohl bei dicken als auch bei dünnen Menschen ein Typ-2-Diabetes entstehen kann. Eine Zeit lang klassifizierte man den Diabetes mellitus bei dünnen Menschen als Typ IIa, den bei dicken Menschen als Typ IIb. (Interessanterweise entspricht dies genau den Stresstypen A und B in der Tabelle Seite 188).

Beim B-Typ unter Stress führt die Habituation des Stresssystems zu einer Art Engpass der Hirnversorgung, denn der Anteil des Energieflusses, der aktiv vom Gehirn angefordert wird, ist entsprechend vermindert. Das wiederum erfordert eine gesteigerte Nahrungsaufnahme, um den Bedarf des Gehirns doch noch zu decken. Und dadurch staut sich die Energie nicht nur im peripheren Fettgewebe und in der Muskulatur, was zur Gewichtszunahme führt, sondern auch als Glukose im Blut. Wird dieser Energiestau immer größer, dann kommt es schließlich zur Ausscheidung überschüssigen Zuckers – dem Vollbild eines Typ-2-Diabetes.

Beim Typ A unter Stress entsteht der Stau vielmehr durch arteriosklerotische Verengungen in den Gehirngefäßen, die ebenfalls zu einem Engpass der Hirnversorgung führen. Erhöhte Stressempfindlichkeit und -belastung führt wie erwähnt auf Dauer zur Entstehung von Arteriosklerose – nicht nur an den Herzkranzgefäßen, sondern auch an den großen und kleinen hirnversorgenden Gefäßen. Ist der Blutfluss zu den Nervenzellen behindert, so kommt es zu gravierenden Störungen in der Lieferkette des Gehirns. Unser mathematischer Lieferkettenansatz sagt folgende Veränderungen bei zerebraler Mangeldurchblutung voraus: Im Gehirn kommt es nur zu einem minimalen Absinken der Energiekonzentration, das Stresssystem wird massiv aktiviert, der Fluss von Glukose aus dem Blut in die Körperspeicher wird gestoppt, das Körpergewicht nimmt demzufolge ab, und der Blutzucker steigt. Genau diese Veränderung ließ sich klinisch und experimentell bei zerebraler Mangeldurchblutung nachweisen. So haben die meisten Schlaganfallpatienten in der Krankenhaus-Notaufnahme erhöhte Blutzuckerwerte, obwohl sie vor dem Schlaganfall nie einen Diabetes oder auffälligen Glukosestoffwechsel hatten. Kliniker nennen dieses Symptom »Poststroke Hyperglycemia«. Das Hirn lässt sich jetzt unter den schwierigen Durchblutungsverhältnissen vermehrt durch ein höheres Glukoseangebot aus dem Blut versorgen. Eine Notfallstrategie. Ein solches Ausweichmanöver des Gehirns ist auch bei langsam sich entwickelnder zerebraler Mangeldurchblutung sinnvoll und lebensrettend. Bei Stresstyp A spielt eine durch fortschreitende Arteriosklerose bedingte zerebrale Minderdurchblutung eine wesentliche Rolle für die Entwicklung eines Typ-2-Diabetes mellitus. Eine Erhöhung des Blutzuckerspiegels kann also als eine Strategiemaßnahme sowohl des Typs A als auch des Typs B angesehen werden, um jeweils die Glukoseversorgung des gestressten Gehirns sicherzustellen.

Eingeschränkte Mobilität, Arthrose: Hier sind die schwergewichtigeren Menschen des B-Typs natürlich im Nachteil: Ihre Beweglichkeit und ihre Ausdauer sind aufgrund des hohen Körpergewichts eingeschränkt, die zusätzliche Last birgt das Risiko, dass Gelenke schneller verschleißen (Arthrose). Man beachte, dass in der Tabelle auf Seite 188 bei »Mobilität« und »Arthrose« beim Typ B ein »Pluszeichen« steht, aber bei Typ A kein »Minuszeichen« ist. Das Bauchfett spielt für Mobilität und Arthrose keine große Rolle, aber es ist nach Studienlage auf keinen Fall ein Schutzfaktor, welcher die Entwicklung des Merkmals verhindert. Denn sonst bedeutet (–) in der Tabelle »Schutzfaktor« und nicht »bedeutungslos«.

Der Grund, dass dicke Menschen nicht so weit laufen können, hängt übrigens nicht ausschließlich mit der Traglast ihres hohen Körpergewichts zusammen, sondern beruht viel mehr auf einem Phänomen, das Sportwissenschaftler »Central Fatigue« (zentrale Müdigkeit) nennen. Dieses Phänomen hängt mit der niedrigen Reaktivität ihres Stresssystems zusammen. Ein Mensch vom Typ B nimmt unter Stress an Gewicht zu und hat einen Ruhepuls von 85/min (unbelastete Menschen haben 60–80/min). Fängt er an zu laufen, steigt sein Puls lediglich auf 110/min an (unbelastete Menschen steigen auf 140/min). Jetzt bahnt sich eine Energieversorgungskrise des Gehirns an, weil das niedrige Ansprechen des Stresssystems nicht ausreicht, um ausreichend Blutglukose für das Gehirn freizusetzen – die wird stattdessen zum Großteil in der Muskulatur verbrannt. Für das Gehirn des Typs B ist dies ein Warnsignal, und es unterbindet jetzt aus Sicherheitsgründen alle Befehle zu Körperbewegungen. Das empfindet der Typ-B-Mensch als die »Wand«. Seine eingeschränkte Mobilität beruht also auf zentraler Müdigkeit – und die Weichen dafür können schon früh im Leben gestellt werden: Eine neuere Studie an britischen Kindern zeigt, dass hohes Körpergewicht einer eingeschränkten Mobilität vorausgeht und nicht umgekehrt, wie bislang angenommen, hohes Körpergewicht einem Bewegungsmangel nachfolgt. Dicke Kinder werden also nicht dick, weil sie sich zu wenig bewegen, sondern ihr Dicksein ist lediglich der physiologische Ausdruck ihrer durch den Hirnenergiestoffwechsel bedingt eingeschränkten Mobilität. Im Umkehrschluss bedeutet dies: Setzt man dicke Kinder auf eine Reduktionskost – um die »träge Last ihrer Pfunde« zu beseitigen –, bringt man ihre Gehirne in kritische Energieversorgungsengpässe. Ihr Cortisol geht hoch, Stresssymptome wie schlechte Stimmung bis hin zu neuroglykopenischen Leistungseinbußen des Gehirns, etwa Konzentrationsabfall, sind die Folge.

Fasst man die einzelnen in der Tabelle auf Seite 188 aufgeführten und hier näher erläuterten Punkte zusammen, wird deutlich, dass unser lange gelerntes Verständnis von einem gesunden Körper einer umfassenden Revision bedarf. Es wird deutlich, dass Stress und sein Sendbote, das Cortisol, einen enormen, bisher völlig unterschätzten Einfluss auf unsere Gesundheit haben. Wir wissen jetzt, dass die Habituationsstrategie des Gehirns, in unsicherer Lebenssituation das Stresssystem zu dämpfen und die Energieversorgung umzustellen, enorme gesundheitliche Vorteile bietet – auch wenn dies um den Preis der Gewichtszunahme erkauft werden muss. Und, um allen möglichen Missverständnissen vorzubeugen: Dieser Preis muss gezahlt werden. Denn wirksam ist der Stressschutz eines Menschen vom Typ B nur dann, wenn er sich in Phase drei befindet. Also in der Phase, in der das Stresssystem effektiv gedämpft wird und das Körpergewicht zunimmt. Alle Maßnahmen, die dem entgegenwirken – also weniger zu essen oder sogar eine kalorienreduzierte Diät zu machen oder sich den Magen operativ verkleinern zu lassen –, stellen einen »Rückfall« in der persönlichen Anpassungsbiografie eines Menschen an chronischen Stress dar. Diese kontraproduktiven Maßnahmen sorgen dafür, dass der Mensch, der eigentlich zum Stresstyp B gehört, auf die andere Seite wechselt. Ein gezügelter B-Typ mutiert zwar nicht genetisch, aber – zumindest was das Gesundheitsrisiko angeht – zum A-Typen, weil sein innerer Stresspegel hoch geht und für ihn alle gesundheitlichen Risiken gelten, die sonst nur Menschen vom Typ A haben.

Von A nach B? Warum können wir Menschen nicht einfach die Seite wechseln?

Die Stressantwort der Wasserkrebse der Art *daphnia lumholtzi* beruht auf ein und derselben Basis – dem gleichen Genotyp; wenn Raubfische auftauchen und es stressig wird, können alle Krebschen im Umkreis mit ihren helmartigen Spitzen ihr Risiko senken, gefressen zu werden. Anders gesagt: Vor dem Stress sind alle Krebse dieser Art gleich. Das ist bei uns Menschen anders: Wir haben zwei unterschiedliche Typen –

A und B – und welchem wir angehören, hängt entscheidend von unserer genetischen Veranlagung ab. Wir selbst haben darauf keinen Einfluss. Aber warum macht es die Evolution uns Menschen so kompliziert? Warum haben nicht auch wir die Möglichkeit, uns alle gleich dem Stress im Haifischbecken anzupassen? Die Antwort lautet leider: Wir wissen es nicht genau. Möglicherweise lässt sich die Frage evolutionsbiologisch beantworten. Ja, alle Menschen vom Typ B haben unter Dauerstress gesundheitliche Vorteile – allerdings unter einer Bedingung: Es muss genug zu essen da sein. Nur wenn das Nahrungsangebot ausreicht und gesichert ist, funktioniert die Strategie der Stressdämpfung, welche Mehressen erfordert. In Krisenzeiten, in denen Nahrung knapp ist, wird der Stress für die B-Typen enorm. Während die Menschen vom Typ A bezüglich des Nahrungsangebots genügsam sind, hat das Gehirn der Menschen vom Typ B voll auf die Kalorienkarte gesetzt. Bleibt also die Nahrungszufuhr aus, geht es ihrem Gehirn schlecht und schlechter. Ihr Hirnstoffwechsel ist weit vom Gleichgewicht entfernt. Ihre geistige Leistungsfähigkeit und ihre Stimmung leiden extrem unter der Nahrungsbeschränkung. Sprachstörungen, Schwindel, Koordinationsschwierigkeiten über Gedächtnisstörungen bis hin zu Libidoverlust sind nur einige der Beispiele, mit denen Menschen vom Typ B rechnen müssen, wenn ihr Gehirn zu wenig zu essen bekommt. Der Typ A ist also möglicherweise ein »Überlebensentwurf« für gleichzeitige Stress- und Nahrungskrisenzeiten, an denen es in der Menschheitsgeschichte ja wahrlich nicht mangelt.

Bei der Reaktion auf Stress, der Bewältigung und der Habituation hat die Evolution – wie in vielen anderen Fällen auch – unterschiedliche Wege beschritten. Es ist spannend und sicher auch aufschlussreich, sich mit den Anti-Stress-Strategien verschiedener Lebensformen zu befassen. Allerdings sind diese Erkenntnisse nur begrenzt auf den Menschen übertragbar.

Macht Kalorienbeschränkung Rhesusaffen jünger? Wie ein Tierexperiment für Aufsehen sorgt

Um das wissenschaftliche Bild zu vervollständigen, müssen wir uns an dieser Stelle mit Forschungen beschäftigen, die in jüngster Zeit für Aufsehen gesorgt haben und zu sich widersprechenden Ergebnissen gekommen sind. Es geht dabei um zwei Studien zum Thema *Kalorienbeschränkung und Langlebigkeit bei ›untergewichtigen‹ Tieren*, welche dem Forschungszweig *Diätetische Therapie bei ›übergewichtigen‹ Menschen* auf den ersten Blick verwandt erscheinen. In Tierexperimenten wurde festgestellt, dass Würmer, Fliegen, Nager und sogar Affen unter bestimmten Umständen länger leben und weniger schnell altern, wenn man sie lebenslang auf eine Sparkost setzt (etwa minus 25 Prozent der üblichen Energieaufnahme). Diese Studien fanden einen großen Nachhall und werden häufig von Befürwortern zur Argumentation für die positiven Effekte von Nahrungsbegrenzung – also Formen des gezügelten Essens – auch beim Menschen herangezogen. 2009 wurde die erste von zwei groß angelegten amerikanischen Studien an Rhesusaffen publiziert, die über einen Zwanzig-Jahres-Zeitraum auf reduzierte Rationen gesetzt wurden. In dieser ersten Publikation wurde beobachtet, dass unter Kalorienreduzierung eine Lebensverlängerung eintritt. Die sparsam gefütterten Tiere nahmen durchschnittlich 25 Prozent ihres Körpergewichtes ab und waren damit »untergewichtig«. Tatsächlich zeigt sich hier aber bereits das Kernproblem der Untersuchung: Es besteht in der Frage der Übertragbarkeit auf den Menschen. Man weiß aus der Primatenforschung, dass es bei Tieren in Zeiten der Nahrungsknappheit zu einer spezifischen Stoffwechsel-Umstellung kommen kann: Der Hirnstoffwechsel der Affen bleibt dabei im Gleichgewicht, weil der Körper in die so genannte »Dauer Diapause« – eine Art »Winterschlaf« – eintritt. In diesem Zustand sind im Körper alle Wachstumsfunktionen abgeschaltet. Wesentliche Lebens- und Körperfunktionen wie Fortpflanzung werden auf Eis gelegt. Der Alterungsprozess ist quasi angehalten. Das Leben macht gewissermaßen Pause, bis wieder ausreichend Nahrung vorhanden ist. Das verlängert die Lebensdauer und spart enorm viel Energie ein, so dass das Gehirn sich nicht abmühen muss, an seinen Energieanteil zu kommen. Somit bleibt das Gehirn voll funktionsfähig – ohne dass eine allostatische Last entsteht. Wie gesagt, bei Primaten kann dieses System unter bestimmten Voraussetzungen funktionieren, beim Menschen im psychosozialen Kontext unserer Lebensumstände ist eine derartige Anpassung fraglich. Wie komplex und widersprüchlich der Effekt sein kann, zeigt die zweite groß angelegte Langlebigkeitsstudie an Affen. Sie wurde am 13. September 2012 publiziert und kam zu einem gegenteiligen Ergebnis: Denn in dieser Untersuchung war kein lebensverlängernder Effekt unter Kalorienbegrenzung nachzuweisen.

Zur Frage, ob diese Befunde an Rhesusaffen auf den Menschen übertragen werden dürfen, äußerte sich der Leiter der zweiten Studie Donald Ingram vom NIA bereits vor Jahren: »Wir gehen davon aus, dass wir das nie mit Sicherheit werden beantworten können.« Doch selbst wenn wir als Arbeitshypothese eine mögliche Übertragbarkeit annehmen, stellt sich hier das nächste Problem: Auf wen könnten die Befunde – wenn überhaupt – anwendbar sein? Der Forschungszweig zur *Kalorienbeschränkung und Langlebigkeit* hatte es sich zum zentralen Ziel gesetzt, die Mechanismen von Alterungsprozessen im Organismus aufzuklären. Und die ersten Ergebnisse an Tieren fanden insbesondere in einer besonders gesundheitsbewussten Community Beachtung, mittelalten Menschen, meist asketisch, die sich gesund ernähren (oft Vegetarier sind) und sich körperlich sehr viel bewegen. Was ist aber mit Menschen, deren Stresssystem überlastet ist? Was ist mit dicken Menschen, die zum Stresstyp B gehören? Diese Fragen lässt die Primaten-Studie zur Langlebigkeit durch Kalorienreduzieren völlig unbeantwortet. Und nachdem jetzt klar wird, dass in der neuen Publikation zu den Rhesusaffen der erhoffte Lebensverlängerungs-Effekt ausblieb, hat sich bezüglich der Übertragbarkeit der Befunde auf den Menschen die Unsicherheit deutlich verstärkt.

Ebenfalls von zentraler Bedeutung für die Beurteilung dieser Forschungen ist die Überlegung, welche Gründe dafür verantwortlich sind, dass in den beiden Studien widersprüchliche Beobachtungen gemacht wurden. Einer der viel diskutierten Faktoren, die dafür verantwortlich sein könnten, ist Stress. Aufgrund von Gewichtsunterschieden der Rhesus-Affen in den beiden Studien stellt sich die Frage: Waren die Tiere der Studie, in der die Diapause ausblieb, mehr gestresst? Waren die Umstände der Tiergefangenschaft (denn es handelte sich weder im einen noch im anderen Fall um Experimente unter natürlichen Lebensbedingungen in der Wildnis) anders? Denkbar ist auch, dass der lebensverkürzende Effekt der allostatischen Last unter Stress den lebensverlängernden Effekt des Diapause-Zustandes wieder aufhebt. Fragen, die zu klären sind.

Genau wie bei den bariatrischen Operationen gibt es auch zu kalorienreduzierenden Diäten keine Human-Studien der Evidenz-Klasse-1, die belegen würden, dass Abnehmen einen positiven Effekt auf die Lebenserwartung hat. Das ist der derzeitige Stand der wissenschaftlichen Forschung. Doch ist überhaupt eine Evidenz zu erwarten, dass Typ-B-Menschen, deren Stresssystem in einer unsicheren Umgebung im Sinne einer Überlebensstrategie habituiert ist, von einer Kalorienbeschränkung profitieren würden? Nach den experimentellen Befunden der Selfish-Brain-Forschung ist diese Frage eindeutig mit »nein« zu beantworten. Wie schon gezeigt, ist bei Menschen vom Typ B unter Stressbelastung das Stresssystem niedrigreaktiv geworden. Deshalb ist eine vermehrte Nahrungsaufnahme notwendig, um den Hirnstoffwechsel im Gleichgewicht zu halten. In dem Moment, wo man diese Überlebensstrategie in stressvoller Umgebung »rückgängig« macht und das Nahrungsangebot beschränkt, wird der Hirnstoffwechsel wieder destabilisiert. Das heißt, es vermehrt sich nun entweder die allostatische Last, oder es kommt zu einer Neuroglukopenie. Dass beides tatsächlich eintritt, konnte bereits experimentell mehrfach bei Menschen unter Reduktionsdiät und bei gezügelten Essern belegt werden. Beide experimentell beobachteten Nebenwirkungen unterstützen die Sicht, dass allostatische Last und Neuroglukopenie unter Kalorienreduktion bei dicken Menschen sich ungünstig auf die Lebenserwartung auswirken. Somit ist eine Übertragbarkeit der Tierbefunde zur Langlebigkeit durch Kalorienreduktion speziell auf dicke Menschen noch eine weitere Stufe unsicherer geworden.

Alle verfügbaren Studien, die es zu den Auswirkungen von Kalorienreduzierung gibt, zeigen, dass die zu erwartenden Effekte auf die Lebenserwartung beim Menschen negativ sind. Und im Grunde müssten wir uns an dieser Stelle auch gar nicht mit einer Primatenstudie beschäftigen, die zu einem abweichenden Ergebnis kommt, wenn es die eine Evidenzklasse-1-Studie zu den Auswirkungen des Abnehmens auf die Lebenserwartung beim Menschen gäbe. Hier könnte eine einzige Forschungsarbeit – wie sie bei Prüfungen neuer medikamentöser Therapien durchaus üblich ist – diese Diskussion beenden.

Kehren wir nach diesem Exkurs zur eigentlichen Fragestellung zurück: Worin bestehen die Lasten und Kosten, die ein Mensch zu tragen hat, der unter dem Einfluss von chronischem Stress steht?

Mehr essen heißt auch mehr zahlen – was kostet es, ein B-Typ zu sein?

Genug Nahrung zu bekommen, ist eigentlich heute kein Problem – zumindest nicht in den relativ reichen Industrienationen. Aber dennoch stellt sich auch hier die Frage der finanziellen Kosten. Wir haben in unserer Lübecker Forschungsgruppe berechnet, wie viel höher die Lebenshaltungskosten eines Menschen vom Typ B im Vergleich zu einem Vertreter der Gruppe A sind. Zugrunde gelegt haben wir das durchschnittliche monatliche Nettoeinkommen eines erwachsenen Bundesbürgers: 1300 Euro. Gehört er zum Typ A und hat zum Beispiel einen BMI von 22 (das ist recht schlank), hat er einen Bedarf für Essen, für den er monatlich zirka 360 Euro ausgeben muss (auf der Basis von drei Mahlzeiten täglich, durchschnittlichem Einkaufsverhalten, ohne Restaurantbesuche oder ähnliches). Wer dagegen einen BMI von 39 (ziemlich dick) aufweist, muss zur Bedarfsdeckung seines Gehirns deutlich mehr Geld fürs Essen ausgeben – nämlich zirka 520 Euro. Diese Kosten eines effektiven Stressmanagements des Gehirns lassen sich also auch in Geld bemessen. Oder anders gesagt: Sich vor Stress effektiv zu schützen, kann einen nicht unerheblichen Teil des Einkommens beanspruchen. Besonders prekär wird diese Situation bei jemandem, der Hartz IV empfängt. 2012 beträgt der darin enthaltene Satz für Lebensmittel nämlich nur 132,77 Euro. Das wird für den schlanken Hartz-IV-Empfänger mit BMI 22 schwierig und kritisch für einen Menschen, der einen BMI von 39 hat. Auch bei Kindern liegt derzeit der Lebensmittelsatz, den die Hartz-IV-Bürokraten vorgesehen haben, mit 77 Euro unter dem vom Forschungsinstitut für Kinderernährung berechneten Bedarfssatz von 84 Euro. Diese Zahlen erklären zumindest teilweise, warum in deutschen Städten die Schlangen vor Essensausgaben der gemeinnützigen Tafeln oder vor Suppenküchen immer länger werden.

An diesem Punkt taucht aber ein weiteres gravierendes Problem auf, das bereits in den krisengeschüttelten Stadtteilen US-amerikanischer Großstädte beobachtet und untersucht wurde. Amerikanische Stressforscher nennen es »Food insecurity« – die Unsicherheit, genug Nahrung für sich und die Familie zu haben. Vor allem Mütter, die sich besonders verantwortlich für die Ernährung ihrer Kinder fühlen, sind betroffen. Die sehr knapp bemessenen Sozialhilfesätze führen regelmäßig dazu, dass trotz aller Sparmaßnahmen vor dem Ende des Monats Essen knapp wird. Jetzt müssen die Betroffenen ausweichen, Essen organisieren, erbetteln oder versuchen, es von gemeinnützigen Organisationen zu erhalten. Das funktioniert in der Praxis meistens auch. Noch gibt es unter den Ärmsten in den USA oder auch in Deutschland keine echte Hungerproblematik. Aber die Ungewissheit, sich ausreichend ernähren zu können, erweist sich als enormer psychosozialer Stressor – mit der Konsequenz, dass die Last des Stresssystems weiter steigt, was wiederum dazu führt, dass bei Menschen vom Typ B ihr Stresssystem noch stärker habituiert und sie somit noch mehr zu essen brauchen. Diese Spirale aus Knappheit, Angst, Stress und Mehressen bewirkt, dass diese Menschen an Körpergewicht immer weiter zulegen. Eine »Dickensteuer« würde ihre Notlage nochmals verschärfen. Stress macht einen Menschen vom Typ B dick. Das ist eine durchaus nützliche Strategie, die allerdings ihren Preis hat. Nimmt der Stress weiter zu, besteht die Gefahr, dass er dicker und dicker wird. Die Schutzstrategie bleibt die gleiche, doch der Preis, mit dem sie erkauft werden muss, steigt und steigt.

Raus aus dem Haifischbecken

Ein überlastetes Stresssystem macht dick. Auf diese einfache Formel lässt sich also ein Phänomen bringen, von dem Millionen Menschen weltweit betroffen sind, woran Ärzte und Ernährungsexperten oftmals scheitern, die Abnehm-Industrie Milliarden verdient, die Gesundheitspolitik versagt und viele, viele Menschen verzweifeln. Das Problem zu erkennen und klar benennen zu können, ist ein wichtiger Fortschritt – weil so in der Forschung, der Behandlung und bei der Aufklärung Energien und Kapazitäten freigesetzt werden können, die bislang an falsche Grundannahmen und verkehrte Vorstellungen gebunden sind. Nach einer langen Wanderung in die falsche Richtung sind wir wieder zum Ausgangspunkt zurückgekommen, aber dieses Mal haben wir einen eindeutigen Hinweis, welcher Weg eingeschlagen werden muss. Das Ziel ist klar: Bildlich gesprochen gilt es, möglichst schnell Exitstrategien aus dem Haifischbecken aufzuzeigen, in das so viele Menschen geraten sind. Aber das ist nur die grobe Richtung. Wohin genau der Weg führen wird, welche Hindernisse es zu bewältigen gilt und wie wir sie meistern können, ist noch unklar.

Gesundes Abnehmen durch Diät plus Sport? Wie eine ambitionierte Studie abgebrochen werden musste – wegen Nutzlosigkeit

Eine Antwort wollte die ambitionierte Look-Ahead-Studie der US-National Institutes of Health geben. Es ging um die Frage, ob eine kalorienreduzierte Ernährung zusammen mit einem Bewegungsprogramm die Lebenserwartung von Menschen mit hohem Körpergewicht und einem Typ-2-Diabetes verlängern kann. Elf Jahre hatten insgesamt 5145 »übergewichtige« und adipöse – also nach herkömmlicher medizinischer Auffassung »stark übergewichtige« – Patienten mit Typ-2-Diabetes an diesem Langzeitexperiment teilgenommen. Hier haben wir also über 5000 dicke Menschen, die nach gängiger medizinischer Meinung der Hochrisikogruppe für eine kardiovaskuläre Erkrankung, wie zum Beispiel Herzinfarkt, angehören. Mit der Look-Ahead-Studie sollte endlich nachgewiesen werden, welches positive Behandlungspotenzial in regelmäßiger Bewegung und Kalorienreduktion steckt. Daher entschied man sich beim Design für die höchste Evidenzklasse (Klasse 1): Die Teilnehmer wurden zufällig (d. h. randomisiert) jeweils einer von zwei Gruppen zugewiesen: In der Kontrollgruppe wurden nur allgemeine Informationen über die Notwendigkeit einer gesunden Lebensweise ausgegeben, was erfahrungsgemäß wenig Wirkung erzielt. In der Interventionsgruppe hingegen unterzogen sich die Teilnehmer einer fettarmen Reduktionsdiät. Hinzu kam ein Sportprogramm mit 175 Minuten Bewegung in der Woche.

Die letzten Zwischenauswertungen der Studie hatten gezeigt, dass die Teilnehmer unter der Diät tatsächlich abnahmen. Auch nach vier Jahren betrug die Gewichtsabnahme noch 5 Prozent, was in Diätstudien keinesfalls selbstverständlich ist (in der Kontrollgruppe konnten die Teilnehmer das

Gewicht lediglich um 1 Prozent reduzieren). Vorläufige Ergebnisse zeigten außerdem eine Linderung der Schlaf-Apnoe sowie eine Verbesserung der Beweglichkeit.

Doch das eigentliche Ziel, eine Reduktion der kardiovaskulären Morbidität und Mortalität, die als Spätfolge des Diabetes als wichtigster Grund für eine verminderte Lebenserwartung gelten, wurde auch nach elf Jahren nicht erreicht. Unabhängige, regierungsfinanzierte Studien dieser Qualität und Größenordnung sind schwer zu realisieren, weil die Kosten enorm sind. Umso größer muss die Enttäuschung bei den Beteiligten des Forschungsprojekts gewesen sein: Statt einer Bestätigung der Vermutung, dass Abnehmen durch gesunde Ernährung plus Sport das Leben verlängert, hatten sich die Maßnahmen als wirkungslos herausgestellt; denn in der Abnehm-Gruppe traten im Vergleich zur Kontrollgruppe nicht weniger Herz-Kreislauf-Probleme und Todesfälle auf. Der therapeutische Effekt war gleich null. Im September 2012 brachen die US-National Institutes of Health die Studie wegen Nutzlosigkeit ab. Doch letztlich bestätigt das Ergebnis der Look-Ahead-Studie nur, was andere Forschungsarbeiten zuvor gezeigt haben: dass Abnehmen kein Ausweg aus der »ungesunden Stressfalle« ist.

Die Look-Ahead-Studie steht für das grandiose Scheitern der Strategie, durch Abnehmen die menschliche Gesundheit zu verbessern. Doch was würde passieren, wenn wir die umgekehrte Richtung einschlügen? Also nicht den Körper durch Diäten zur Gewichtsreduktion zu zwingen, sondern stattdessen einen Weg aus der Stressfalle zu suchen, um so natürlich abzunehmen?

Raus – einfach nur raus …

Erinnern wir uns noch einmal an die Frauen aus Boston, Chicago, New York und anderen US-Metropolen. Ihr Haifischbecken – das war die sozial zerrüttete und gefährliche Nachbarschaft, die kaum Jobs und kein gesichertes Einkommen ermöglichte. Sie zogen mit Hilfe öffentlicher Unterstützungsmaßnahmen in eine bessere, stabilere Gegend um, und auch in ihrem Inneren trat in der Folge eine Stabilisierung ein: Ihr Stresssystem konnte sich beruhigen, weil die Stressoren – die Haie – aus ihrem Leben verschwunden waren. Ein deutlich sichtbares Symptom dieser äußeren wie auch inneren Veränderung zeigte sich in der Stabilisierung des Wohlbefindens und des Körpergewichts der Frauen im Vergleich zu denen, die in ihren prekären Lebensumständen zurückblieben. Diese Studie belegt eindrucksvoll, welches Potenzial darin steckt, das jeweilige Haifischbecken zu verlassen.

Natürlich sind Armut und soziale Enge lediglich ein – wenn auch sehr starkes – Umfeld, das von psychosozialen Stressoren bestimmt wird. Letztlich können die Haie überall sein – auch in »Gewässern«, die wesentlich friedlicher erscheinen. Wie alle Räuber herrschen sie über ihr Revier, und wer darin lebt, wird von ihnen unweigerlich kontrolliert. Darin liegt das Wesen des psychosozialen Stressors: Er gewinnt dann die Oberhand, wenn er das Stresssystem des Menschen, der mit ihm konfrontiert wird, dominiert. Im Extremfall geht das so weit, dass ein Mensch in einer solchen Situation nach und nach immer weitere Bereiche seines Lebens an den Stressor oder die Stressoren abgibt. Er verliert schleichend die Kontrolle über sein Leben; und sein Stresssystem, das ständig in Alarmbereitschaft ist, läuft auf Hochtouren. In den meisten Fällen ist es nicht möglich, mit menschlichen Haien zu verhandeln und auf Einsicht oder Besserung zu hoffen. Es ist Teil ihres Wesens, dass sie meist aus einer Position der Stärke und Überlegenheit heraus agieren. Also versuchen wir, ihnen aus dem Weg zu gehen. Dahinter steckt ein Wunsch, der – so legitim er ist – sich in den allermeisten Fällen nicht realisieren lässt, nämlich dort zu bleiben, wo wir sind, und eine Lösung zu finden, die es uns ermöglicht, zum Beispiel den stressreichen Job zu behalten und trotzdem das Stresssystem wieder in die Ruhelage zu bringen.* Leider lassen sich solche Stressoren aber weder wegreden noch besänftigen, genauso wenig wie bei einem realen angriffslustigen Hai in einem echten Ozean, der einen Schwimmer umkreist. So können wir meistens den Stressor nicht besiegen, sondern uns lediglich habituieren – als B-Typ mit Gewichtszunahme und einer Dämpfung des Stresssystems oder als A-Typ, der immer stärker unter Strom gerät und aufpassen muss, dass er nicht ausbrennt. Einfach gesagt: Wenn es um psychosoziale Stressoren geht, können wir nicht aus unserer Haut.

In der berühmten »Dreigroschenoper« heißt es in der »Moritat von Mackie Messer«:

Und der Haifisch, der hat Zähne
Und die trägt er im Gesicht
Und MacHeath, der hat ein Messer
Doch das Messer sieht man nicht

* Um Missverständnissen vorzubeugen, möchte ich hier noch einmal verdeutlichen, dass ich in diesem Buch die »Haifisch«-Metapher als Bild für die vielfältigsten Stressoren verwende, die unser eigenes Energie- und Emotionsgleichgewicht bedrohen: angefangen von Personen, die uns unterdrücken, bis hin zu Lebensumständen wie Armut und Einsamkeit, die uns krank machen.

Im Liedtext zieht der Autor Bertolt Brecht eine interessante Parallele: Er vergleicht den skrupellosen Kriminellen, genannt »Mackie Messer«, mit einem Hai – allerdings mit dem Unterschied, dass der Hai seine Gefährlichkeit offen zeigt, während Mackie im Verborgenen agiert. Er versteckt sein Messer, verdeckt seine Taten und verwischt seine Spuren. Ja, er kann im Umgang sogar einen gewissen Charme zeigen. Das alles macht ihn zu einem sehr gefährlichen Exemplar eines menschlichen Haifischs. Die meisten von uns haben in ihrem Umfeld natürlich kaum zu befürchten, einem skrupellosen Mörder wie Mackie zu begegnen; aber die verdeckte Gefahr, die von ihm ausgeht, ist symptomatisch für die Risiken, die im Haifischbecken drohen können.

In einem großen Versicherungsunternehmen werden Sachbearbeiterinnen und Sachbearbeiter zu Abteilungen zusammengefasst. Der eine oder andere kennt das vielleicht aus der parodistischen TV-Serie »Stromberg«, deren Hauptfigur eine wunderbare Persiflage des »Büro-Hais« ist. Solche Gruppen oder Abteilungen bergen eine Menge Konflikt- und Spannungspotenzial. Da kann es um Dienstpläne gehen, Urlaubszeiten, unterschiedliche Auffassungen über die Arbeitshaltung von Kollegen, um Machtspiele, wer wem etwas zu sagen hat, um das Gefühl, ausgenutzt zu werden, um soziale Kontrolle. Eine derartige Konstellation birgt somit ein hohes Risiko, zum beruflichen Haifischbecken zu mutieren. Oberflächlich betrachtet würde man das aber nicht unbedingt merken: Alle sind per Du, man erzählt sich mehr oder weniger Privates – kleine Sorgen und Nöte, Sehnsüchte, Urlaubspläne usw. In einem Haifischbecken können Menschen, die mit derartigen Informationen freigebig und offen umgehen, allerdings schnell unter Druck geraten. Denn private Informationen werden schnell gegen den verwendet, der sie preisgibt.

Spricht zum Beispiel jemand über seine Einsamkeit, kommt das später womöglich so zurück: »Du bist ja alleine, da macht es dir bestimmt nichts aus, an Weihnachten und Silvester zu arbeiten.« Wer jetzt keine Argumente findet oder den Konflikt scheut, wird sich wahrscheinlich ärgern und das Gefühl haben, ungerecht behandelt zu werden. Und wenn sich so etwas wiederholt, hat allein der Gedanke an die nächste Dienstplanbesprechung das Potenzial, das Stresssystem dieser Person, die sich aufgrund ihrer Einsamkeit nicht nur schwach, sondern jetzt auch noch von den Kollegen ausgenutzt und unter Druck gesetzt fühlt, auf Touren zu bringen. Spätestens jetzt hat sich der Stressor »Dienstplan-Besprechung« der Kontrolle über das Stresssystem bemächtigt.

Nach dem hier beschriebenen Prinzip kann jede bekannte Schwäche von Kollegen oder Vorgesetzten mit »Hai-Verhalten« missbraucht werden, um eigene Interessen durchzusetzen, zum Beispiel lästige Aufgaben abzuwälzen, einen Sündenbock zu finden. Im Grunde handelt es sich um eine Art Erpressung auf der Basis von sozialer Kontrolle, die sich aus privaten Informationen über eine oder mehrere Personen speist. Man könnte hier jetzt natürlich einiges darüber sagen, wie klug oder unklug es ist, im Kollegenkreis über private Dinge zu sprechen. Doch das trifft nicht den Kern des Problems, es kann nur erheblich zur Verschärfung beitragen. Der Kern des Problems besteht darin, dass sich »Haifische im Wasser befinden«. Und selbst wenn man sie nicht anlockt, indem man zum Beispiel aus einer Wunde Blut verliert – also analog zu unserem Fall *keine Einblicke ins Privatleben gewährt* –, ändert das nichts daran, dass man nach wie vor im Wasser ist – ebenso wie die Haie.

Strukturen wie die hier beschriebenen sind für den Einzelnen so gut wie nicht veränderbar. Ebenso könnte man, um im Bild zu bleiben, die Haie höflich bitten, aus dem Becken zu verschwinden. Wie also mit der Situation umgehen? Wer verharrt, wird über kurz oder lang herausfinden, zu welchem Stresstyp er gehört – A oder B. Denn die Habituierung an den Stress ist für den, der dazu die erbliche Veranlagung hat, unvermeidlich. Wer dem Stress entgehen will, muss genau das buchstäblich tun: gehen – also kündigen oder sich versetzen lassen, in der Hoffnung, dass der nächste Job kein Haifischbecken ist. Das ist mitunter kein leichter Schritt, aber ein sinnvoller. Verharren birgt so gut wie keine Chance, dass sich die Lage verbessert, Veränderung schon.

Ähnlich lassen sich auch die Stressoren in bestimmten privaten Beziehungen betrachten. Wenn sich die Partnerschaft als Haifischbecken herausstellt, ist eine Trennung auf jeden Fall ein vielversprechender Lösungsansatz, um das eigene Stresssystem in Sicherheit zu bringen. Natürlich haben zwei Menschen aber auch die Chance, zusammenzubleiben und an dem Zustand etwas zu verändern – metaphorisch gesehen also die Haie aus ihrer Beziehung zu vertreiben. Das Bild von den Haien steht ja nicht nur für konkrete Personen, sondern auch für bestimmte Verhaltensmuster, die sich ändern lassen. Doch davon später mehr.

Besonders schwierig ist die Lage allerdings, wenn die Familie zum Haifischbecken geworden ist. Wenn zum Beispiel Eltern in unglücklicher Beziehung leben und sich daraus Konflikte im Zusammenleben mit ihren Kindern ergeben, wenn Alkohol- oder Drogenabhängigkeit eines Familienmitglieds zur Belastung für alle wird oder wenn den Kindern eine innige und vertraute Beziehung zu den Eltern oder anderen erwachsenen Bezugspersonen fehlt (vgl. dazu das Kapitel »Kinder zuerst«). Das Haifischbecken in einer so belastenden Situation zu verlassen, ist ein sehr schwieriger, wenn nicht sogar unmöglicher Schritt. Innerhalb einer Familie sind die emotionalen Bindungen ebenso stark wie die Verstrickungen, so dass sie selbst bei räumlicher Trennung Bestand haben. Eltern, die sich um ein drogensüchtiges Kind sorgen, entkommen ihrer Not und ihrem Kummer keineswegs dadurch, dass ihr Kind nicht mehr zu Hause lebt. Es ist leider nicht möglich, auf die Besonderheiten familiärer Konfliktsituationen im Rahmen dieses Buches näher einzugehen – dafür ist das Thema zu komplex und vielschichtig.

Warum in vielen Fällen das Verlassen einer stressvollen Umgebung besser und gesünder ist, als darin zu verharren, wird deutlich, wenn man sich noch einmal vor Augen führt, welche Alternativen Menschen im Haifischbecken haben. Es gibt drei Arten, auf Stressoren zu reagieren:

1. *Positiver Stress:* Man reagiert auf einen Stressor angemessen und löst so das Problem auf eine zufriedenstellende Art und Weise. Das ist natürlich der Idealfall. Ein Konflikt entsteht, man erkennt ihn, geht ihm nicht aus dem Weg, sondern beendet ihn konstruktiv – zum Beispiel in einem Gespräch, in dem man sich Respekt verschafft und das eigene Anliegen durchsetzen kann oder einen Kompromiss findet, an den sich beide Seiten gebunden fühlen. So haben wir das Gefühl, dass wir die Situation gemeistert und die Lage im Griff haben. Das stärkt unser Selbstwertgefühl.
2. *Tolerierbarer Stress:* Belastende Ereignisse im Leben werden durch wirksame Bewältigungsstrategien oder unterstützende Beziehungen (Partner, Familie, Freunde) aufgefangen. Das Ergebnis ist eine gewisse Bewältigung der Situation und auch eine im Wesentlichen erhaltene Leistungsfähigkeit. Das bedeutet allerdings einen entsprechen-

den Aufwand – der Stressor bleibt und wird mit Gegenstrategien ins Leben integriert.

3. *Toxischer Stress:* Ungepufferte belastende Lebensereignisse von größerer Dauer oder Intensität. Die in Punkt 2 angesprochenen Bewältigungsstrategien reichen nicht mehr aus. Der Stressor wird jetzt überwältigend und bricht über uns herein. Das Stresssystem ist außer Kontrolle geraten. Auf Dauer erfolgt eine Anpassung an die belastende Stresssituation. Das bedeutet erheblichen Aufwand – der Stressor kann nicht mehr erfolgreich bekämpft werden und wird stattdessen nur noch ertragen. Folge: Cortisolwerte bleiben erhöht, die allostatische Last mit all ihren negativen Auswirkungen auf körperliche und psychische Gesundheit und Lebenserwartung nimmt zu. Jetzt drohen ernsthafte gesundheitliche Schädigungen (siehe Risiken-Tabelle auf Seite 188). Es kommt zur Ausprägung des A- oder B-Phänotyps unter Last.

Jeder, dessen Stresssystem chronisch überlastet ist und der an diesem Punkt angelangt ist, steht fraglos vor schwierigen Entscheidungen: Sich trennen, kündigen, weggehen – das bedeutet nicht nur Befreiung von einem Stressor, sondern fast immer auch Verlust. Verlust eines Partners, eines Arbeitsplatzes, eines sicheren Einkommens. Solche zentralen Gewissheiten seines Lebens aufzugeben, löst massive innere Widerstände und Angst aus. Doch wer zu der Erkenntnis gelangt ist, im Haifischbecken zu sitzen, und seinen Stressoren entkommen möchte, kann nicht weitermachen wie bisher. Die Situation wird sich von alleine nicht verbessern – wer das annimmt, gibt sich einer trügerischen Hoffnung hin. Stressoren, die man nicht bewältigen oder vertreiben kann und denen man nicht ausweicht, werden mit hoher Wahrscheinlichkeit größer und mächtiger.

Was aber, wenn man sich trotz all dieser Risiken fürs Bleiben entschieden hat? Dann gibt es nur eine Alternative:

Die Haie vertreiben.

Ein Vorteil dieser Strategie liegt auf der Hand: Man selbst kann im Becken bleiben, ja, es sogar ein Stück weit für sich beanspruchen. Das wäre natürlich ein grandioser Sieg. Sich im Haifischbecken zu behaupten, statt es zu verlassen, ist allerdings ein steiniger Weg. Um es noch einmal deutlich zu sagen: Ausweichstrategien (wie Alkoholtrinken, Rauchen, Einnahme von Beruhigungsmitteln, exzessives Arbeiten oder Einkaufen, zwanghaftes Spielen) und Ausgleichsstrategien (Stressabbau durch Sport, Autogenes Training) bringen vielleicht vorübergehend ein wenig Erleichterung und Entlastung, können aber das zugrunde liegende Problem nicht lösen. Wer die Situation grundlegend ändern möchte, muss ein Mittel finden, die Haifische zu verjagen. Anders ausgedrückt: Das Stresssystem kann erst dann wieder zur Ruhelage zurückfinden, wenn die Stressoren beseitigt sind.

Dazu ist es aber wichtig, herauszufinden, worin der Stressor genau besteht und wie er auf unser Stresssystem einwirkt. Stress äußert sich – und das ist eine grundlegende Erkenntnis – in Emotionen. Eine Stressreaktion ist immer emotional. Ein starkes Gefühl wie Wut, Trauer oder Eifersucht ist aber meistenteils nicht einfach, sondern in seiner Zusammensetzung komplex und vielschichtig. Ja, oft so vielschichtig, dass es für uns schwierig ist, die ganze Dimension dieses Gefühls und den Kontext seiner Entstehung zu durchdringen und zu begreifen. Und an genau dieser Schnittstelle kann toxischer Stress entstehen.

Nehmen wir also an, eine Person steckt in einem familiären oder beruflichen Haifischbecken. Immer wieder kommt es zu Anlässen, die sie aufregen und wütend machen. Zorn oder Wut wird empfunden, wenn wir uns ungerecht behandelt fühlen, jemand uns gegenüber eine Grenze überschreitet, sich unangemessen verhält, uns etwas weggenommen wird. Das sind an und für sich gesunde Reaktionen, die dazu dienen können, die eigene physische, psychische oder soziale Unversehrtheit zu verteidigen. Eine heftige Reaktion, ein Streit kann ja durchaus eine klärende und somit konstruktive Kraft entwickeln.

Wutgefühle können aber auch ein starker Indikator für psychosozialen Stress sein, und da wird die Sache komplizierter – nämlich immer dann, wenn wir uns psychosozial in einer Art Zwickmühle befinden, wie zum Beispiel in der Arbeitswelt. Hier können Anweisungen, Umgangsformen von Kollegen oder Vorgesetzten schnell als ungerecht oder grenzüberschreitend empfunden werden – vor allem wenn Haifischverhalten im Spiel ist. Eine Wutreaktion – so gesund sie sein mag – verbietet sich hier in der Regel, weil sie disziplinarische Maßnahmen oder sogar eine fristlose Kündigung nach sich ziehen kann. Wut kann in solch einer Situation zu unterdrückter Wut, Ohnmachtsgefühlen, Kontrollverlust führen – allesamt sehr starke Stressoren. Die Psychologin Valerija Sipos und der Psychiater Ulrich Schweiger zeigen hier am Beispiel von Ärger und Wut, wie mächtig und tiefgreifend uns starke Gefühle bestimmen und beeinträchtigen können.

AUSLÖSER

Ich bekomme nicht, was mir zusteht, obwohl man es mir geben könnte, Spielregeln werden nicht eingehalten, ich werde bei etwas Angenehmem unterbrochen oder von etwas Wichtigem abgehalten, Verlust von Macht, Status oder Respekt, Hilflosigkeit, enttäuschte Erwartungen, ich werde beleidigt, werde bedroht, angegriffen, jemand nimmt mir etwas weg, jemand stellt unangemessene Forderungen

KÖRPERLICHE REAKTIONEN
Hitzegefühl, Herzklopfen, vertiefte Atmung, Schnauben, Muskelanspannung im Gesicht oder der Hand, Weinen

TYPISCHE GEDANKEN
Er macht das absichtlich, er will mich ärgern, mir wehtun, er bedroht mich; ich habe ein Recht darauf, es ist falsch, unverantwortlich, unfair, rechtswidrig

WAHRNEHMUNG
Man sieht nur noch die bedrohlichen Aspekte der Wirklichkeit

HÄUFIGE FOLGEGEFÜHLE
Scham, Angst, Trauer (das Äußern von Ärger und Wut wird als nicht erlaubt, gefährlich, nicht angemessen, als Zeichen von Schwäche erlebt. Wer nur auf diese Folgegefühle achtet, gerät in eine Falle)

EMOTIONSGETRIEBENES VERHALTEN
Stirn runzeln, Zähne zusammenbeißen, Fäuste ballen oder andere drohende Gebärden, auf Gegenstände einschlagen, stampfen, Gegenstände werfen, schreien, laut sprechen, schimpfen, kritisieren, Kraftausdrücke verwenden, fluchen, Rachepläne schmieden, den Verursacher körperlich angreifen, zur Polizei gehen, sich beschweren

Wer häufig oder ständig im Kontakt mit seinem Umfeld derartige Gefühle erlebt, befindet sich mit hoher Wahrscheinlichkeit in einem Haifischbecken. Man könnte der Liste der Reaktionsmuster noch hinzufügen, dass mit Sicherheit die Ausschüttung der Stresshormone und damit auch der Cortisolspiegel im Blut einer Person, die häufig so empfindet, erhöht sind. Hier wirken ganz klar starke Stressoren auf diese

Person ein. Und wenn wir uns den Abschnitt *EMOTIONSGETRIEBENES VERHALTEN* noch einmal anschauen, stellen wir fest, dass keine der impulsiven Aktivitäten (vielleicht mit Ausnahme von *sich beschweren*), dazu geeignet ist, den Konflikt zu lösen oder als Sieger/Gewinner daraus hervorzugehen. Sie alle verbieten sich geradezu, wenn man zum Beispiel Angestellter in einer Firma ist und seinem Vorgesetzten oder auch seinen Kollegen gegenüber derartige Wutgefühle auslebt. Was also kann ein Mensch in einer derartigen Lage machen, um nicht auf Dauer in toxischen Stress zu geraten? Sipos und Schweiger, beide erfahrene Therapeuten, machen hier folgende Vorschläge:

WANN IST ES SINNVOLL, ENTGEGENGESETZT ZU HANDELN ODER ÄRGER UND WUT ABZUSCHWÄCHEN?
Das Ereignis ist tatsächlich zufällig, nicht unter Kontrolle meines Interaktionspartners, von ihm nicht beabsichtigt oder nicht unter seiner oder meiner Kontrolle (etwa rote Ampel), das Setzen von Grenzen und Sanktionen ist im konkreten Fall nicht meine Aufgabe, sondern die von Polizei, Gerichten, Vorgesetzten oder anderen Personen. Die Wut ist eher sekundär, bezieht sich eher auf Tatsachen als auf Probleme, Trauer wäre die angemessene Reaktion

WIE KANN ICH ENTGEGENGESETZT HANDELN?
Situation verlassen, Handeln anderen überlassen, dem Gegner Gutes tun, Gutes wünschen (für ihn beten, Mitgefühl-Meditation), lächeln, Schultern fallen lassen, Handflächen öffnen und nach vorne drehen, Hand ausstrecken

Diese hier vorgeschlagenen Verhaltenstrategien dienen einerseits dazu, für eine Deeskalation zu sorgen. So wird die Gefahr des emotionsgetriebenen Verhaltens abgewendet, was der wütenden Person helfen kann, Kontrolle über sich und die Situation wiederzuerlangen. Diese Strategien ermöglichen aber auch eine neue Perspektive, einen anderen Blick auf das Problem, erweitern das Denken, den Handlungs- und Entscheidungsspielraum. Kontrolliert und handlungsfähig zu sein, bedeutet auch, die Kontrolle über sein Stresssystem wiederzuerlangen.

Neben Ärger und Wut nennen Sipos und Schweiger zehn weitere Gefühle, die mit toxischem Stress einhergehen können: *Scham, Trauer, Schuld, Eifersucht, Misstrauen, Ekel, Einsamkeit, Kränkung, Hoffnungslosigkeit und Niedergeschlagenheit.* Die folgende Tabelle zeigt eine Übersicht zu sinnvollen Verhaltensweisen, welche sich direkt aus bestimmten Gefühlen ergeben.

Ich fühle	**Ich brauche**	**Bedürfnisorientiertes Handeln**	**Andere mit einbeziehen**
Ärger/Wut	Klare Grenzen, Schutz vor Grenzüberschreitungen und Ungerechtigkeit durch andere. Hier führt die Familientherapeutin Laurel Mellin beispielhaft den Fall von Lynn an, deren Schwiegermutter bei jedem Besuch Anweisungen gibt und so tut, als ob sie die Herrin im Haus sei, sie gibt Erziehungsratschläge. Was Lynn braucht: als Mutter respektiert zu werden, auch von der Schwiegermutter.	Den Stress auslösenden Menschen offen kritisieren und ihm Grenzen aufzeigen. Dabei die eigenen Bedürfnisse klar artikulieren: Lynn: »Mable, würdest du mit mir bitte über eine schwierige Sache sprechen? Ich freue mich über deine Besuche und bin froh, dass du Karens Großmutter bist. Aber oft, wenn du da bist, ärgere ich mich, wenn du mir sagst, wie ich Karen erziehen soll. Du stellst deine Meinung als die einzig richtige dar und meine als falsch. Würdest du bitte deine Meinung in Zukunft als deine Meinung äußern und nicht als Tatsache?« Wenn nötig, die eigene Position wiederholt verdeutlichen, bis eine Veränderung zum Besseren eintritt (in manchen Fällen, wenn Respekt trotz mehrmaliger Versuche nachhaltig verweigert wird, bleibt noch der Abbruch einer Beziehung als Lösung).	Sich Hilfe und Rat holen – bei Freunden, dem Partner, gegebenenfalls um konkrete Unterstützung bitten (vermittelndes Gespräch).
Schuld	Eigene soziale Anpassung, Einhalten sozialer Standards	Sich entschuldigen, Ausgleich anbieten, um Verzeihung bitten, sich unterordnen	

Ich fühle	Ich brauche	Bedürfnisorientiertes Handeln	Andere mit einbeziehen
Trauer	Trost durch vertraute Menschen, soziale Unterstützung, Auszeit und Schonung für Ruhe und Erholung	Beten, sinnlos gewordene Aktivitäten abbrechen	Über die verlorene Person sprechen, nur mit vertrauten Menschen zusammen sein
Angst/Furcht	Sichere, vorhersehbare Umgebung, soziale Unterstützung	Fliehen, sich tot stellen, sich verstecken, Risiken meiden	Hilfe rufen, um Unterstützung bitten
Einsamkeit	Kontakt, Austausch, soziale Unterstützung: Lynn fühlt sich abends oft vom (vormals arbeitslosen, jetzt mit neuer Stelle viel beschäftigten) Ehemann Jake allein gelassen, vernachlässigt, nicht beachtet.	-	Mit dem Partner sprechen, Freund anrufen, Briefe schreiben: Lynn: »Jake, ich hab dich lieb, und ich möchte dir ganz nah sein. Ich verstehe, dass die letzte Zeit hart für uns beide war. Ich bin traurig, dass wir so wenig Zeit für uns haben. Ich brauche ein bisschen Zeit, um mit dir zu besprechen, was wir dabei machen können. Wenn es dir heute Abend nicht passt, brauche ich, dass du mir versprichst, dass wir das morgen bereden. Versprichst du mir das? Du bedeutest mir sehr viel, und ich verstehe, dass du unter Druck stehst. Aber das brauche ich von dir.«
Misstrauen	Recht und Fairness, fair von anderen behandelt zu werden, Schutz vor Ausbeutung, Betrug und Missbrauch Hier schildert Mellin den Fall von David, dessen finanzielle Situation katastrophal ist. Er fühlt sich von seiner Geschäftspartnerin Diane ausgenützt, die ihm immer mehr Arbeit aufbürdet, mit dem Argument, dass es ihr zurzeit privat und gesundheitlich schlecht gehe.	Unangemessene Forderungen, Vorschläge und Bitten zurückweisen. Dabei versucht David zunächst auszudrücken, was er fühlt, und anschließend, was er braucht und dass er sich eine für beide Seiten akzeptable Lösung wünscht: David: »O.K., Diane. Ich verstehe, dass du es schwer hast, und es tut mir leid, dass du so krank bist. Mir ist wichtig, dass es dir finanziell gut geht, aber ich selbst habe Angst und große Geldsorgen. Dieses Gefühl belastet mich sehr. Meine Einkünfte und meine Kundenzahlen sind zurückgegangen, seit ich angefangen habe, mehrere von deinen Kunden zu übernehmen. Ich muss einen Weg finden, um unsere Situation zu verändern, dass ich wieder mehr verdiene und ich nicht das Gefühl habe, dich im Stich zu lassen.	Sich rückversichern, beraten lassen, zum Rechtsanwalt gehen

Ich fühle	Ich brauche	Bedürfnisorientiertes Handeln	Andere mit einbeziehen
		Würdest du bitte mit mir darüber reden, wie wir zu einem Plan kommen, der für uns beide gut ist? Ich verstehe, dass das für dich Veränderungen bedeutet, und ich weiß, dass das, was du gerade durchmachst, nicht leicht für dich ist.«	
Scham (wegen des Dickseins)	Wertgeachtet sein (obwohl man dick ist), Würde, respektierte Intimsphäre	Sich gegen Diskriminierung auflehnen, sich beschweren und Selbstachtung bewahren. Verzichten auf gezügeltes Essen, sich wehren gegen Fremdkontrolle des eigenen Essverhaltens, ablehnen von bariatrischen Eingriffen	Einfordern korrekter Behandlung: »Du hast mich gekränkt, ich möchte nicht, dass du so mit mir redest.« Sich mit ähnlich Betroffenen (z.B. dicken Freunden) zusammentun, sich mit anderen organisieren

Was die Psychologen hier empfehlen, sind im Grunde therapeutische Schritte, um die Haifische zu vertreiben. In der Psychotherapie gibt es ausgereifte therapeutische Konzepte, die nachweislich toxischen Stress bekämpfen. Diese Ansätze beruhen auf Strategien, die Stress reduzieren oder helfen, Stress besser zu bewältigen; den Stress, der sich aus Problemen in der Ehe, Partnerschaft, Familie oder im Beruf ergibt. Diese Stressreduktionsverfahren basieren auf der sogenannten »kognitiven Verhaltenstherapie« und werden häufig ergänzt durch achtsamkeitsbasierte Ansätze. Letztere Kombinationsverfahren werden als »achtsamkeitsbasierte kognitive Therapie« bezeichnet, die einen etablierten Stellenwert in der Behandlung von Angststörungen und Depressionen hat. Ihre Wirksamkeit bei diesen Krankheiten haben Therapeuten bereits in Evidenzklasse-1-Studien zeigen können. Nur werden diese Therapien meist erst dann empfohlen und angewendet, wenn Stressfolgeerkrankungen – wie eine Depression – bereits aufgetreten sind. Eine Anwendung wäre aber schon wesentlich früher möglich und sinnvoll. Ein Beispiel: Wir haben in diesem Buch einen Stresstest im Zusammenhang mit einer fiktiven Prüfungssituation kennengelernt und erfahren, dass das Stresssystem der Probanden mehr oder weniger stark reagiert – ganz so, als wäre es eine echte Prüfung. Bei Menschen, die eine achtsamkeitsbasierte kognitive Therapie absolvierten, zeigt sich hingegen deutlich, dass die emotionale Reaktivität auf sozialen Stress – wie er auch in der Testsituation entsteht – vermindert ist und außerdem die Cortisolanstiege deutlich flacher ausfallen. Und das gilt nicht nur für schlanke Menschen des Stress-Typs A, sondern auch für B-Typen: In einer weiteren Studie wurde ein derartiges Achtsamkeitstraining bei Menschen mit erhöhtem BMI (Stresstyp B) durchgeführt. Auch hier zeigte das Training ein Absinken der Cortisolkonzentrationen, und außerdem stabilisierte sich das Körpergewicht (in der Kontrollgruppe blieb Cortisol erhöht, und es kam zu einer weiteren Gewichtszunahme). Tatsächlich konnte sogar nachgewiesen werden, dass sich bei den Probanden unter der Wirkung des Achtsamkeitstrainings das stressbedingte innere Bauchfett zurückbildete. Diese Effekte von Achtsamkeits-Trainingsprogrammen zur Stressreduktion sind vielversprechend, doch sie beantworteten bisher nicht die Frage, ob sie auch die Lebensdauer verlängern können.

Doch genau diese Lücke schließen jetzt zwei schwedische Evidenzklasse-1-Studien aus Stockholm und Uppsala, die 2009 und 2011 veröffentlicht wurden. Teilnehmer waren Patienten mit Herzkranzgefäß-Erkrankungen, die ein Stressreduktionsprogramm absolvierten. Ausgangspunkt der Studien waren die auch in diesem Buch bereits angeführten klinischen Belege, dass chronischer Stress zu arteriosklerotischen Veränderungen der Herzkranzgefäße führt, womit die Wahrscheinlichkeit für einen Herzinfarkt steigt. Die Teilnehmer der Uppsala- und der Stockholm-Studie hatten alle bereits einen Herzinfarkt erlitten. Daraufhin wurde bei ihnen eine kognitive Verhaltenstherapie durchgeführt. Diese beinhaltete 20 Therapiesitzungen à zwei Stunden, die sich über den Zeitraum von einem Jahr erstreckten. Die Therapiesitzungen fanden in Gruppen mit einer Teilnehmerzahl zwischen vier und neun Personen statt. Das Ergebnis beider schwedischer Studien war eindeutig: Die Studienteilnehmer, die das Stressreduktionsprogramm erhielten, blieben fast alle von einem zweiten Herzinfarkt verschont, während die Teilnehmer der Kontrollgruppe, die dieses Training nicht bekamen, häufig einen Zweit- oder Drittinfarkt erlitten. Dementsprechend war in dieser Gruppe auch die Sterberate deutlich höher. Die Ergebnisse der beiden Untersuchungen belegen eindeutig, dass kognitive Verhaltenstherapie in der Lage ist, die Ursache für die Herz-Kreislauf-Probleme der Studienteilnehmer – nämlich den Stress – direkt zu bekämpfen und somit das Leben zu verlängern.

Es geht aber nicht nur um das Risiko von Herz-Kreislauf-Erkrankungen und um die Frage der Lebenserwartung. Toxischer Stress ist, wie wir gesehen haben, mit dem Körpergewicht ursächlich verknüpft. Wenn Gewichtszunahme also eine Strategie ist, sich an toxischen Stress zu habituieren, was passiert, wenn dieser Mensch der Stressfalle, in die er geraten ist, entkommt?

Wann wird Stress chronisch? Wenn wir gegen unsere tiefen Bedürfnisse handeln oder von ihnen abgehalten werden?

An der Universität von Südkalifornien unterrichtet und praktiziert seit über dreißig Jahren die Psychologin Laurel Mellin. Sie ist so etwas wie eine Pionierin in der Behandlung von toxischen Stresserkrankungen, die mit erhöhtem Körpergewicht einhergehen. Ich bin bereits im ersten Buch auf ihre Arbeiten näher eingegangen. Sie erarbeitet mit Jugendlichen und Erwachsenen Konfliktlösungsstrategien. Dabei geht es zunächst darum, sich der eigenen tieferen Bedürfnisse bewusst zu werden. Chronischer oder toxischer Stress entsteht ja immer dann, wenn wir selbst gegen unsere Bedürfnisse handeln oder von ihnen ferngehalten werden. Im zweiten Schritt durchlaufen Mellins Patienten eine Art Training. Sie lernen situativ ihre Bedürfnisse zu erkennen, darauf einzugehen, sie zu artikulieren und auch Dritten gegenüber zu äußern und diese um Unterstützung zu bitten. In der Tabelle Seite 224 bis 226 wird – sehr vereinfacht – an Fallbeispielen erklärt, wie Mellins Interventionen funktionieren.

Wie gesagt: Die in dieser Tabelle geschilderten Interventionen sind natürlich nur ein sehr kleiner Ausschnitt aus dem therapeutischen Repertoire Mellins. Viele Komponenten ihrer Vorgehensweise finden sich auch in der achtsamkeitsbasierten kognitiven Verhaltenstherapie wieder. Hier soll anhand von Beispielen deutlich werden, worum es ihr im Wesentlichen geht: Bedürfnisse erkennen, benennen und – sehr wichtig – den Menschen gegenüber, deren Verhalten als Stressor empfunden wird, zu artikulieren. Und das ohne Aggressivität und ohne eine Vorwurfshaltung, um so dem Gegenüber die Chance zu geben, sein Verhalten neu zu betrachten, zu überdenken, den anderen anders und hoffentlich besser wahrzunehmen und sein eigenes Verhalten zu verändern. Mellin weist darauf hin, dass nicht nur Klarheit, sondern auch eine Wiederholung dieser neuen Form der Kommunikation wichtig für den Erfolg ist. Dazwischen wird immer wieder Bilanz gezogen: Hat sich etwas verändert, werden meine Bedürfnisse und Wünsche besser wahrgenommen und ernster genommen? Wie fühlt sich das für mich an? Mellin macht ihre Patienten mit einem Verfahren vertraut, mit dem jeder den Prozess ständig aktivieren beziehungsweise reaktivieren und überprüfen kann. Dabei kann es passieren, dass man an den Punkt gelangt, wo eine Trennung – vom Partner oder von einem Job – unausweichlich wird. Eine solche Trennung kann ein wichtiger Teil dieses Entwicklungsprozesses sein und wiederum der Anfang von etwas Neuem, das nach Mellins Methode früher oder später zum gewünschten Ergebnis führt: Lösung von Lebenskonflikten, stressärmeres und bedürfnisorientiertes Leben. Übrigens: Einer der bemerkenswerten Nebeneffekte bei Mellins Patienten ist Gewichtsstabilität – ohne irgendeine künstliche Beschränkung ihrer Nahrungsaufnahme (Letzteres würde Mellin übrigens als »Diätismus« bezeichnen). Viele ihrer Patienten hatten unter dem Einfluss von toxischem Stress stark zugenommen, bevor sie mit der Behandlung begonnen haben. Diese besteht wie in den schwedischen Studien aus etwa 20 Gruppensitzungen à zwei Stunden über einen Zeitraum von einem Jahr. Danach haben die meisten der Teilnehmer Gewicht verloren oder sind stabil geblieben.

Mit therapeutischen Ansätzen wie denen von Laurel Mellin kann es offenbar gelingen, die, um noch einmal im Bild zu bleiben, Haifische aus seinem persönlichen Becken zu vertreiben. Der Aufwand ist allerdings nicht gering (ebensowenig wie die Kosten): Zwölf Monate Sitzungen mit der Therapeutin, dazu Hausaufgaben für die Patientinnen und Patienten und im Idealfall das Weiterbestehen der Gruppe nach Beendigung der Therapie – dann ohne Therapeutin –, um sich weiterhin zu unterstützen und zu stabilisieren. Aber es ist zumindest ein möglicher Weg, zu einem stressbefreiten Leben zu finden. Also zu einem Leben, in dem psychosoziale Stressoren keinen toxischen Einfluss mehr haben. Das ist ein hohes Gut.

Da toxischer Stress nicht nur bei der Entstehung schwerwiegender Erkrankungen eine zentrale Rolle spielt, sondern auch eng mit der weltweiten so genannten »Gewichtsepidemie« verknüpft ist, gilt es, dieses hohe Gut eines stressärmeren Lebens in den Mittelpunkt aller künftigen gesundheitspolitischen Bestrebungen zu stellen. Diese Forderung an Politik und Gesellschaft ergibt sich aus dem Gesamtbild aller erstklassigen wissenschaftlichen Studien zum Thema. Wie das beispielsweise aussehen könnte, machen Länder wie Schweden vor, die durchaus Vorbildcharakter haben. Wir haben ja bereits im Kapitel »Niemand ist eine Insel« Näheres darüber erfahren. So ist Ungleichheit und der damit verbundene toxische Stress die Ursache dafür, dass viele Menschen dick werden. Und im Kapitel »Nimm doch endlich ab!« haben wir gesehen, dass die Diskriminierung, die dicke Menschen erleiden, ein Instrument ist, um sie in der Arbeitswelt zu benachteiligen und so die soziale Ungleichheit noch zu vergrößern. Damit schließt sich ein Teufelskreis: ungleich – dick – ungleicher – dicker … Um diese fatale Entwicklung rückgängig zu machen, sind Antidiskriminierungsprogramme dringend nötig. Und es braucht sachliche Aufklärung und tiefes Verständnis für die neurobiologischen Vorgänge im unserem Inneren, damit den Menschen klar wird: Niemand ist an seinem Dicksein schuld. Eine Gesellschaft, die sich der Gefährlichkeit von toxischem Stress bewusst ist und dem entgegenwirkt, macht sich auf den Weg, einige der großen Probleme unserer Zeit zu lösen – und Dickleibigkeit als Folge von toxischem Stress ist nur eines von ihnen. Das ist natürlich eine lange Strecke voller Widerstände, auf der sehr viel Geduld und Überzeugungsarbeit gefragt sind. Dazu werden auch viele Diskussionen gehören. Es war noch nie einfach, altes Wissen durch neues zu ersetzen – vor allem dann nicht, wenn es um etwas so Fundamentales wie unser Essverhalten geht. Ich persönlich freue mich auf die Debatten, über jedes Streitgespräch und jede Frage, weil es die Diskussion in Gang bringt. Nur so kann ein Umdenken einsetzen. Die neuen wissenschaftlichen Fakten liegen auf dem Tisch, und wer sie überprüfen möchte, findet zu allen in diesem Buch genannten Studien entsprechende Quellenverweise im Anhang. Schauen wir sie uns unvoreingenommen an – Fakt für Fakt, Argument für Argument, und ziehen dann unsere Schlüsse.

Wer wird zum Räuber, wer zur Beute? Warum in jedem von uns ein Haifisch steckt

Den Kampf gegen die toxischen Stressoren habe ich »die Haie vertreiben« genannt und versucht Wege aufzuzeigen, wie man mit ihnen fertigwerden kann, um so zu seinem gesünderen Leben zu finden. Über einen zentralen Aspekt lohnt es sich dabei meiner Ansicht nach ehrlich und selbstkritisch nachzudenken: Haifische sind nicht immer die anderen – in jedem Menschen schlummert einer. Auch – oder gerade – wenn wir gestresst und überfordert sind und unser Stresssystem auf Hochtouren läuft, neigen wir selbst zu Haifischverhalten. Wir versuchen so, Druck weiterzugeben, oder unsere Geduld reicht nicht, wir sind genervt – unseren Kindern, dem Partner, der Familie, Freunden, Kollegen oder Mitarbeitern gegenüber. Ein Mensch, dessen Stresssystem be- oder überlastet ist, neigt dazu, heftig zu reagieren, und damit wird an anderer Stelle wiederum Stress erzeugt.

Natürlich gibt es Konflikte, die ausgetragen werden müssen, aber möglichst so, dass sich eine Lösung findet, die alle Beteiligten tragen können. Natürlich ist es manchmal wichtig, zu streiten, aber ein fair ausgetragener Streit kommt ohne Eskalation aus. Es kann wichtig sein, seinem Ärger oder seiner Wut Ausdruck zu verleihen, aber ohne einen anderen zu verletzen. Selbstverständlich müssen Eltern manchmal ihren Kindern Grenzen setzen, aber es tut allen gut, wenn darunter der Respekt nicht leidet. Es kann ein wunderbarer Freundschaftsdienst sein, den anderen auf einen Fehler aufmerksam zu machen, aber nur, wenn er dabei spürt, dass er dennoch geliebt wird...

Diese Liste ließe sich fortsetzen, und manch einer wird sie vielleicht als gutmenschliches Wunschdenken belächeln. Aber wir sollten uns bewusst machen, dass jedes Aus-der-Haut-Fahren, jede Beleidigung, jede Respektlosigkeit, jedes aggressive Schweigen, jede Weigerung, einen Streit zu beenden, jeder Wutausbruch, jedes Anschreien, jede Nichtachtung, jede Ungerechtigkeit für einen anderen Menschen ein potenzieller psychosozialer Stressor ist, auf den sein Stresssystem mit erhöhter Erregung reagiert. Darauf zu achten, dass der Haifisch in uns nicht unser Verhalten bestimmt – diesen Beitrag kann jeder von uns leisten, um toxischen Stress aus dem eigenen Lebensumfeld möglichst fernzuhalten.

Literaturhinweise

Leben dicke Menschen länger?

Gewichtsparadox bei Dialysepatienten: • Degoulet P, Legrain M, Reach I, Aime F, Devries C, Rojas P, Jacobs C. Mortality risk factors in patients treated by chronic hemodialysis. Report of the Diaphane collaborative study. • Nephron 1982; (31): 103–110.• Kopple J D, Zhu X, Lew N L, Lowrie E G. Body weight-for-height relationships predict mortality in maintenance hemodialysis patients. Kidney Int 1999; (56): 1136–1148. • Kalantar-Zadeh K, Abbott K C, Salahudeen A K, Kilpatrick R D, Horwich T B. Survival advantages of obesity in dialysis patients. Am J Clin Nutr 2005; (81): 543–554.

Patienten, die einen Herzinfarkt erlitten, überlebten länger, wenn sie einen hohen BMI hatten: • Buettner H J, Mueller C, Gick M, Ferenc M, Allgeier J, Comberg T, Werner K D, Schindler C, Neumann F J. The impact of obesity on mortality in UA/non-ST-segment elevation myocardial infarction. Eur Heart J 2007; (28): 1694–1701.

Patienten, die an einem Schlaganfall oder an einer Hirnblutung erkrankten, lebten länger, wenn sie einen hohen BMI hatten: • Kim B J, Lee S H, Ryu W S, Kim C K, Lee J, Yoon B W. Paradoxical longevity in obese patients with intracerebral hemorrhage. Neurology 2011; (76): 567–573. • Vemmos K, Ntaios G, Spengos K, Savvari P, Vemmou A, Pappa T, Manios E, Georgiopoulos G, Alevizaki M. Association between obesity and mortality after acute first-ever stroke: the obesity-stroke paradox. Stroke 2011; (42): 30–36.

Gewichtsparadoxon bei Patienten mit schweren Lungenerkrankungen: • Hallin R, Gudmundsson G, Suppli U C, Nieminen M M, Gislason T, Lindberg E, Brondum E, Aine T, Bakke P, Janson C. Nutritional status and long-term mortality in hospitalised patients with chronic obstructive pulmonary disease (COPD). Respir Med 2007; (101): 1954–1960.

Gewichtsparadox bei Menschen mit Risiko für Diabetes mellitus Typ 2: • Carnethon M R, De Chavez P J, Biggs M L, Lewis C E, Pankow J S, Bertoni A G, Golden S H, Liu K, Mukamal K J, Campbell-Jenkins B, Dyer A R. Association of weight status with mortality in adults with incident diabetes. JAMA 2012; (308): 581–590.

Das Gewichtsparadox galt lange Zeit als ungelöst. 2012 haben Peters/McEwen erstmalig eine Erklärung auf Grundlage der Selfish-Brain-Forschung und modernen Stressforschung vorgeschlagen: • Peters A, McEwen B S. Introduction for the allostatic load special issue. In: Allostasis and Allostatic Load / Special Issue. (Eds. McEwen BS, Peters A). Physiology and Behavior, 2012; 1–4.

Als Pionier der Stressforschung entdeckte Bruce McEwen die schädlichen Auswirkungen von chronischem Stress: • McEwen B S. Protective and damaging effects of stress mediators. N Engl J Med 1998; (338): 171–179.

Psychosozialer Stress ist ein Risikofaktor für Mortalität und ein Trigger von kardio- und zerebrovaskulären Ereignissen: • Brotman D J, Golden S H, Wittstein I S. The cardiovascular toll of stress. Lancet 2007; (370): 1089–1100. • Steptoe A, Kivimaki M. Stress and cardiovascular disease. Nat Rev Cardiol 2012; (9): 360–370. • Surtees P G, Wainwright N W, Luben R N, Wareham N J, Bingham S A, Khaw K T. Psychological distress, major depressive disorder, and risk of stroke. Neurology 2008; (70): 788–794.

Der schädliche Effekt von psychosozialem Stress auf die Lebenserwartung wird durch einen niedrigen sozioökonomischen Status noch potenziert: • Lazzarino AI, Hamer M, Stamatakis E, Steptoe A. The Combined Association of Psychological Distress and Socioeconomic Status With All-Cause Mortality: A National Cohort Study. Arch Int Med 2012; Ahead of Print.

Cortisol als Risikofaktor für erhöhte Sterblichkeit: • Kumari M, Shipley M, Stafford M, Kivimaki M. Association of diurnal patterns in salivary cortisol with all-cause and cardiovascular mortality: findings from the Whitehall II study. J Clin Endocrinol Metab 2011; (96): 1478–1485. • Schoorlemmer R M, Peeters G M, van Schoor N M, Lips P. Relationships between cortisol level, mortality and chronic diseases in older persons. Clin Endocrinol (Oxf) 2009; (71): 779–786. • Vogelzangs N, Beekman A T, Milaneschi Y, Bandinelli S, Ferrucci L, Penninx B W. Urinary cortisol and six-year risk of all-cause and cardiovascular mortality. J Clin Endocrinol Metab 2010; (95): 4959–4964.

Differentielle Effekte von Jobstress auf das Körpergewicht; Männer mit normal-niedrigem Ausgangs-BMI nehmen eher ab, die mit normal-erhöhtem Ausgangs-BMI nehmen eher zu (entsprechend den Stresstypen A und B): • Kivimaki M, Head J, Ferrie J E, Shipley M J, Brunner E, Vahtera J, Marmot M G. Work stress, weight gain and weight loss: evidence for bidirectional effects of job strain on body mass index in the Whitehall II study. Int J Obes (Lond) 2006; (30): 982–987.

Stresstypen A und B, Gehirnversorgung und Gewichtsveränderungen (Selfish-Brain-Theorie): • Peters A, Kubera B, Hubold C, Langemann D. The Selfish Brain: Stress and Eating Behavior. Frontiers in Neuroscience 2011; *doi:10.3389/fnins.2011.00047.*

Lübecker Stressstudien an dünnen und dicken Probanden: • Hitze B, Hubold C, van Dyken R, Schlichting K, Lehnert H, Entringer S, Peters A. How the Selfish Brain Organizes its ›Supply and Demand‹. Front Neuroenergetics 2010; (2): *doi: 10.3389/fnene.2010.00007.* • Kubera B, Hubold C, Zug S, Wischnath H, Wilhelm I, Hallschmid M, Entringer S, Langemann D, Peters A. The brain's supply and demand in obesity. Front Neuroenergetics 2012; (4): 4. *doi: 10.3389/fnene.2012.00004.*

In der jüngeren Allgemeinbevölkerung haben Menschen um so bessere Überlebenschancen, je höher ihr BMI ist (unter Beachtung von konfundierenden Effekten): • Berentzen T L, Jakobsen M U, Halkjaer J, Tjonneland A, Overvad K, Sorensen T I. Changes in waist circumference and mortality in middle-aged men and women. PLoS ONE 2010; (5) e 13097 • Cameron A J, Magliano D J, Shaw J E, Zimmet P Z, Carstensen B, Alberti K G, Tuomilehto J, Barr E L, Pauvaday V K, Kowlessur S, Soderberg S. The influence of hip circumference on the relationship between abdominal obesity and mortality. Int J Epidemiol 2012. • Hamer M, Stamatakis E. Metabolically healthy obesity and risk of all-cause and cardiovascular disease mortality. J Clin Endocrinol Metab 2012; (97): 2482–2488.

Das hungrige Gehirn

Luc Pellerin und Pierre Magistretti entdeckten, dass Nervenzellen bei Bedarf Laktat aus dem Blut anfordern: • Magistretti P J, Pellerin L, Rothman D L, Shulman R G. Energy on demand. Science 1999; (283): 496–497.

Selfish-Brain-Theorie I – Einführende Grundsatzarbeit: • Peters A, Schweiger U, Pellerin L, Hubold C, Oltmanns K M, Conrad M, Schultes B, Born J, Fehm H L. The selfish brain: competition for energy resources. Neurosci Biobehav Rev 2004; (28): 143–180.

Selfish-Brain-Theorie II – Weiterführende Grundsatzarbeit, die gute Voraussetzungen schafft, wenn man sich mit dem Thema vertiefend und kritisch auseinandersetzen möchte: • Peters A, Langemann D. Build-ups in the supply chain of the brain: on the neuroenergetic cause of obesity and type 2 diabetes mellitus. Front Neuroenergetics 2009; (1:2): *doi: 10.3389/neuro.14.002.2009.*

Magnet-Resonanz-Experiment, das die Priorität des zentralen Metabolismus gegenüber dem peripheren Metabolismus zeigt: • Oltmanns K M, Melchert U H, Scholand-Engler H G, Howitz M C, Schultes B, Schweiger U, Hohagen F, Born J, Peters A, Pellerin L. Differential energetic response of brain vs. skeletal muscle upon glycemic variations in healthy humans. Am J Physiol Regul Integr Comp Physiol 2008; (294): R12–R16.

Vgl. die folgende Textpassage über Verstand, Gefühl und Wille: • Marcel Proust, Auf der Suche nach der verlorenen Zeit, 2. Bd, Frankfurter Ausgabe, 3. Auflage, Suhrkamp Verlag, Frankfurt am Main, 2003, S. 638–639.

Dicke Menschen werden in Deutschland oft als »willenlos« und »faul« eingestuft: Sikorski C, Luppa M, Brahler E, Konig H H, Riedel-Heller S G.

Obese children, adults and senior citizens in the eyes of the general public: results of a representative study on stigma and causation of obesity. PLoS ONE 2012; (7): e46924.

»Sucht« oder »Zuckersucht« als Verursachungsprinzipien von Übergewicht gehören zu den Vorstellungen, die aus Tierexperimenten abgeleitet werden, ohne dass diese hinreichende Evidenz für einen ursächlichen Zusammenhang liefern. In diesen von Bart Hoebels Team durchgeführten Versuchen entwickelten Ratten aufgrund von Nahrungsbeschränkungen zwar eine Süßpräferenz, nahmen aber – weil sie stattdessen weniger Fett und Eiweiß fraßen – nicht an Körpermasse zu: • Avena N M, Hoebel B G. A diet promoting sugar dependency causes behavioral cross-sensitization to a low dose of amphetamine. Neuroscience 2003; (122): 17–20. • Colantuoni C, Rada P, McCarthy J, Patten C, Avena N M, Chadeayne A, Hoebel B G. Evidence that intermittent, excessive sugar intake causes endogenous opioid dependence. Obes Res 2002; (10): 478–488.

Kinder und Erwachsene mit höherem BMI weisen auch höhere kognitive Kontrolle des Essverhaltens (Beherrschtheit) auf: • de Lauzon-Guillain B, Basdevant A, Romon M, Karlsson J, Borys J M, Charles M A. Is restrained eating a risk factor for weight gain in a general population? Am J Clin Nutr 2006; (83): 132–138. • Gallant A R, Tremblay A, Perusse L, Bouchard C, Despres J P, Drapeau V. The Three-Factor Eating Questionnaire and BMI in adolescents: results from the Quebec family study. Br J Nutr 2010; (104): 1074–1079. • Snoek H M, Van S T, Janssens J M, Engels R C. Restrained eating and BMI: a longitudinal study among adolescents. Health Psychol 2008; (27): 753–759. • Timko C A, Perone J. Rigid and flexible control of eating behavior in a college population. Eat Behav 2005; (6): 119–125.

Meilensteinarbeit, die die »Priorität des Gehirns im menschlichen Energiestoffwechsel« zeigt: • Krieger M. Über die Atrophie der menschlichen Organe bei Inanition. Z Angew Anat Konstitutionsl 1921; (7): 87–134.

Gehirngrößen sind bei dünnen und dicken Menschen gleich; das Gehirn nimmt auch unter kalorienreduzierter Diät nicht ab. Magnet-Resonanz-Studie: • Peters A, Bosy-Westphal A, Kubera B, Langemann D, Goele K, Later W, Heller M, Hubold C, Muller M J. Why doesn't the brain lose weight, when obese people diet? Obes Facts 2011; (4): 151–157.

Das Gehirn verbraucht 96mg Glukose pro Minute, wobei die Leber insgesamt nur 112mg Glukose pro Minute bereitstellt: • Reinmuth O M, Scheinberg P, Bourne B. Total Cerebral Blood Flow and Metabolism. Arch Neurol 1965; (12): 49–66.

Die Glukoseaufnahme des Gehirns steigt unter mildem Stress um 12 Prozent an und fällt im Tiefschlaf um 40 Prozent ab: • Madsen P L, Hasselbalch S G, Hagemann L P, Olsen K S, Bulow J, Holm S, Wildschiodtz G, Paulson O B, Lassen N A. Persistent resetting of the cerebral oxygen/glucose uptake ratio by brain activation: evidence obtained with the Kety-Schmidt technique. J Cereb Blood Flow Metab 1995; (15): 485–491. • Boyle P J, Scott J C, Krentz A J, Nagy R J, Comstock E, Hoffman C. Diminished brain glucose metabolism is a significant determinant for falling rates of systemic glucose utilization during sleep in normal humans. J Clin Invest 1994; (93): 529–535.

Beipackzettel für Diäten?

Selfish-Brain-Theorie III – Leicht verständliche Einführung in das Thema mit zahlreichen klinischen Fallbeispielen: • Peters A mit Junge S: Das egoistische Gehirn. Berlin, Ullstein Verlag, 2011.

Die Serum-Cortisol-Konzentrationen steigen unter kalorien- oder kohlenhydratreduzierter Kost an: • Tomiyama A J, Mann T, Vinas D, Hunger J M, Dejager J, Taylor S E. Low calorie dieting increases cortisol. Psychosom Med 2010; (72): 357–364. • Langfort J, Pilis W, Zarzeczny R, Nazar K, Kaciuba-Uscilko H. Effect of low-carbohydrate-ketogenic diet on metabolic and hormonal responses to graded exercise in men. J Physiol Pharmacol 1996; (47): 361–371. • Nuttall F Q, Gannon M C, Saeed A, Jordan K, Hoover H. The metabolic response of subjects with type 2 diabetes to a high-protein, weight-maintenance diet. J Clin Endocrinol Metab 2003; (88): 3577–3583. • Dikensoy E, Balat O, Cebesoy B, Ozkur A, Cicek H, Can G. The effect of Ramadan fasting on maternal serum lipids, cortisol levels and fetal development. Arch Gynecol Obstet 2009; (279): 119–123.

Eine kalorienarme Diät führt zwar initial zum Gewichtsverlust, aber die Hungergefühle blieben selbst ein Jahr nach der Diät unverändert bestehen: • Sumithran P, Prendergast L A, Delbridge E, Purcell K, Shulkes A, Kriketos A, Proietto J. Long-term persistence of hormonal adaptations to weight loss. N Engl J Med 2011; (365): 1597–1604.

Das Konzept der »Allostatischen Last« wird in die Medizin eingeführt: • McEwen B S, Stellar E. Stress and the individual. Mechanisms leading to disease. Arch Intern Med 1993; (153): 2093–2101.

Sonderheft (Special Issue) zur aktuellen Forschung zu Stress und »allostatischer Last«. Kalorien- oder kohlenhydratreduzierte Diäten werden ebenfalls zu den Zuständen mit erhöhter allostatischer Last gezählt: • Peters A, McEwen B S. Introduction for the allostatic load special issue. In: Allostasis and Allostatic Load / Special Issue. (Eds. McEwen B S, Peters A). Physiology and Behavior, 2012; 1–4.

Reduktionsdiäten und allostatische Last: • Tremblay A, Chaput J P. Obesity: The allostatic load of weight loss dieting. In: Allostasis and Allostatic Load / Special Issue. (Eds. McEwen B, Peters A). Physiology and Behavior, 2012; 16–21.

Verminderte Knochenmasse gilt als klinischer Marker für den Grad des Abbaus von Körpergeweben durch hohes Cortisol unter Dauerstress. Bei Menschen, die durch Kalorienreduktion abnehmen, nimmt die Knochenmasse ab: • Villareal D T, Fontana L, Weiss E P, Racette S B, Steger-May K, Schechtman K B, Klein S, Holloszy J O. Bone mineral density response to caloric restriction-induced weight loss or exercise-induced weight loss: a randomized controlled trial. Arch Intern Med 2006; (166): 2502–2510.

Bin ich ein gezügelter Esser?

Zweibändiges 1300-seitiges Werk zum Minnesota-Hunger-Experiment: • Keys A, Brozek J, Henschel A, Mickelsen O, Taylor H L. The biology of human starvation. The University of Minnesota Press, Minneapolis, 1950.

Die Harris-Benedict-Formel zur Berechnung des Ruhe-Energie-Umsatzes: • Harris J A, Benedict F G. A Biometric Study of Human Basal Metabolism. Proc Natl Acad Sci USA 1918; (4): 370–373.

Kalorienangabe zu gängigen Diätprogrammen: • Ruch C, Weser G. Diäten im Praxisalltag. Diabetes aktuell 10[1], 12-14. 2012.

Restraint Eaters (gezügelte Esser) haben erhöhte Serum-Cortisol-Konzentrationen: • Rutters F, Nieuwenhuizen A G, Lemmens S G, Born J M, Westerterp-Plantenga M S. Hyperactivity of the HPA axis is related to dietary restraint in normal weight women. Physiol Behav 2009; (96): 315–319. • Rideout C A, Linden W, Barr S I. High cognitive dietary restraint is associated with increased cortisol excretion in postmenopausal women. J Gerontol A Biol Sci Med Sci 2006; (61): 628–633. • Anderson D A, Shapiro J R, Lundgren J D, Spataro L E, Frye C A. Self-reported dietary restraint is associated with elevated levels of salivary cortisol. Appetite 2002; (38): 13–17. • McLean J A, Barr S I, Prior J C. Dietary restraint, exercise, and bone density in young women: are they related? Med Sci Sports Exerc 2001; (33): 1292–1296.

Restraint Eaters (gezügelte Esser) haben eine schlechtere kognitive Leistungsfähigkeit: • Brunstrom J M, Davison C J, Mitchell G L. Dietary restraint and cognitive performance in children. Appetite 2005; (45): 235–241. • Green M W, Rogers P J, Elliman N A. Dietary restraint and addictive behaviors: the generalizability of Tiffany's cue reactivity model. Int J Eat Disord 2000; (27): 419–427. • Kemps E, Tiggemann M. Working memory performance and preoccupying thoughts in female dieters: evidence for a selective central executive impairment. Br J Clin Psychol 2005; (44): 357–366. • Kemps E, Tiggemann M, Marshall K. Relationship between dieting to lose weight and the functioning of the central executive. Appetite 2005; (45): 287–294.

Gezügeltes Essverhalten ist ein Risikofaktor für schwere typische Depression: Stice E, Hayward C, Cameron R P, Killen J D, Taylor C B. Body-image and eating disturbances predict onset of depression among female adolescents: a longitudinal study. J Abnorm Psychol 2000; (109): 438–444.

Gezügeltes Essverhalten geht mit verminderter Knochenmasse und Zyklusunregelmäßigkeiten einher: • Barr S I, Prior J C, Vigna Y M. Restrained eating and ovulatory disturbances: possible implications for bone health. Am J Clin Nutr 1994; (59): 92–97. • McLean J A, Barr S I, Prior J C. Dietary restraint, exercise, and bone density in young women: are they related? Med Sci Sports Exerc 2001; (33): 1292–1296. • Vescovi J D, Scheid

J L, Hontscharuk R, De Souza M J. Cognitive dietary restraint: impact on bone, menstrual and metabolic status in young women. Physiol Behav 2008; (95): 48–55.

Vorzeitige Chromosomen-(Telomer)-Verkürzungen bei chronisch gezügelten Essern: • Kiefer A, Lin J, Blackburn E, Epel E. Dietary restraint and telomere length in pre- and postmenopausal women. Psychosom Med 2008; (70): 845–849.

Restraint eaters konsumieren mehr Alkohol und Nikotin: • Higgs S, Eskenazi T. Dietary restraint and disinhibition are associated with increased alcohol use behaviours and thoughts in young women social drinkers. Eat Behav 2007; (8): 236–243. • Facchini M, Rozensztejn R, Gonzalez C. Smoking and weight control behaviors. Eat Weight Disord 2005; (10): 1–7. • Mitchell S L, Perkins K A. Interaction of stress, smoking, and dietary restraint in women. Physiol Behav 1998; (64): 103–109.

Vollständige Version des FEV (Three-Factor-Eating Questionnaire): • Pudel V, Westenhoefer J. Fragebogen zum Eßverhalten: Handanweisung. 1989. Goettingen, Hogrefe.

Niemand ist eine Insel

Faktoren und Lebensumstände, die zu psychosozialem Stress und damit zur Gewichtszunahme führen: • Block J P, He Y, Zaslavsky A M, Ding L, Ayanian J Z. Psychosocial stress and change in weight among US adults. Am J Epidemiol 2009; (170): 181–192.

Unglückliche Partnerschaft/Ehe als Risikofaktor für Gewichtszunahme: • Kouvonen A, Stafford M, De V R, Shipley M J, Marmot M G, Cox T, Vahtera J, Vaananen A, Heponiemi T, Singh-Manoux A, Kivimaki M. Negative aspects of close relationships as a predictor of increased body mass index and waist circumference: the Whitehall II study. Am J Public Health 2011; (101): 1474–1480.

Wohlstand und Einkommen verteilen sich in Gesellschaften nach bestimmten zugrundeliegenden Gesetzmäßigkeiten: • Dragulescu A, Yakovenko V M. Exponential and power-law probability distributions of wealth and income in the United Kingdom and the United States. Physica A 2001; (299): 213–221.

Oberschicht-Individuen verhalten sich unethischer als Unterschicht-Individuen (Übertreten von Verkehrsregeln, unethische Entscheidungsfindung, Anderen etwas Wertvolles wegnehmen, Lügen in Verhandlungen, Täuschung, um einen Preis zu gewinnen, Billigung unethischen Verhaltens in der Arbeit): • Piff P K, Stancato D M, Cote S, Mendoza-Denton R, Dacher K. Higher social class predicts increased unethical behavior. PNAS 2012; 109 (11): 4086-91.

Einkommensungleichheit ist eng mit der Häufigkeit von Gewichtszunahme assoziiert. Zwei unabhängige sozial-ökonomische Studien: • Pickett K E, Kelly S, Brunner E, Lobstein T, Wilkinson R G. Wider income gaps, wider waistbands? An ecological study of obesity and income inequality. J Epidemiol Community Health 2005; (59): 670–674. • Kim D, Kawachi I, Hoorn S V, Ezzati M. Is inequality at the heart of it? Cross-country associations of income inequality with cardiovascular diseases and risk factors. Soc Sci Med 2008; (66): 1719–1732.

Einkommensungleichheit ist eng mit geringem Wohlbefinden von Kindern assoziiert: • Pickett K E, Wilkinson R G. Child wellbeing and income inequality in rich societies: ecological cross sectional study. BMJ 2007; (335): 1080.

Einkommensungleichheit ist eng mit verschiedenen Gesellschaftsproblemen (erhöhter Mortalität, Häufigkeit von psychischen Erkrankungen, Drogenabusus, Analphabetismus, Kriminalität, Gewichtzunahme) assoziiert: • Pickett K E, Wilkinson R. Gleichheit ist Glück: Warum gerechtere Gesellschaften für alle besser sind (Übersetzung aus dem Englischen). Tolkemitt bei Zweitausendeins, 2010.

Der Umzug aus einem Armutsgebiet in eine bessere Gegend wirkt sich günstig auf das psychische Wohlbefinden und die Prävalenz von schwerer Adipositas aus. Groß angelegte randomisierte 15-Jahres-Interventionsstudie: • Ludwig J, Sanbonmatsu L, Gennetian L, Adam E, Duncan G J, Katz L F, Kessler R C, Kling J R, Lindau S T, Whitaker R C, McDade T W. Neighborhoods, obesity, and diabetes -- a randomized social experiment. N Engl

J Med 2011; (365): 1509–1519. • Ludwig J, Duncan G J, Gennetian L A, Katz L F, Kessler R C, Kling J R, Sanbonmatsu L. Neighborhood effects on the long-term well-being of low-income adults. Science 2012; (337): 1505–1510.

Macht mich mein Job dick?

Job-Stress als Risikofaktor für periphere und abdominelle Gewichtszunahme: • Brunner E J, Chandola T, Marmot M G. Prospective effect of job strain on general and central obesity in the Whitehall II Study. Am J Epidemiol 2007; (165): 828–837.

Die Angst vor dem Verlust des Arbeitsplatzes ist eng mit dem Auftreten einer Depression verknüpft: • Ferrie J E, Shipley M J, Newman K, Stansfeld S A, Marmot M. Self-reported job insecurity and health in the Whitehall II study: potential explanations of the relationship. Soc Sci Med 2005; (60): 1593–1602.

Geringe Einflussmöglichkeiten im Job führen dazu, dass Menschen sich gestresster und unglücklicher fühlen: • Steptoe A, Willemsen G. The influence of low job control on ambulatory blood pressure and perceived stress over the working day in men and women from the Whitehall II cohort. J Hypertens 2004; (22): 915–920.

Geringe Einflussmöglichkeiten im Job und hohe berufliche Anforderungen erhöhen das Risiko von Herzkranzgefäßerkrankungen: • Kuper H, Marmot M. Job strain, job demands, decision latitude, and risk of coronary heart disease within the Whitehall II study. J Epidemiol Community Health 2003; (57): 147–153.

Aktivierung des Stessmodus im Gehirn und dessen Auswirkungen auf Konzentrationsfähigkeit und Wachheit: • Hermans E J, van Marle H J, Ossewaarde L, Henckens M J, Qin S, van Kesteren M T, Schoots V C, Cousijn H, Rijpkema M, Oostenveld R, Fernandez G. Stress-related noradrenergic activity prompts large-scale neural network reconfiguration. Science 2011; (334): 1151–1153. • Aston-Jones G, Cohen J D. An integrative theory of locus coeruleus-norepinephrine function: adaptive gain and optimal performance. Annu Rev Neurosci 2005; (28): 403–450. • Valentino R J, Van Bockstaele E. Convergent regulation of locus coeruleus activity as an adaptive response to stress. Eur J Pharmacol 2008; (583): 194–203.

Was ist passiert, wenn schlanke Menschen einen Bauch bekommen?

Abdominelle Fettakkumulation geht mit hoher Stressreaktivität einher und ist ein Ausdruck stattgehabter »allostatischer Last«: • Epel E S, McEwen B, Seeman T, Matthews K, Castellazzo G, Brownell K D, Bell J, Ickovics J R. Stress and body shape: stress-induced cortisol secretion is consistently greater among women with central fat. Psychosom Med 2000; (62): 623–632.

Jobstress führt zur Akkumulation von abdominellem Fett: • Ishizaki M, Nakagawa H, Morikawa Y, Honda R, Yamada Y, Kawakami N. Influence of job strain on changes in body mass index and waist circumference-6-year longitudinal study. Scand J Work Environ Health 2008; (34): 288–296.

Aufklärung der biologischen Mechanismen, wie sich Bauchfett bildet. Stressexposition führt zur Freisetzung von NPY an sympathischen Nervenendigungen im abdominellen Fettgewebe. Cortisol verstärkt die NPY-Wirkung, was bei chronischer Stressbelastung zum Wachstum des abdominellen Fetts führt: • Kuo L E, Kitlinska J B, Tilan J U, Li L, Baker S B, Johnson M D, Lee E W, Burnett M S, Fricke S T, Kvetnansky R, Herzog H, Zukowska Z. Neuropeptide Y acts directly in the periphery on fat tissue and mediates stress-induced obesity and metabolic syndrome. Nat Med 2007; (13): 803–811.

Serum-Keton-Konzentrationen steigen deutlich unter akutem psychosozialen Stress an: • Kubera B, Hubold C, Peters A. Rise in serum beta-hydroxybutyrate concentrations with psychosocial stress; (in Vorbereitung 2013).

Neue Meta-Analysen bestätigen, dass Menschen mit höherem BMI länger leben. Die Forscher konnten die Aussage zunächst für den engeren BMI-Bereich um 25 kg/m^2 belegen. In diesem BMI-Bereich ist der konfudierende Einfluss von allostatischer Last vernachlässigbar klein, weshalb hier die Daten zuverlässig interpretierbar sind: Flegal KM, Kit BK, Orpana H,

Graubard BI. Association of all-cause mortality with overweight and obesity using standard body mass index categories. A systematic review and meta-analysis. – JAMA 2013; (309): 71-82. • Lenz M, Richter T, Muhlhauser I. The morbidity and mortality associated with overweight and obesity in adulthood: a systematic review. Dtsch Arztebl Int 2009; (106): 641–648.

Meilensteinarbeit, die das abdominelle Fett als Risikomarker für eine erhöhte Sterblichkeit verwendet: • Larsson B, Svardsudd K, Welin L, Wilhelmsen L, Bjorntorp P, Tibblin G. Abdominal adipose tissue distribution, obesity, and risk of cardiovascular disease and death: 13 year follow up of participants in the study of men born in 1913. Br Med J Clin Res Ed 1984; (288): 1401–1404.

BMI und Sterblichkeit (ohne Messdaten und Berücksichtigung der abdominellen Fettmasse): • Whitlock G, Lewington S, Sherliker P, Clarke R, Emberson J, Halsey J, Qizilbash N, Collins R, Peto R. Body-mass index and cause-specific mortality in 900 000 adults: collaborative analyses of 57 prospective studies. Lancet 2009; (373): 1083–1096.

Die abdominelle Fettmasse hat einen »ungünstigen« Vorhersagewert auf die Lebenserwartung, der BMI einen »günstigen« (nach wechselseitiger Adjustierung): • Pischon T, et al. General and abdominal adiposity and risk of death in Europe. N Engl J Med 2008; (359): 2105–2120.

Plateaubildung der Prävalenz von Übergewicht in verschiedenen Ländern: • O'Dea J A, Nguyen Hoang T D, Dibley M J. Plateau in obesity and overweight in a cross sectional study of low, middle and high socioeconomic status schoolchildren between 2004 and 2009. Int J Public Health 2011; (56): 663–667. • Olds T, Maher C, Zumin S, Peneau S, Lioret S, Castetbon K, de Bellisle W J, Hohepa M, Maddison R, Lissner L, Sjoberg A, Zimmermann M, Aeberli I, Ogden C, Flegal K, Summerbell C. Evidence that the prevalence of childhood overweight is plateauing: data from nine countries. Int J Pediatr Obes 2011; (6): 342–360. • Rokholm B, Baker J L, Sorensen T I. The levelling off of the obesity epidemic since the year 1999 – a review of evidence and perspectives. Obes Rev 2010; (11): 835–846.

Gewichtsdiskriminierung in den USA: • Puhl R M, Heuer C A. The stigma of obesity: a review and update. Obesity (Silver Spring) 2009; (17): 941–964.

Dicke Menschen werden auf dem Arbeitsmarkt benachteiligt; sie werden seltener eingestellt, bekommen niedrigere Gehälter und sind häufiger arbeitslos: Klesges R C, Klem M L, Hanson C L, Eck L H, Ernst J, O'Laughlin D, Garrott A, Rife R. The effects of applicant's health status and qualifications on simulated hiring decisions. Int J Obes 1990; (14): 527–535. • Brunello G, D'Hombres B. Does body weight affect wages? Evidence from Europe. Econ Hum Biol 2007; (5): 1–19. • Tunceli K, Li K, Williams L K. Long-term effects of obesity on employment and work limitations among U.S. Adults, 1986 to 1999. Obesity (Silver Spring) 2006; (14): 1637–1646.

Ärzte und Familienmitglieder sind die häufigsten Urheber von Gewichtsdiskriminierung. US-amerikanische Erhebung an 2449 Frauen: • Puhl R M, Brownell K D. Confronting and coping with weight stigma: an investigation of overweight and obese adults. Obesity (Silver Spring) 2006; (14): 1802–1815.

Gewichtsdiskriminierung in deutschen Populationen: • Sikorski C, Luppa M, Brahler E, Konig H H, Riedel-Heller S G. Obese children, adults and senior citizens in the eyes of the general public: results of a representative study on stigma and causation of obesity. PLoS ONE 2012; (7): e46924. • Hilbert A, Rief W, Braehler E. Stigmatizing attitudes toward obesity in a representative population-based sample. Obesity (Silver Spring) 2008; (16): 1529–1534.

Wissenschaftlicher Beitrag zur Gründung der Gesellschaft gegen Gewichtsdiskriminierung in Deutschland: • von Liebenstein S. Confronting Weight Discrimination in Germany – The Foundation of a Fat Acceptance Organization. Fat Studies: An Interdisciplinary Journal of Body Weight and Society 2012; (1): 166–179.

Bariatrische Operationen: Wie ein Eingriff einen dicken Menschen in einen dünnen verwandelt

Offizielle Leitlinie zur Adipositas-Chirurgie: • Deutsche Gesellschaft für Allgemein- und Viszeralchirurgie, Deutsche Adipositas Gesellschaft, Deutsche Gesellschaft für Psychosomatische Medizin und Psychotherapie, Deutsche Gesellschaft für Ernährungsmedizin. S3-Leitlinie: Chirurgie der Adipositas. Stand: Juni 2010.

Mortalität nach bariatrischer Chirurgie. Es fehlen aussagekräftige randomisierte Studien; häufig zitiert werden bloß diese beiden nicht-randomisierten Studien: • Adams T D, Gress R E, Smith S C, Halverson R C, Simper S C, Rosamond W D, LaMonte M J, Stroup A M, Hunt S C. Long-term mortality after gastric bypass surgery. N Engl J Med 2007; (357): 753–761. • Sjostrom L, Narbro K, Sjostrom C D, Karason K, Larsson B, Wedel H, Lystig T, Sullivan M, Bouchard C, Carlsson B, Bengtsson C, Dahlgren S, Gummesson A, Jacobson P, Karlsson J, Lindroos A K, Lonroth H, Naslund I, Olbers T, Stenlof K, Torgerson J, Agren G, Carlsson L M. Effects of bariatric surgery on mortality in Swedish obese subjects. N Engl J Med 2007; (357): 741–752.

Beobachtung von vermehrten Suiziden und tödlichen Unfällen nach bariatrischen Operationen: • Tindle H A, Omalu B, Courcoulas A, Marcus M, Hammers J, Kuller L H. Risk of suicide after long-term follow-up from bariatric surgery. Am J Med 2010; (123): 1036–1042. • Omalu B I, Ives D G, Buhari A M, Lindner J L, Schauer P R, Wecht C H, Kuller L H. Death rates and causes of death after bariatric surgery for Pennsylvania residents, 1995 to 2004. Arch Surg 2007; (142): 923–928. • Adams T D, Gress R E, Smith S C, Halverson R C, Simper S C, Rosamond W D, LaMonte M J, Stroup A M, Hunt S C. Long-term mortality after gastric bypass surgery. N Engl J Med 2007; (357): 753–761.

Die Cortisol-Konzentrationen steigen nach bariatrischer Operation an: • Manco M, Fernandez-Real J M, Valera-Mora M E, Dechaud H, Nanni G, Tondolo V, Calvani M, Castagneto M, Pugeat M, Mingrone G. Massive weight loss decreases corticosteroid-binding globulin levels and increases free cortisol in healthy obese patients: an adaptive phenomenon? Diabetes Care 2007; (30): 1494–1500. • Valentine A R, Raff H, Liu H, Ballesteros M,

Rose J M, Jossart G H, Cirangle P, Bravata D M. Salivary cortisol increases after bariatric surgery in women. Horm Metab Res 2011; (43): 587–590.

Schwere Unterzuckerungen und verwandte neuroglykopenische Diagnosen (Verwirrtheit, Synkope, Krampfanfall, Unfalltod) nach bariatrischer Operation: • Marsk R, Jonas E, Rasmussen F, Naslund E. Nationwide cohort study of post-gastric bypass hypoglycaemia including 5,040 patients undergoing surgery for obesity in 1986–2006 in Sweden. Diabetologia 2010; (53): 2307–2311.

Patienten nach bariatrischen Eingriffen konsumieren mehr illegale Drogen, Alkohol oder Zigaretten: • Conason A, Teixeira J, Hsu C H, Puma L, Knafo D, Geliebter A. Substance Use Following Bariatric Weight Loss Surgery. Arch Surg 2012;1–6. • King W C, Chen J Y, Mitchell J E, Kalarchian M A, Steffen K J, Engel S G, Courcoulas A P, Pories W J, Yanovski S Z. Prevalence of Alcohol Use Disorders Before and After Bariatric Surgery. JAMA 2012;1–10.

Kinder zuerst

Die verschiedenen Formen von »Childhood adversities«: • Kessler R C, Magee W J. Childhood adversities and adult depression: basic patterns of association in a US national survey. Psychol Med 1993; (23): 679–690.

Häufigkeiten von »childhood adversities« weltweit: • Kessler R C, McLaughlin K A, Green J G, Gruber M J, Sampson N A, Zaslavsky A M, Guilar-Gaxiola S, Alhamzawi A O, Alonso J, Angermeyer M, Benjet C, Bromet E, Chatterji S, de G G, Demyttenaere K, Fayyad J, Florescu S, Gal G, Gureje O, Haro J M, Hu C Y, Karam E G, Kawakami N, Lee S, Lepine J P, Ormel J, Posada-Villa J, Sagar R, Tsang A, Ustun T B, Vassilev S, Viana M C, Williams D R. Childhood adversities and adult psychopathology in the WHO World Mental Health Surveys. Br J Psychiatry 2010; (197): 378–385.

Childhood adversities und allostatische Last: • Danese A, McEwen B. Adverse childhood experiences, allostasis, allostatic load, and age-related disease. In: Allostasis and Allostatic Load/Special Issue (Eds. McEwen B, Peters A). Physiology and Behavior, 2012; 29–39.

Kindesmissbrauch führt langfristig zu Gewichtsveränderungen im Erwachsenalter. Vier Langzeitstudien: • Bentley T, Widom C S: A 30-year follow-up of the effects of child abuse and neglect on obesity in adulthood. Obesity (Silver Spring) 2009;17:1900–1905. • Noll J G, Zeller M H, Trickett P K, Putnam F W: Obesity risk for female victims of childhood sexual abuse: a prospective study. Pediatrics 2007;120:e61–e67. • Midei A J, Matthews K A, Bromberger J T: Childhood abuse is associated with adiposity in midlife women: possible pathways through trait anger and reproductive hormones. Psychosom Med 2010;72:215–223. • Rich-Edwards J W, Spiegelman D, Lividoti Hibert E N, Jun H J, Todd T J, Kawachi I, Wright R J: Abuse in childhood and adolescence as a predictor of type 2 diabetes in adult women. Am J Prev Med 2010;39:529–536.

Das Leben ist ein Haifischbecken

Verteilung der beiden Phänotypen von Daphnia L. im Lake Albert: • Green J. The distribution and variation of Daphnia lumholtzi (Crustacea: Cladocera) in relation to fish predation in Lake Albert, East Africa. Journal of Zoology: proceedings of the Zoological Society of London 1967; (151): 181–197.

Adaptive Phänotypische Plastizität – Ein biologisches Prinzip: • Agrawal A A. Phenotypic plasticity in the interactions and evolution of species. Science 2001; (294): 321–326.

Schätzung der Verteilung von Typ-A- und Typ-B-Menschen in einer britischen Studienpopulation. Unter Stress essen 42 Prozent der Teilnehmer weniger (Typ A) und 38 Prozent mehr (Typ B): • Oliver G, Wardle J. Perceived effects of stress on food choice. Physiol Behav 1999; (66): 511–515.

Neuroanatomischer Aufbau des Stresssystems: • Swanson L W. Cerebral hemisphere regulation of motivated behavior. Brain Res 2000; (886): 113–164.

Zentrale Stressantwort und die Rolle der Glucocorticoide: • Sarabdjitsingh R A, Joels M, de Kloet E R. Glucocorticoid pulsatility and rapid corticosteroid actions in the central stress response. In: Allostasis and Allostatic

Load / Special Issue (Eds. McEwen B, Peters A). Physiology and Behavior, 2012; 73–80.

Habituation und das Endocannabinoidsystem: • Hill M N, McLaughlin R J, Bingham B, Shrestha L, Lee T T, Gray J M, Hillard C J, Gorzalka B B, Viau V. Endogenous cannabinoid signaling is essential for stress adaptation. Proc Natl Acad Sci U S A 2010; (107): 9406–9411.

Furchtkonditionierung und Habituation: • Pare D, Quirk G J, LeDoux J E. New vistas on amygdala networks in conditioned fear. J Neurophysiol 2004; (92): 1–9.

DSI-Schalterfunktion und das Endocannabinoidsystem: • Freund T F, Katona I, Piomelli D. Role of endogenous cannabinoids in synaptic signaling. Physiol Rev 2003; (83): 1017–1066.

Ob man bei einer Stressexposition eine Typ-A- oder Typ-B-Reaktion zeigt, beruht auf genetischer Veranlagung. Diese Veranlagung bestimmt die speziellen Eigenschaften des Endocannabinoid-Systems. So gibt es eine enorme genetische Diversität im Endocannabinoid-Rezeptor-(CNR)-Gen. Bei einer entsprechenden Diversität in den CNR-Eigenschaften ergeben sich bei länger anhaltendem Stress genau zwei Reaktionsweisen im DSI-Schalter (siehe Abb. »Wie kommt es im Gehirn zur Gewöhnung?« S. 171): Nur bei empfindlichem CNR springt der DSI-Schalter in die AN-Position – was Voraussetzung für die Habituation ist; andernfalls bleibt der DSI-Schalter in der AUS-Position – die Habituation bleibt aus. Dieser stress-induzierte Übergang ist damit durch Birfurkation und Bistabilität gekennzeichnet. Bereits kleine Variationen in den Genen, die den CNR codieren, haben einen klinisch messbaren Einfluss auf das Körpergewicht: • Benzinou M, Chevre J C, Ward K J, Lecoeur C, Dina C, Lobbens S, Durand E, Delplanque J, Horber F F, Heude B, Balkau B, Borch-Johnsen K, Jorgensen T, Hansen T, Pedersen O, Meyre D, Froguel P. Endocannabinoid receptor 1 gene variations increase risk for obesity and modulate body mass index in European populations. Hum Mol Genet 2008; (17): 1916–1921.

Phase zwei – Risikofaktoren für spätere Gewichtzunahme: gezügeltes Essen, radikales Gewichtskontrollverhalten, depressive Symptome • Stice E, Presnell K, Shaw H, Rohde P. Psychological and behavioral risk factors for obesity onset in adolescent girls: a prospective study. J Consult Clin Psychol 2005; (73): 195–202.

Gezügeltes Essen als Risikofaktor für Gewichtszunahme: • Chaput J P, Leblanc C, Perusse L, Despres J P, Bouchard C, Tremblay A. Risk factors for adult overweight and obesity in the Quebec Family Study: have we been barking up the wrong tree? Obesity (Silver Spring) 2009; (17): 1964–1970.

Phase drei – Dicke Menschen haben bei Stress einen robusten Hirnstoffwechsel: • Kubera B, Hubold C, Zug S, Wischnath H, Wilhelm I, Hallschmid M, Entringer S, Langemann D, Peters A. The brain's supply and demand in obesity. Front Neuroenergetics 2012; doi: 10.3389/fnene.2012.0004

Patienten mit Chronisch Obstruktiver Lungenerkrankung (COPD) vom Pink-Puffer-Typ zeigen das typische Glukose-Insulin-Muster für eine Aktivierung der »Zerebralen Insulin-Suppression«; die »Blue Bloaters« zeigen hingegen die Befunde einer Deaktivierung der »Zerebralen Insulin-Suppression«: • Franssen F M, Sauerwein H P, Ackermans M T, Rutten E P, Wouters E F, Schols A M. Increased postabsorptive and exercise-induced whole-body glucose production in patients with chronic obstructive pulmonary disease. Metabolism 2011; (60): 957–964.

»J«-förmige Sterblichkeitskurven der EPIC-Studie. Differenziertere Analyse durch gleichzeitige Berücksichtigung von BMI und Taillenumfang: • Pischon T, et al. General and abdominal adiposity and risk of death in Europe. N Engl J Med 2008;359:2105–2120.

Bifurkationen entstehen in biologischen Prozessen in typischer Weise dann, wenn die ihnen zugrundeliegenden Mechanismen bestimmte mathematische Eigenschaften aufweisen; diese führen zu »positivem Feedback-Verhalten« des Systems. Die DSI-Schalter im PFC erfüllen genau diese mathematischen Eigenschaften (siehe Abb. »Wie kommt es im Gehirn zur Gewöhnung?« Seite 171). Vgl. hierzu: • Angeli D, Ferrell J E, Jr., Sontag E D. Detection of multistability, bifurcations, and hysteresis in a large class of biological positive-feedback systems. Proc Natl Acad Sci USA 2004; (101): 1822–1827.

Tabelle Seite 188 mit den folgenden wissenschaftlichen Evidenzen: Die Tabelle enthält Longitudinal-Datensätze, in denen sowohl der Einfluss des BMI als auch der Einfluss des Taillenumfanges auf ein bestimmtes klinisches Merkmal bestimmt werden kann. Entscheidend dabei ist, dass in diesen Datensätzen der BMI und der Taillenumfang gleichzeitig als unabhängige Variablen in einem multivariablen Model analysiert werden. Nur wenn dieses Kriterium in einer Longitudinaldaten-Analyse erfüllt war, wurde dieser Datensatz auch in diese Tabelle aufgenommen. Da der starke Einfluss von Stress auf die hier aufgeführten Merkmale nicht vernachlässigt werden darf, bietet sich der Taillenumfang als klinischer Marker von »allostatischer Last« zur vertiefenden Analyse an: Er ermöglicht es, indem man den konfundierenden Einflussfaktor »Stress« herauspartialisiert, den Einfluss des BMI (oder des Hüftumfanges) auf ein bestimmtes Merkmal exakter zu beurteilen:

1. Kirschbaum C, Prussner J C, Stone A A *et al.* Persistent high cortisol responses to repeated psychological stress in a subpopulation of healthy men. *Psychosom Med* 1995; 57: 468–474
2. Kubera B, Hubold C, Zug S *et al.* The brain's supply and demand in obesity. *Front Neuroenergetics* 2012; doi: 10.3389/fnene.2012.00004
3. Jones A, McMillan M R, Jones R W *et al.* Adiposity is associated with blunted cardiovascular, neuroendocrine and cognitive responses to acute mental stress. *PLoS ONE* 2012; 7: e39143
4. Epel E S, McEwen B, Seeman T *et al.* Stress and body shape: stress-induced cortisol secretion is consistently greater among women with central fat. *Psychosom Med* 2000; 62: 623–632
5. Marin P, Darin N, Amemiya T, Andersson B, Jern S, Bjorntorp P. Cortisol secretion in relation to body fat distribution in obese premenopausal women. *Metabolism* 1992; 41: 882–886
6. Pasquali R, Cantobelli S, Casimirri F *et al.* The hypothalamic-pituitary-adrenal axis in obese women with different patterns of body fat distribution. *J Clin Endocrinol Metab* 1993; 77: 341–346
7. Peterson H R, Rothschild M, Weinberg C R, Fell R D, McLeish K R, Pfeifer MA. Body fat and the activity of the autonomic nervous system. *N Engl J Med* 1988; 318: 1077–1083
8. Flaa A, Sandvik L, Kjeldsen S E, Eide I K, Rostrup M. Does sympathoadrenal activity predict changes in body fat? An 18-y follow-up study. *Am J Clin Nutr* 2008; 87: 1596–1601
9. Carroll D, Phillips A C, Der G. Body mass index, abdominal adiposity, obesity, and cardiovascular reactions to psychological stress in a large community sample. *Psychosom Med* 2008; 70: 653–660

10. Brunner E J, Chandola T, Marmot M G. Prospective effect of job strain on general and central obesity in the Whitehall II Study. *Am J Epidemiol* 2007; 165: 828–837
11. Phillips A C, Roseboom T J, Carroll D, de R, Sr. Cardiovascular and cortisol reactions to acute psychological stress and adiposity: cross-sectional and prospective associations in the dutch famine birth cohort study. *Psychosom Med* 2012; 74: 699–710
12. Moyer A E, Rodin J, Grilo C M, Cummings N, Larson L M, Rebuffe-Scrive M. Stress-induced cortisol response and fat distribution in women. *Obes Res* 1994; 2: 255–262
13. Berentzen T L, Jakobsen M U, Halkjaer J, Tjonneland A, Overvad K, Sorensen T I. Changes in waist circumference and mortality in middle-aged men and women. *PLoS ONE* 2010; 5: e 13097
14. Cameron A J, Magliano D J, Shaw J E *et al.* The influence of hip circumference on the relationship between abdominal obesity and mortality. *Int J Epidemiol* 2012; 41: 484–94
15. Hamer M, Stamatakis E. Metabolically healthy obesity and risk of all-cause and cardiovascular disease mortality. *J Clin Endocrinol Metab* 2012; 97: 2482–2488
16. Pischon T, Boeing H, Hoffmann K *et al.* General and abdominal adiposity and risk of death in Europe. *N Engl J Med* 2008; 359: 2105–2120
17. Petursson H, Sigurdsson J A, Bengtsson C, Nilsen T I, Getz L. Body configuration as a predictor of mortality: comparison of five anthropometric measures in a 12 year follow-up of the Norwegian HUNT 2 study. *PLoS ONE* 2011; 6: e26621
18. Glueck C J, Morrison J A, Friedman L A, Goldenberg N, Stroop D M, Wang P. Obesity, free testosterone, and cardiovascular risk factors in adolescents with polycystic ovary syndrome and regularly cycling adolescents. *Metabolism* 2006; 55: 508–514
19. Manneras-Holm L, Leonhardt H, Kullberg J *et al.* Adipose tissue has aberrant morphology and function in PCOS: enlarged adipocytes and low serum adiponectin, but not circulating sex steroids, are strongly associated with insulin resistance. *J Clin Endocrinol Metab* 2011; 96: E304–E311
20. de Pergola G, Tartagni M, d'Angelo F, Centoducati C, Guida P, Giorgino R. Abdominal fat accumulation, and not insulin resistance, is associated to oligomenorrhea in non-hyperandrogenic overweight/obese women. *J Endocrinol Invest* 2009; 32: 98–101

21. Hamer M, Endrighi R, Venuraju S M, Lahiri A, Steptoe A. Cortisol responses to mental stress and the progression of coronary artery calcification in healthy men and women. *PLoS ONE* 2012; 7: e31356
22. Seldenrijk A, Hamer M, Lahiri A, Penninx B W, Steptoe A. Psychological distress, cortisol stress response and subclinical coronary calcification. *Psychoneuroendocrinology* 2012; 37: 48–55
23. Gianaros P J, Hariri A R, Sheu L K, Muldoon M F, Sutton-Tyrrell K, Manuck SB. Preclinical atherosclerosis covaries with individual differences in reactivity and functional connectivity of the amygdala. *Biol Psychiatry* 2009; 65: 943–950
24. Canoy D, Luben R, Welch A *et al.* Fat distribution, body mass index and blood pressure in 22,090 men and women in the Norfolk cohort of the European Prospective Investigation into Cancer and Nutrition (EPIC-Norfolk) study. *J Hypertens* 2004; 22: 2067–2074
25. Schneider H J, Friedrich N, Klotsche J *et al.* The predictive value of different measures of obesity for incident cardiovascular events and mortality. *J Clin Endocrinol Metab* 2010; 95: 1777–1785
26. Canoy D, Boekholdt S M, Wareham N *et al.* Body fat distribution and risk of coronary heart disease in men and women in the European Prospective Investigation Into Cancer and Nutrition in Norfolk cohort: a population-based prospective study. *Circulation* 2007; 116: 2933–2943
27. Parker E D, Pereira M A, Stevens J, Folsom A R. Association of hip circumference with incident diabetes and coronary heart disease: the Atherosclerosis Risk in Communities study. *Am J Epidemiol* 2009; 169: 837–847
28. Yu N W, Chen C Y, Liu C Y, Chau Y L, Chang C M. Association of body mass index and depressive symptoms in a Chinese community population: results from the Health Promotion Knowledge, Attitudes, and Performance Survey in Taiwan. *Chang Gung Med J* 2011; 34: 620–627
29. Li Z B, Ho S Y, Chan W M *et al.* Obesity and depressive symptoms in Chinese elderly. *Int J Geriatr Psychiatry* 2004; 19: 68–74
30. Vogelzangs N, Kritchevsky S B, Beekman A T *et al.* Depressive symptoms and change in abdominal obesity in older persons. *Arch Gen Psychiatry* 2008; 65: 1386–1393
31. Rivenes A C, Harvey S B, Mykletun A. The relationship between abdominal fat, obesity, and common mental disorders: results from the HUNT study. *J Psychosom Res* 2009; 66: 269–275
32. Batty G D, Whitley E, Kivimaki M, Tynelius P, Rasmussen F. Body mass

index and attempted suicide: Cohort study of 1,133,019 Swedish men. *Am J Epidemiol* 2010; 172: 890–899

33. Kaplan M S, McFarland B H, Huguet N. The relationship of body weight to suicide risk among men and women: results from the US National Health Interview Survey Linked Mortality File. *J Nerv Ment Dis* 2007; 195: 948–951
34. Mukamal K J, Kawachi I, Miller M, Rimm E B. Body mass index and risk of suicide among men. *Arch Intern Med* 2007; 167: 468–475
35. Mukamal K J, Rimm E B, Kawachi I, O'Reilly E J, Calle E E, Miller M. Body mass index and risk of suicide among one million US adults. *Epidemiology* 2010; 21: 82–86
36. Magnusson P K, Rasmussen F, Lawlor D A, Tynelius P, Gunnell D. Association of body mass index with suicide mortality: a prospective cohort study of more than one million men. *Am J Epidemiol* 2006; 163: 1–8
37. Osler M, Nybo Andersen A M, Nordentoft M. Impaired childhood development and suicidal behaviour in a cohort of Danish men born in 1953. *J Epidemiol Community Health* 2008; 62: 23–28
38. Bjerkeset O, Romundstad P, Evans J, Gunnell D. Association of adult body mass index and height with anxiety, depression, and suicide in the general population: the HUNT study. *Am J Epidemiol* 2008; 167: 193–202
39. Chang S S, Wen C P, Tsai M K, Lawlor D A, Yang Y C, Gunnell D. Adiposity, its related biologic risk factors, and suicide: a cohort study of 542,088 taiwanese adults. *Am J Epidemiol* 2012; 175: 804–815
40. Lafortuna C L, Maffiuletti N A, Agosti F, Sartorio A. Gender variations of body composition, muscle strength and power output in morbid obesity. *Int J Obes (Lond)* 2005; 29: 833–841
41. Hulens M, Vansant G, Lysens R, Claessens A L, Muls E, Brumagne S. Study of differences in peripheral muscle strength of lean versus obese women: an allometric approach. *Int J Obes Relat Metab Disord* 2001; 25: 676–681
42. Lazzer S, Pozzo R, Rejc E, Antonutto G, Francescato M P. Maximal explosive muscle power in obese and non-obese prepubertal children. *Clin Physiol Funct Imaging* 2009; 29: 224–228
43. Maffiuletti N A, Jubeau M, Munzinger U *et al.* Differences in quadriceps muscle strength and fatigue between lean and obese subjects. *Eur J Appl Physiol* 2007; 101: 51–59

44. Paddon-Jones D, Sheffield-Moore M, Cree M G *et al.* Atrophy and impaired muscle protein synthesis during prolonged inactivity and stress. *J Clin Endocrinol Metab* 2006; 91: 4836–4841
45. Kim K C, Shin D H, Lee S Y, Im J A, Lee D C. Relation between obesity and bone mineral density and vertebral fractures in Korean postmenopausal women. *Yonsei Med J* 2010; 51: 857–863
46. Snijder M B, Dekker J M, Visser M *et al.* Associations of hip and thigh circumferences independent of waist circumference with the incidence of type 2 diabetes: the Hoorn Study. *Am J Clin Nutr* 2003; 77: 1192–1197
47. Carnethon M R, Golden S H, Folsom A R, Haskell W, Liao D. Prospective investigation of autonomic nervous system function and the development of type 2 diabetes: the Atherosclerosis Risk In Communities study, 1987–1998. *Circulation* 2003; 107: 2190–2195
48. Metcalf B S, Hosking J, Jeffery A N, Voss L D, Henley W, Wilkin T J. Fatness leads to inactivity, but inactivity does not lead to fatness: a longitudinal study in children (EarlyBird 45). *Arch Dis Child* 2011; 96: 942–947
49. Mork P J, Holtermann A, Nilsen T I. Effect of body mass index and physical exercise on risk of knee and hip osteoarthritis: longitudinal data from the Norwegian HUNT Study. *J Epidemiol Community Health* 2012; 66: 678–683
50. Wills A K, Black S, Cooper R *et al.* Life course body mass index and risk of knee osteoarthritis at the age of 53 years: evidence from the 1946 British birth cohort study. *Ann Rheum Dis* 2012; 71: 655–660
51. Lohmander L S, Gerhardsson d, V, Rollof J, Nilsson P M, Engstrom G. Incidence of severe knee and hip osteoarthritis in relation to different measures of body mass: a population-based prospective cohort study. *Ann Rheum Dis* 2009; 68: 490–496
52. Grotle M, Hagen K B, Natvig B, Dahl F A, Kvien T K. Obesity and osteoarthritis in knee, hip and/or hand: an epidemiological study in the general population with 10 years follow-up. *BMC Musculoskelet Disord* 2008; 9: 132
53. Janssen I, Mark A E. Separate and combined influence of body mass index and waist circumference on arthritis and knee osteoarthritis. *Int J Obes (Lond)* 2006; 30: 1223–1228

In Ländern mit einer hohen Prävalenz an »übergewichtigen« Frauen ist die Geburtenrate am höchsten: • Brooks R, Maklakov A. Sex differences in obesity associated with total fertility rate. PLoS ONE 2010; (5): e10587.

»Poststroke Hyperglycemia« – Erhöhung der Blutglukose bei zerebraler Mangeldurchblutung: • Scott J F, Robinson G M, French J M, O'Connell J E, Alberti K G, Gray C S. Prevalence of admission hyperglycaemia across clinical subtypes of acute stroke. Lancet 1999; (353): 376–377.

»Zerebrale Insulin-Suppression« bei zerebraler Mangeldurchblutung: • Harada S, Fujita W H, Shichi K, Tokuyama S. The development of glucose intolerance after focal cerebral ischemia participates in subsequent neuronal damage. Brain Res 2009; (1279): 174–181.

»Central fatigue«- Erschöpfung des Gehirns bei langandauernder körperlicher Belastung: • Nybo L. CNS fatigue and prolonged exercise: effect of glucose supplementation. Med Sci Sports Exerc 2003; (35): 589–594.

Die Daten zu »Kalorienbeschränkung und Sterblichkeit bei Rhesusaffen« sind widersprüchlich: • Fehlender Effekt: Mattison J A, Roth G S, Beasley T M, Tilmont E M, Handy A M, Herbert R L, Longo D L, Allison D B, Young J E, Bryant M, Barnard D, Ward W F, Qi W, Ingram D K, de C R. Impact of caloric restriction on health and survival in rhesus monkeys from the NIA study. Nature 2012. • Beobachtbarer Effekt: Colman R J, Anderson R M, Johnson S C, Kastman E K, Kosmatka K J, Beasley T M, Allison D B, Cruzen C, Simmons H A, Kemnitz J W, Weindruch R. Caloric restriction delays disease onset and mortality in rhesus monkeys. Science 2009; (325): 201–204.

Peripherer Energiesparmodus als Überlebensstrategie bei knappen Nahrungsressourcen – Die Dauer-Diapause: • Kimura K D, Tissenbaum H A, Liu Y, Ruvkun G. daf-2, an insulin receptor-like gene that regulates longevity and diapause in Caenorhabditis elegans. Science 1997; (277): 942–946.

»Food insecurity« als Risikofaktor für Gewichtszunahme: • Adams E J, Grummer-Strawn L, Chavez G. Food insecurity is associated with increased risk of obesity in California women. J Nutr 2003; (133): 1070–1074.

• Bhattacharya J, Currie J, Haider S. Poverty, food insecurity, and nutritional outcomes in children and adults. J Health Econ 2004; (23): 839–862.

Raus aus dem Haifischbecken

Meldung zum Abbruch der Look-Ahead-Studie: • Diät- und Sport-Studie wegen Erfolglosigkeit abgebrochen. Deutsches Ärzteblatt (Montag, 22. Oktober 2012) • Frühere Publikation mit Zwischenergebnissen der Look-Ahead Studie: Rejeski W J, Ip E H, Bertoni A G, Bray G A, Evans G, Gregg E W, Zhang Q. Lifestyle change and mobility in obese adults with type 2 diabetes. N Engl J Med 2012; (366): 1209–1217.

Programme zur Stressreduktion und Gewichtsabnahme basierend auf kognitiver Verhaltenstherapie: • Mellin L. The Solution: Six Winning Ways to Permanent Weight Loss. Harper Collins, New York 1997. • Schweiger U, Sipos V. Dialektisch-Behavoriale Therapie für Patienten mit Borderline-Störung und Essstörungen (DBT-Essstörungen). Kohlhammer Verlag, Stuttgart 2010.

Achtsamkeitsbasierte kognitive Verhaltenstherapie kann erstens die Cortisol-Konzentrationen, zweitens die emotionale Reaktivität auf sozialen Stress und drittens das Körpergewicht reduzieren. Eine Verbesserung von Achtsamkeit, chronischer Stressbelastung und Cortisol-Konzentration geht mit einer Reduktion des viszeralen Fettgewebes einher: • de Brouwer S J, Kraaimaat F W, Sweep F C, Donders R T, Eijsbouts A, van K S, van Riel P L, Evers A W. Psychophysiological responses to stress after stress management training in patients with rheumatoid arthritis. PLoS ONE 2011; (6): e27432. • Britton W B, Shahar B, Szepsenwol O, Jacobs W J. Mindfulness-based cognitive therapy improves emotional reactivity to social stress: results from a randomized controlled trial. Behav Ther 2012; (43): 365–380. • Mellin L M, Slinkard L A, Irwin C E, Jr. Adolescent obesity intervention: validation of the Shapedown Program. J Am Diet Assoc 1987; (87): 333–338. • Daubenmier J, Kristeller J, Hecht F M, Maninger N, Kuwata M, Jhaveri K, Lustig R H, Kemeny M, Karan L, Epel E. Mindfulness Intervention for Stress Eating to Reduce Cortisol and Abdominal Fat among Overweight and Obese Women: An Exploratory Randomized Controlled Study. J Obes 2011; (2011): doi: 10.1155/2011/651936.

Kognitive Verhaltenstherapie (20 Sitzungen à 2h) reduziert das Auftreten von tödlichen und nicht-tödlichen Myokard-Reinfarkten und verlängert das Leben: • Gulliksson M, Burell G, Vessby B, Lundin L, Toss H, Svardsudd K. Randomized controlled trial of cognitive behavioral therapy vs standard treatment to prevent recurrent cardiovascular events in patients with coronary heart disease: Secondary Prevention in Uppsala Primary Health Care project (SUPRIM). Arch Intern Med 2011; (171): 134–140. • Orth-Gomer K, Schneiderman N, Wang H X, Walldin C, Blom M, Jernberg T. Stress reduction prolongs life in women with coronary disease: the Stockholm Women's Intervention Trial for Coronary Heart Disease (SWITCHD). Circ Cardiovasc Qual Outcomes 2009; (2): 25–32.

Glossar

Adrenalin

Stresshormon aus der Nebenniere. In Stresssituationen reagiert der Organismus mit der Freisetzung von Adrenalin ins Blut. Eine Hauptaufgabe dieses Hormons ist es, die Energieflüsse aus dem Körper zum Gehirn umzuleiten.

Allostase

Das in biologischen Systemen häufig vorkommende Prinzip der »Stabilisierung durch Veränderung.« Bei der allostatischen Regulation (z. B. der Körpertemperatur-Regulation) wird ein flexibler Sollwert (= Setpoint) angestrebt; dieser ist normalerweise 37 Grad, bei schweren Infektionen beispielsweise 40 Grad. Die allostatische Regulation optimiert die Überlebenswahrscheinlichkeit des gesamten Organismus. Unter den Stressbedingungen der Infektion ist es vorteilhaft, die Körpertemperatur zu erhöhen (z. B. bessere Abwehr von Bakterien). Bei der allostatischen Regulation werden zum Erreichen dieser Vorteile unter Umständen auch Nachteile für den Körper in Kauf genommen. Beispiele für allostatische Regulation sind die Regulation der Blutglukose, des Blutdrucks und des Körpergewichts.

Allostatische Last

Bei chronischem Stress reagiert der menschliche Organismus mit einer langandauernden Stressantwort. Das sympathische Nervensystem wird aktiviert und die Stresshormone Adrenalin und Kortisol werden ausgeschüttet. Die Stressreaktion soll den Organismus in Stresssituationen eigentlich schützen und Stressoren abwehren. Bei einer Daueraktivierung dieser Mechanismen kommt es zu einer Dauerbelastung des

Organismus; diese nennt man allostatische Last. Durch solch eine Last entstehen langfristig schädliche Wirkungen im gesamten Organismus (z. B. Depression, Arteriosklerose, Muskel- und Knochenabbau, vorschnelle Alterung).

Amygdala

Hirnregion in den Schläfenlappen des Großhirns. Hier wird nicht nur das emotionale Gedächtnis kodiert, hier wird auch das Stresssystem mit seiner Brain-Pull-Funktion kontrolliert und eingestellt.

Body Mass Index (BMI)

Adolphe Quetelet entwickelte im 19. Jahrhundert den BMI und konnte damit Menschen identifizieren mit dem, was er als „normal Statue“ empfand. Formel zur Berechnung:
Body Mass Index = Körpermasse in Kilogramm / (Körpergröße in Metern)^2

Brain-Pull

(engl. brain=Gehirn, pull=ziehen). Der Brain-Pull bezeichnet die Kraft, mit der das Gehirn bei Bedarf aktiv Energie aus dem Körper anfordert. Diese Funktion wird vom Stresssystem ausgeführt, vor allem vom Sympathischen Nervensystem und den Stresshormonen Adrenalin und Kortisol. Hat das Gehirn Energiebedarf, aktiviert es das Stresssystem, welches Brain-Pull- Funktionen ausübt, und leitet so die Energie aus dem Körper zum Gehirn um.

Cortisol

Stresshormon aus der Nebenniere. In Stresssituationen reagiert der menschliche Organismus mit der Freisetzung von Cortisol ins Blut. Dieses erreicht alle Gewebe im Körper und im Gehirn. Cortisol leitet die Energieflüsse vom Körper ins Gehirn. Zusätzlich hat es zentralnervöse Wirkungen: Es bringt das Stresssystem wieder zurück in seine Ruhelage und es spielt bei der Gedächtnisbildung in Hippokampus und Amygdala eine entscheidende Rolle.

Diskriminierung

Der Ausdruck bezeichnet eine gruppenspezifische Benachteiligung oder Herabwürdigung von Gruppen oder Individuen.

Disparität

Dieser Ausdruck bezeichnet ein Nebeneinander von Ungleichem. Die Einkommensdisparität beschreibt die so genannte Schere zwischen Arm und Reich, d.h. einer ungleichen Verteilung von wirtschaftlichen Ressourcen innerhalb einer definierten Bevölkerung.

Fettgewebe, abdominales

Auch inneres Bauchfett oder viszerales Fett genannt. Es liegt zwischen den Darmschlingen und liefert bei Bedarf (im Hungerzustand und bei psychosozialem Stress) freie Fettsäuren für die Ketonkörperbildung in der Leber. Es dient damit als Energielieferant für das Gehirn.

Fettgewebe, peripheres

Dieses Körperfett wird auch Unterhautfettgewebe genannt und befindet sich überall im Körper unter der Haut. Es dient vor allem der Skelett- und Herz-Muskulatur als Energielieferant.

Gewichtsparadox

Dieser Ausdruck beschreibt die erstmals von Nephrologen beschriebene Beobachtung, dass dicke Menschen an der Dialyse länger überleben als dünne Menschen. Diese Erstbeobachtung wurde an Patienten mit Herzinfarkt, Schlaganfall, Blutvergiftung, Typ 2 Diabetes mellitus und anderen schweren inneren Erkrankungen bestätigt. Das Phänomen des Gewichtsparadox ist neuen Studien zufolge ebenfalls in der Allgemeinbevölkerung nachweisbar. Lange Zeit galt das Gewichtsparadox als. Peters und McEwen machten 2011 erstmals den Vorschlag, die dem Gewichtsparadox zugrunde liegenden Daten aufgrund der Erkenntnisse der Selfish Brain-Theorie und der Stressforschung zu erklären.

Glukose

Kohlenhydrat (Einfachzucker), das als Hauptenergieträger im menschlichen Organismus vor allem der Gehirnversorgung dient.

Habituation

Der Ausdruck bezeichnet eine einfache und beim Menschen in der Regel nicht bewusste Form des Lernens. Habituation setzt ein, wenn ein Mensch wiederholt einem Stressreiz ausgesetzt ist, der sich als unbedeutend oder als »nicht abwehrbar« erweist.

Ketone

Alternativer Energieträger für die Gehirnversorgung. Ketone werden in der Leber aus freien Fettsäuren gebildet. Die freien Fettsäuren stammen aus dem viszeralen (abdominalen) Fettgewebe. Im Hungerzustand und bei psychosozialem Stress werden unter dem Einfluss von Adrenalin und Kortisol die freien Fettsäuren aus dem viszeralen Fett freigesetzt und gelangen über die Pfortader in die Leber. Bei psychosozialem Stress und im Hungerzustand dienen Ketone der Sicherung der Gehirnversorgung.

Laktat

Alternativer Energieträger für die Gehirnversorgung. Laktat wird vorwiegend im Muskelgewebe gebildet, insbesondere dann wenn das Stresssystem aktiviert ist. Bei psychosozialem Stress, körperlicher Aktivität und schweren Erkrankungen dient es der Sicherung der Gehirnversorgung.

Neuroglukopenie

Der Ausdruck bezeichnet einen Zustand, in dem im Gehirn aufgrund von »Glukosemangel« (genauer Energiemangel) Hirnfunktionen abgeschaltet werden. So kommt es zu Konzentrationsschwierigkeiten, Sehstörungen, Sprachstörungen, Denkstörungen, Gangstörungen etc. In der klinischen Praxis sind etwa 400 verschiedene Symptome bekannt, die bei neuroglukopenischen Zuständen auftreten können.

Phänotypische Plastizität

Wenn Umwelteinflüsse eine starke Variabilität des Phänotyps (Erscheinungsbildes) eines Individuums hervorrufen können, spricht man von hoher phänotypischer Plastizität.

Präfrontaler Cortex (PFC)

Region im Frontallappen der Großhirnrinde (Cortex). Er befindet sich an der Stirnseite des Gehirns. Der präfrontale Cortex empfängt die verarbeiteten sensorischen Signale, integriert sie mit Gedächtnisinhalten und aus der Amygadala stammenden emotionalen Bewertungen und initiiert auf dieser Basis Handlungen. Er wird als oberstes Kontrollzentrum für eine situationsangemessene Handlungssteuerung angesehen und ist gleichzeitig intensiv an der Regulation emotionaler Prozesse beteiligt. Hier finden beispielsweise auch die Prozesses der Habituation statt.

Stresssystem

Das Stresssystem besteht zum einen Teil aus dem Sympathischen Nervensystem und zum anderen aus dem hormonfreisetzenden Teil des Nervensystems (Adrenalin, Kortisol). Das Gehirn kommuniziert über das Stresssystem mit den inneren Organen.

Taillen-Größen-Index

Klinischer Marker, der die Masse des abdominalen (vizeralen) Fettgewebes abschätzt. Da das abdominalen Fettgewebe unter dem Einfluss von Cortisol zunimmt, verwenden Stressforscher den Index zu Abschätzung der *allostatischen Last,* die ein Mensch in den letzten Jahren und Jahrzehnten getragen hat. Formel zur Berechnung:
Taillen-Größen-Index = Taillenumfang in Metern/Körpergröße in Metern

Danksagung

Für Ihre kritischen Anregungen und Kommentare bei der Erstellung des Buchmanuskriptes und die hervorragende Hilfe bei der Literaturrecherche danke ich herzlich Britta Kubera, Christian Hubold und Sabine Wittnebel. Lea Götz, die in Cambridge Evolutionsbiologie studiert, danke ich herzlich für ihren Vorschlag, das Dicksein nicht als Krankheit, sondern als einen Phänotyp anzusehen.

Ich danke ferner Eva Rosenkranz für ihre außerordentlich konstruktive und gründliche Lektoratsarbeit.

Sebastian Junge danke ich ganz herzlich für die intensive und wieder einmal äußerst konstruktive Zusammenarbeit beim Verfassen dieses Buches. Ich kann mir eine Kooperation nicht besser vorstellen.

Register

Bildnachweis

Seite 2: De Agostini Picture Library/A. Dagli Orti/Bridgeman, Berlin

Seite 57, Hintergrundbild: AKG Images, Berlin

Seite 66 r. und l.: Time & Life Pictures/Wallace Kirkland/Getty Images, München

Seite 119 u.: http://izismile.com

Seite 155: http://blogs.babycenter.com, Foto Tony Alter, Georgia Children's Health Alliance

Seite 164: Christian Laforsch/Science Photo Library/Getty Images, München

Seite 119 o.: Die Rechte konnten trotz intensiver Recherche bis Redaktionsschluss nicht ermittelt werden. Der Verlag bittet Personen oder Institutionen, welche die Rechte an dieser Abbildung haben, sich beim Verlag zu melden.